心理咨询与思想工作比较研究

马桂启　张家喜　编著

西北工业大学出版社

西　安

【内容简介】 本书对心理咨询与部队思想工作的关系进行研究探讨,目的在于将心理咨询方法融合运用到思想工作中,并进一步引发部队基层官兵对于坚持思想工作制度、加强思想工作实践重要性的认识,从而促进基层思想工作的深入开展。本书主要内容包括心理咨询与思想工作基本原则、基本理念、基本过程的比较分析,心理咨询方法与技术及其在思想工作中的运用分析,以及部分基层思想工作和心理疏导的案例分析。

本书力求做到理论与实践相结合,可作为部队基层军官和思想工作骨干的工作参考用书,也可供有志于学习心理咨询理论与方法的官兵参考阅读。

图书在版编目(CIP)数据

心理咨询与思想工作比较研究/马桂启,张家喜编
著 . —西安:西北工业大学出版社,2018.11
ISBN 978 - 7 - 5612 - 6348 - 8

Ⅰ.①心… Ⅱ.①马… ②张… Ⅲ.①心理咨询—对
比研究—政治工作—中国 Ⅳ.①R395.6 ②D64

中国版本图书馆 CIP 数据核字(2018)第 280590 号

策划编辑:雷 鹏
责任编辑:李文乾

出版发行 西北工业大学出版社
通信地址 西安市友谊西路 127 号 邮编:710072
电 话 (029)88493844 88491757
网 址 www.nwpup.com
印 刷 者 陕西金德佳印务有限公司
开 本 727 mm×960 mm 1/16
印 张 13.5
字 数 254 千字
版 次 2018 年 11 月第 1 版 2018 年 11 月第 1 次印刷
定 价 43.00 元

前　言

在长期建设和发展实践中,我军的思想工作尤其是经常性思想工作,客观上起到了心理咨询和疏导的作用。对此,原解放军南京政治学院心理学教研室韩向前教授指出:"实际上部队大量的经常性思想工作主要是解决官兵日常训练、工作、生活中遇到的各种问题,这必然直接切入官兵的心理和行为。许多事实证明,成功的思想工作无不具有心理调适和优化军人心理素质的作用,只不过某些教育者没有自觉意识到而已。"确如韩教授所言,对于思想工作与心理咨询之间的关系,至今还没有形成统一明确的认识,甚至还存在着某些误解,影响了各自作用的充分发挥。例如,有人认为"千万不能用思想工作的方法做心理咨询",这是心理咨询对思想工作的误解。同时,某些干部骨干习惯性认为"思想工作与心理咨询不沾边",心理咨询是专业人员和专业机构的事情。这样,就放弃了对官兵心理问题的识别和疏导的责任,忽视了自身作用的发挥。这是思想工作对心理咨询的敬畏。本书全面客观研究心理咨询与经常性思想工作的相同、相似与相异之处,指出在经常性思想工作中运用心理咨询方法的必要性和可行性,为克服在思想工作与心理咨询关系上存在的片面或错误认识提供了理论依据。

本书提出的心理咨询与思想工作之间"交叉、对应和重合"的基本关系,成为心理咨询与思想工作比较研究的逻辑起点,将心理咨询与思想工作"你中有我、我中有你"的关系表述得更为明确、规范。本书还将心理咨询的方法与技术进行通俗化解释,以促进其在经常性思想工作中的运用,从而丰富经常性思想工作的方式方法,增强经常性思想工作的规范化、科学化水平,在政治工作创新方面进行了有益的探索和尝试。

与思想工作相比,基层官兵对心理咨询的了解相对薄弱,因此,本书采取"纵横结合"的编排体例。所谓"纵",就是以心理咨询的基本理论和知识为主干,保持其系统性和完整性,以利于读者对心理咨询形成一个基本的认识;而所谓"横",就是在心理咨询这个主干与思想工作具有"对应、交叉和重合"关系的结合点上进行比较分析,以此来表达本书的主旨——心理咨询与思想工作的比较研究。如果把本书的编写体例做一个形象说明,那就可以说心理咨询的理论和知识体系是主干,而思想工作的知识、经验和方法则是结合、缀展在这个主干上的生机勃勃的枝叶。这就喻示了心理咨询与思想工作两者互相对照,互相融合,共同促进官兵的心理健康和思想进步。

　　本书还重点论述了坚持思想工作的方针、原则和制度的心理学依据和现实重要性,试图促使基层干部骨干认识到:经常性思想工作和心理咨询是可以融为一体的,在一定范围内,谈心是非标准化的心理咨询,而心理咨询则是规范化的谈心。只要我们认认真真、原原本本地按照制度规定开展好经常性思想工作,就能起到一定程度上的心理咨询和疏导作用,将一些心理问题萌芽解决在思想工作过程中,普遍筑牢防范心理事件发生的第一道防线。在此基础上,本书还希望广大官兵进一步明确:将心理咨询的方法和技术融入思想工作中,能够有效提高思想工作的科学化、规范化水平,从而增强思想工作的实际效果,提高思想工作的威力,为密切官兵关系、加强基层建设、促进练兵备战、实现强军目标提供思想保证和精神动力。这是编写本书的初衷,也是对战斗在部队基层一线的干部骨干的热切期望。

编　者

2018 年 3 月于西安

目　录

第一章　心理咨询与思想工作的基本关系

人的心理活动是客观存在的，思想工作是做"人"的工作，客观上也与官兵的心理活动有着多种联系，在工作对象和工作方法等方面形成了交叉、对应和重合的关系。

一、心理咨询和思想工作的定义

心理咨询是专业人员运用心理科学及相关的知识，为来访者的心理问题提供专业帮助，促进来访者心理健康和个性充分发展的过程。这是关于心理咨询的一般性定义，而关于心理咨询的操作性定义，中外不同学者则各有各的说法。

美国心理学家罗杰斯（1942）将心理咨询解释为：通过与个体持续的、直接的接触，向其提供心理帮助并力图促使其行为、态度发生变化的过程。威廉森等（1949）将心理咨询解释为：A、B 两个人在面对面的情况下，受过心理咨询专门训练的 A，向在心理适应方面出现问题并祈求解决问题的 B 提供援助的过程。这里的 A 是咨询师，B 是求助者。

北京师范大学教授、中国 20 世纪心理学界泰斗朱智贤主编的《心理学大词典》（1989）将心理咨询定义为："对心理失常的人，通过心理商谈的程序和方法，使其对自己与环境有一个正确的认识，以改变其态度与行为，并对社会生活有良好的适应。心理失常，有轻度的，有重度的；有属于机能性的，有属于机体性的。心理咨询以轻度的、属于机能性的心理失常为范围。心理咨询的目的，就是要纠正心理上的不平衡，使个人对自己与环境重新有一个清楚的认识，改变态度和行为，以达到对社会生活有良好的适应。"

李维主编的中国《心理学百科全书》（1995）对心理咨询的定义做了如下说明："咨询者就访谈对象提出的心理障碍或要求加以矫正的行为问题，运用相应的心理学原理及其技术，借助一定的符号，与访谈者一起进行分析、研究和讨论，揭示引起心理障碍的原因，找出行为问题的症结，探索解决的可能条件和途径，共同协商出摆脱困境的对策，最后使来访者增强信心，克服障碍，维护心理健康。"

张人俊等（1987）对心理咨询所下的定义："心理咨询是通过语言、文字等媒介，给咨询对象以帮助、启发和教育的过程。通过心理咨询，咨询对象的认识、情感和态度有所变化，咨询对象在学习、工作、生活、疾病和康复等方面出现的心理问题得到解决，从而更好地适应环境，保持身心健康。"

浙江大学教授、中国大学生心理咨询专业委员会副主任马建青（1992）在其《辅导人生——心理咨询学》一书中认为："心理咨询可定义为运用有关心理科学的理论和方法，通过解决咨询对象（即来访者）的心理问题（包括发展性心理问题和障碍性心理问题），来维护和增进身心健康，促进个性发展和潜能开发的过程。"

上述学者给出的定义，使人颇有"同一事实，不同表述"的感觉。在科学领域中，按规则给某类事物下定义，应当是用最概括的语言说出该事物的本质。如果吸纳上述各位学者观点的合理内核，按照规则，则可用一句话给出心理咨询的定义：心理咨询是心理咨询师协助来访者解决心理问题的过程。这个定义是广义的，它涵盖了持不同理论见解的咨询师，涵盖了不同年龄、不同职业、不同性别的各类来访者，咨询目标中涵盖了轻重不同、性质各异的各类心理与行为问题。

我军思想工作是党在军队中进行的理论武装和思想引导工作，是党对军队实施思想政治领导的基本途径，是完成各项任务的中心环节，是增强部队凝聚力、提高部队战斗力，实现党在新时代的强军目标，有效履行我军历史使命的重要保证。在部队基层建设实践中，思想工作在实施过程中又体现为既相互联系又有所区分的两个部分，一是基层思想政治教育，二是经常性思想工作。前者主要包括主题教育、专题教育和理论宣讲，后者是针对官兵各种各样的现实思想，随时随地进行的教育疏导工作。它贯穿于各项工作和日常生活之中，与集中系统的思想政治教育相互联系、互为补充，具有很强的及时性、针对性和广泛性，是基层经常性的基础工作。2015 年 2 月 1 日起施行的《军队基层建设纲要》规定：

做好经常性思想工作。经常分析官兵现实思想，对问题苗头及时发现、准确掌握、正确处理。坚持以表扬为主，用真理说服人、用真情感染人、用真实打动人。尊重官兵合法权益和合理需求，主动帮助解决实际困难和问题。建立健全思想、心理、安全、网络等工作骨干队伍，提高知情、说理、疏导、解难能力。开展群众性谈心和互学、互帮、互教活动，做好个别人员的教育转化工作。

由军队政治工作知名专家编写的《军队政治工作学》（人民出版社，2011年）则指出：

经常性思想工作，是指针对官兵日常学习、生活、工作中的现实思想问题进行的思想教育和心理疏导，是实现政治工作服务保证作用的一项基础性工作。经常性思想工作贯穿部队教育训练、作战执勤、行政管理等工作全过程，与理论学习、重大主题教育互为补充，具有及时性、针对性和广泛性。经常性思想工作的内容包括：针对官兵的现实思想问题，及时进行教育，发挥部队、社会、家庭和思想工作骨干队伍的作用，开展群众性思想互助活动。注重人文关怀，搞好心理服务工作。

从上述两个对于经常性思想工作（以下简称思想工作）的权威定义来看，思想工作本身就包含了心理疏导、心理服务等与心理咨询相关的内容。因为心理是人们思想认识的基础，两者是互相联系、互相影响的，心理咨询与思想工作之间自然就有着密不可分的关系。

二、思想工作的心理学自觉

从长期的历史发展和工作实践看，我军思想工作的理念和方法内在、自觉、部分地包含了心理学的理论和方法。由于受到当时文化教育水平和思想观念的限制，在革命战争年代和新中国成立以后相当长的时期内，我军在思想政治工作中并没有全面引入心理学的理论和方法，没有专门的心理健康服务机制，在"极左"路线盛行时期甚至全面排斥心理学，但是广大官兵的心理活动是客观存在的。先秦时期孔子提出了"食色，性也"，其后又有孟子与荀子的"人性本善"和"人性本恶"之争。用现代心理学观点来看，先秦时期的这些研究与认识都是心理学范畴的。同一时期，古希腊医师希波克拉底则提出了对"体液与气质类型"的认识，他的这一学说至今仍被现代心理学家所沿用。这就是说，在人类的历史长河中，心理学曾经虽无其"名"，但却有其"实"，正如19世纪末期的德国心理学家艾宾浩斯所言："心理学有一个漫长的过去，却只有一段短暂的历史。"在长期革命斗争和建设发展实践中，我军官兵客观上也会有心理需求、心理波动和心理问题，但是这些心理问题并没有越积越多成滚雪球之势，相反，我军官兵充分释放了人在战争中的主观能动性，一直保持了自己的政治优势。这说明，我军官兵的心理问题一直处在不断被解决和可控态势中，并且为我军大无畏的英雄气概、钢铁般的革命意志提供了坚实的心理素质基础。既然我军当时没有引入专门的心理服务工作，那么官兵的心理问题就应该是在思想工作和管理教育工作中得到了解决，或者说主要是思想工作在客观上起到了心理咨询和心理疏导的作用。

事实也是如此。众所周知，1929年的古田会议是我军全面实施思想政治教育工作的开端，《古田会议决议》在第五部分论述"士兵政治训练问题"时，明确了"个别谈话"作为一种方法，并要求"谈话前须调查谈话对象的心理及环境"。在战时政治工作方面，红军时期就提出了"设法提高作战勇气和相信胜利的心理"。1944年4月11日，陕甘宁边区后方留守兵团政治部主任谭政受党中央的委托，在西北局高级干部会议上做了《关于军队政治工作问题的报告》。该报告是继《古田会议决议》之后，我军政治工作的又一历史性文献。报告中出现了"平复了不满心理""想逃亡的心理"等语句。虽然，这两个文件中的"心理"还不能说就是现代心理科学中的"心理"，但是足以说明，从我军初创时期开始，思想政治工作就关注了广大官兵深层次的内心世界和各种具体的情绪表现，因此，也就在长期的工作实践中自然而然地起到了一定的心理教育和心理疏导的实际效果。从"三湾改编"和"古田会议"开始，毛泽东就提出了"废止肉刑"，反对打骂体罚，倡导"尊重士兵和人民"这一根本态度，而"尊重"正是人本主义心理咨询理论中最为核心的理念。2003年的《军队基层建设纲要》中明确规定了"经常性思想工作"要把"解决思想问题与解决心理问题相结合"。此时所说的"心理问题"已经是专业意义上的心理问题。这就意味着，我军的思想工作已经从制度上承担起心理健康服务工作。

三、心理咨询与思想工作的对应、交叉与重合

从某种意义上说，心理咨询与思想工作殊途同归，总体上存在着"对应、交叉与重合"的关系，不过为了方便读者理解，以下分别从工作对象、工作方法和基本理念三个方面各有侧重地阐述"对应、交叉与重合"的具体表现。

（一）在工作对象上有对应关系

心理咨询的对象主要包括产生了一般心理问题、严重心理问题的人员，另外，对于神经症、精神疾病患者，也需要以心理咨询为手段进行辅助心理治疗。当然，无论怎样区分与限定，心理咨询的对象都是社会生活中活生生的人（心理咨询的专业用语为"求助者"或"来访者"）。通过咨询，为他们提供解决心理问题的思路和建议，帮助他们正确、深刻地认识自我，促使他们克服不良情绪，化解内心冲突，恢复社会功能，发挥自我潜能，促进自我实现。

经常性思想工作的对象是肩负使命的广大官兵，他们是活生生的人。思想工作要通过教育、引导和启发，调动和激发他们训练和工作的积极性和创造性。同时，经常性思想工作也需要体现对所属人员的关心和爱护，帮助他们消除内心苦恼、解决实际困难，对他们的工作和生活给予指导，促进他们的成长进步。可见，心理咨询和思想工作都在做"人"的工作，这就使两者在对象一致的维度上形成了对应关系。

有人说，"千万不能用思想工作的方法开展心理工作"，这实际上是对我军思想工作的误解。这句话的前提是认为思想工作只讲大道理，只讲政治，只讲奉献，只讲"三观"。不错，这些是思想工作的任务，而且还是根本任务，但是思想工作也理解人、尊重人、关心人和帮助人，党的十八大报告就指出："加强和

改进思想政治工作，注重人文关怀和心理疏导，培育自尊自信、理性平和、积极向上的社会心态"。《中国人民解放军思想政治教育条例》把"心理教育疏导"作为思想工作的方法之一，这就使心理咨询与思想工作产生了制度性联系，思想工作本身也在做心理咨询的事情。从这个方面讲，官兵的经常性思想工作与心理咨询殊途同归。

（二）在工作方法上有交叉关系

顾名思义，心理咨询的主要方法是"咨询"，也就是通过语言的交流来帮助来访者改变认知，平复情绪，正确认识自我和他人，所以心理咨询主要是以谈话方式进行的。而思想工作尤其是基层部队经常性思想工作的主要方法也是"谈话"，即"个别谈心"。虽然心理咨询的"谈话"更强调程序、技巧，显得规范化、技术化，不过经常性思想工作中的"个别谈心"也是有方法、有步骤的，不是一般意义上的闲聊。心理咨询强调"个性化、具体化、差别化"的访谈关系，而经常性思想工作则强调"因人制宜、对症下药""一把钥匙开一把锁"。于是以"谈话"为桥梁和纽带，心理咨询和经常性思想工作两条平行线在这个桥梁上走到了一起，形成你中有我、我中有你的交叉状态。另外，心理咨询中的支持疗法、家庭疗法，也与经常性思想工作在很大程度上有着交叉关系。例如，支持疗法强调团体关系的支持与帮扶作用，而在经常性思想工作中则强调"群众性"，倡导"大家来做"；再就"家庭疗法"来讲，经常性思想工作历来就重视建立"部队、社会、家庭"三位一体的教育环境。当然，我们也不能把心理咨询和经常性思想工作的方法完全等同起来，但是由于人的心理问题与思想问题是紧密关联的，所以两者工作方法上的交叉关系是客观存在的。

（三）在基本理念上有重合关系

心理咨询的最终目的是为了帮助人们摆脱不良情绪、消除身心痛苦，促进人们的心理健康，从而获得全面健康，促进个性发展和潜能开发；心理咨询还有利于发现个别人的心理危机，及时给予适当干预，防止个别人的极端行为，减少他们对社会的危害。所以，心理咨询是安慰人、帮助人、解救人的，能够促进社会和谐进步。经常性思想工作也是教育人、启迪人、帮助人的工作，一方面要引导官兵树立正确的人生观、价值观，培养过硬的职业素质和良好的社会实践能力；同时也要引导官兵正确看待自己和他人，建立良好的人际关系和社会责任感，从而实现每个人的发展和价值。总之，心理咨询和经常性思想工作都是通过对个体的引导、疏导和启迪来促进人的发展，并最终促进社会的和谐、稳定与发展的。虽然从主观上说，心理咨询在职业理念上并不要求对来访者进行社会责任感的宣教，其工作一般止于来访者个人的满足感和获得感增强；但是从客观上说，个体的幸福感与获得感，是社会稳定与发展的前提，所以从最终结果上说，心理咨询和经常性思想工作两者仍然是前文所说的"殊途同归"。由于这种基于社会发展和人类共同追求的一致性，两者产生了"孪生兄弟"般的血脉联系，也就在两者的活动实践中同样体现了人类社会的道义追求——对人的"尊重"。尊重是经常性思想工作的基本态度，也是心理咨询尤其是人本主义心理咨询的核心理念；在经常性思想工作中，因为"尊重官兵"所以坚持"疏导方针"，而"疏导"正是心理咨询的基本原则，是"助人自助"的必然要求。

对于心理咨询和思想工作的关系，也许还需要在理论上进行深入分析，也许有人继续坚持两者之间必须严格区分，但是两者的密切联系是活生生的现实。哈佛大学心理学博士、香港大学教授、中国心理咨询师职业资格鉴定委员会委员岳晓东先生对心理咨询的通俗理解恰好揭示了两者之间生动的关系，他说：

> 心理咨询不求教训他人，而求开导他人；
> 心理咨询不是要替人决策，而是要帮人决策；
> 心理咨询的首要任务是思想沟通，而非心理分析；
> 心理咨询是现代人的精神享受，而不是见不得人的事情；
> 心理咨询确信人皆可自我完善，而非人是不能自我逾越的；
> 心理咨询应增强人的自立能力，而非增强其对他人的依赖；
> 心理咨询不仅可以帮助他人成长，也可以帮助自己成长；
> 心理咨询使人更加相信自我，而非更加迷信别人；
> 心理咨询使人学会多听少言，而非少听多言。

四、从思想工作到心理治疗的边界区分

虽然思想工作与心理咨询之间有密切的关系，但是两者并非完全重合，也有着明显的区分。这就像两个部分重合的圆环，有交叉的部分，也有各自独立的区域。思想工作可以解决心理问题，但是不能包打天下、完全替代，这个不能替代的部分正是"千万不能用思想工作方法"去解决的那个部分。在思想工作实践中，我们要相信"精诚所至，金石为开"，从而耐心、细致、积极主动地教育引导思想工作对象。但是在我们尽力实施思想工作之后，如果效果仍然不理想，那就要考虑进行专业的心理咨询和治疗了，尤其是对于那些属于典型的心理疾病领域的问题，则应早发现、早送诊、早治疗。我们不必迷信心理咨询，更不能把本该通过经常性思想工作可以解决的问题一味地推给心理咨询，但是也不能一味地

排斥心理医生，贻误了心理治疗的时机。因此，我们有必要了解经常性思想工作和心理治疗之间的区分边界，以便及时发现必须通过心理治疗来解决的问题。这个边界是用"正常心理"和"异常心理"进行区分的。正常心理又分为"心理健康"和"不健康"两种状态。"不健康"状态又可按表现程度分为"心理问题""严重心理问题"和"可疑神经症"。心理咨询的对象是"正常心理"中的"不健康"状态，其中的"心理问题"和"严重心理问题"，也可以是经常性思想工作的对象，这是经常性思想工作与心理咨询重合的部分，而"可疑神经症"则需要进行专业的心理咨询或转诊进行心理治疗（为表述方便，除非特殊说明，后文中的"思想工作"主要指"经常性思想工作"）。

因此，为了确保不延误心理疾病和精神疾患的治疗，防止出现人员安全隐患，作为思想工作者，应该学会区分正常心理和异常心理，并能够判别"可疑神经症"。以下是区分和判别的基本方法。

（一）郭念锋"病与非病三原则"

郭念锋是北京医科大学临床心理学教授，曾经担任中国心理卫生协会副理事长。郭念锋从人类心理活动的定义出发，明确提出区分心理正常与异常的三原则。

1. 主观世界与客观世界的统一性原则

心理是客观现实的反映，任何正常心理活动和行为，必须在形式和内容上与客观环境保持一致。不管是谁，也不管是在怎样的社会历史条件和文化背景中，如果一个人说他看到或听到了什么，而客观世界中当时并不存在引起他的这种感觉的刺激物，那么，我们可以认定，这个人的精神活动不正常，他产生了幻觉（幻听、幻视最为常见）。另外，一个人的思维内容脱离现实，或思维逻辑背离客观事物的规定性时，便形成妄想。这些都是我们观察和评价人的精神与行为的关键，我们称它为统一性（或同一性）标准。人的精神或行为只要与外界环境失去同一性，必然不能被人理解。

精神科临床上，常把自知力作为是否有精神病的指标之一，其实这一指标已涵盖在上述标准之中。所谓无自知力或自知力不完整，是一种患者对自身状态的错误反应或称为自我认知统一性原则的丧失。

2. 心理活动的内在一致性原则

人类的精神活动虽然可以被分为知、情、意等部分，但它自身其实是一个完整的统一体，各种心理过程之间具有协调一致的关系，这种协调一致性保证人在反映客观世界过程中的高度准确和有效。比如，一个人遇到一件令人愉快的事，会产生愉快的情绪，手舞足蹈，欢快地向别人述说自己内心的体验。这样，我们就可以说他有正常的精神与行为。相反，如果用低沉的语调向别人述说令人愉快的事，或者对痛苦的事做出快乐的反应，我们就可以说他的心理过程失去了协调一致性，称为异常状态。

3. 人格的相对稳定性原则

每个人在自己长期的生活道路上都会形成自己独特的人格心理特征。这种人格特征形成之后具有相对的稳定性，在没有重大外界变革的情况下，一般是不易改变的。它总是以自己的相对稳定性来区别一个人与其他人的不同。如果在没有明显外部原因改变的情况下，一个人的相对稳定性出现问题，我们也要怀疑这个人的心理活动出现了异常。这就是说，我们可以把人格的相对稳定性作为区分心理活动正常与异常的标准之一。比如，一个平时节俭的人突然挥金如土，或者一个待人接物很热情的人突然变得很冷淡，如果在他的生活环境中找不到足以促使他发生如此改变的原因时，我们就可以说他的精神活动已经偏离了正常轨道。

（二）许又新对神经症的描述性定义

许又新是中国心理卫生协会心理治疗与心理咨询专业委员会首任主任委员，他定义神经症为："持久的心理冲突，当事人能觉察到这种冲突，并感到痛苦，影响其心理功能和社会功能，但没有器质性的病变做基础"，并给出了描述性的评定标准。

（1）病程：不到 3 个月为短程，评分为 1；3 个月到 1 年为中程，评分为 2；1 年以上为长程，评分为 3。

（2）精神痛苦的程度：轻度者，病人自己可以主动设法摆脱，评分为 1；中度者，病人自己摆脱不了，需借他人的帮助或处境的改变才能摆脱，评分为 2；重度者，病人几乎完全无法摆脱，即使别人安慰开导他、陪他娱乐或易地休养也无济于事，评分为 3。

（3）社会功能：能照常工作、学习以及人际交往只有轻微妨碍者，评分为 1；中度社会功能受损害者，工作学习或人际交往效率显著下降，不得不减轻工作或改变工作，或只能部分工作，或某些社交场合不得不尽量避免，评分为 2；重度社会功能受损害者，完全不能工作学习，不得不休病假或退学，或某些必要的社会交往完全回避，评分为 3。

如果总分为 3，可以认为还不能被诊断为神经症；如果总分不小于 6，神经症的诊断是可以成立的；如果总分为 4～5 分，则为可疑病例，需进一步观察确诊。另外，对精神痛苦和社会功能的评定，至少要考虑最近 3 个月的情况，时间太短是不可靠的。

五、心理咨询与心理治疗之间的区别与联系

本书在行文中使用了"心理治疗方法"或"心理疗法"这一概念，涉及心理咨询与心理治疗之间的区别与联系。心理咨询与心理治疗发源于不同的社会历史背景和学术源流。仅就学术渊源而言，心理治疗更多地得到欧洲精神病学、神经病学等学科及临床治疗的孕育和推动，又时常受到来自个体临床工作需要的推动，具有相对鲜明的自然科学色彩；心理咨询则受到美国职业指导运动以及其他要求心理学知识服务社会的需求的影响，可以说，在这里是社会发展与个体需要相结合将心理咨询推上了历史舞台，具有相对鲜明的人文科学色彩。

但是，由于人本主义心理学家的开创性研究及其实践探索，尤其是以卡尔·罗杰斯为代表的美国心理学家们天才似的历史贡献，推动着心理咨询与心理治疗两大板块相互渗透。随后的局面甚至超出了罗杰斯本人的想象，他也不得不几次修正当初信誓旦旦所坚持的"非指导性"立场和观点。20 世纪 40 年代以来，心理咨询和心理治疗迅速拓展各自的基本理念与理论依据，形成"你中有我、我中有你"的局面，以至当前学者很难在对象、范围、理论基础、基本目标、工作手段、工作过程甚至效果评估等方面对二者进行区分。经过几十年的努力，心理咨询与心理治疗不断发展的理论体系及工作领域，使理论家们至今仍难以对心理咨询和心理治疗分别给出令人信服的一致的定义。这一点，在具有中庸文化的我国体现得更为明显。我国学者在各自的著作当中，情愿花费不少篇幅罗列历史上各个名家学者给出的不同定义，也不愿意坚持自己的定义或看法才是唯一正确的。

当然，有了这些现象的描述，并不表明我们就可以忽略心理咨询与心理治疗之间的区别。兼收并蓄是我国心理学者一贯的也是最突出的学术品格。不过，具体下什么定义，从实际意义上说，最重要的是这个定义能够在事实上得到大家的认同。这个事实正如福州师范大学严由伟教授所说："如果不从单个专家学者的理论取向和技能偏好，而是从世界范围内专家学者整体的理论取向和职业技能选择考虑，那么，自 20 世纪 80 年代以后，国际心理咨询与心理治疗两大领域几乎拥有共同的理论流派和知识体系，这已经成为全球心理咨询与治疗理论家及一线实际工作者的共同印象。"

这就是说，心理咨询的技术及方法与心理治疗的技术及方法基本上是相同的，只是面对的适用人群不同。一般来讲，心理咨询面对的心理问题相对较轻，属"正常心理"范围内的心理问题、情绪被动；心理治疗面对的问题更为严重一些、典型一些，主要针对"异常心理"范围内的精神病症和神经症。这就如同医用石膏作为支撑护具，既可以用于骨折后的矫正和保护，也可以用于韧带组织受

伤后的保护，使用的原理和方法基本相同，只是作用的对象不同。本书研究的虽然是心理咨询与思想工作的关系，但是根据心理学界的习惯表述，在行文中仍然使用了某种"心理疗法"这个概念。这个概念实际上是某种"心理咨询与治疗方法"的简称。书中引用某些"疗法"进行论述时，并非仅仅是指在治疗心理疾病的情况下探讨疗法，更是为了提醒读者关注某种"疗法"的方法和理念。

第二章　心理咨询与思想工作基本原则比较

心理咨询和思想工作的原则有着各自的不同表述，不过从原则的具体落实，也就是从心理咨询和思想工作的基本要求来看，两者又有着诸多的共同之处。

一、心理咨询的基本原则

心理咨询是心理咨询师协助来访者解决各类心理问题的过程。心理咨询行业有以下基本原则。

1. 自愿原则

这是心理咨询得以有效进行的首要原则。也就是说，来访者发自内心地希望寻求心理咨询服务而主动找到心理咨询师；如果自己没有咨询的愿望而被动或者被别人要求或强迫前来咨询，那效果则无法保证。

2. 协助原则

心理咨询应该是协助而不是帮助，是助人，是自助。通过来访者与咨询师的共同努力，双方进行深层的交流与沟通，以此改善来访者的心理状态，释放来访者内心压抑的情绪，来访者能以更合适的心态去面对生活，适应环境。

上述两条是针对来访者所强调的原则，以下几条则是心理咨询师应严格遵守的基本原则。

3. 保密原则

来访者愿意信任心理咨询师，愿意将内心深处的一些情绪或事情展现在心理咨询师面前，那么在未经来访者授权的情况下，心理咨询师不能通过任何途径将来访者的内心世界透露给任何人。

4. 尊重原则

尊重来访者在咨询室所展现的任何情绪和内心世界。只有首先保持尊重的态度，才能理解与接纳来访者，才能真正协助来访者实现心理咨询的目的。

5. 平等原则

每个人在人格上都是平等的，都有对自己人生道路的选择权，都有追求自己内心愿望的权利，心理咨询师对待来访者的态度应是平等的。来访者与心理咨询师仅仅是在咨询室这个特定环境中扮演不同的社会角色。如果心理咨询师在咨询过程中有了高人一等的心态，那样的咨询服务一定不会让来访者满意。

6. 特定环境原则

心理咨询是一项认真、细致的工作，对场地及周围环境有着相当高的要求，咨询的场所至少应该是一个舒适且无人打扰的安静环境。按人本主义心理学大师罗杰斯所说，心理咨询师应尽量让来访者内心感受到一种温暖、安全的氛围。他认为这样的氛围更有助于来访者心灵的自我成长与恢复。

二、思想工作的主要原则

思想工作的原则，反映了思想工作的内在规律，是贯彻疏导方针、开展思想工作的基本要求。

1. 以正面教育为主

坚持正面教育，就是要着力于抓积极因素、讲正面道理，注重启发自我教育，调动官兵自身内在的积极因素去克服消极因素。通过教育，给人以信心，给人以鼓舞，给人以力量，给人以正确方向。思想工作之所以强调坚持以正面教育为主，一方面是因为青年官兵的积极因素是主要的，本质是好的。即使思想上出现某些错误和偏差，也多是因观察了解情况不全面或思想方法简单、片面，缺乏全面深入的理性思考造成的。另一方面是因为青年官兵的上进心、自尊心和荣誉感都比较强，但经受的挫折、磨炼少，感情比较脆弱。坚持正面教育，有利于调动和发挥他们自身内在的积极因素，有利于保护他们的积极性和自尊心，激发他们的进取心和荣誉感，激励和引导他们沿着正确方向健康成长。

以正面教育为主，关键是要注重和善于抓积极因素，发现官兵的优点和长处，正确看待他们身上的缺点和不足，真情实意地帮助他们进步。要坚持以传授正面道理为主、以启发引导为主、以肯定表扬为主，坚持正确思想导向，把官兵的积极性和创造性引导好、保护好、发挥好，防止和纠正总是盯着消极因素做工作的倾向。对官兵在实践中表现出来的好思想、好品德等积极因素，及时肯定并加以宣传倡导，真正做到以科学的理论武装官兵，以正确的舆论引导官兵，以高尚的精神塑造官兵，以先进的文化陶冶官兵。

2. 以情感人

以情感人，就是要坚持以尊重人、理解人、关心人为根本出发点，满腔热情地开展工作，用真诚打动官兵，用真情赢得官兵，用真心感化官兵，实现与官兵心灵的沟通、情感的交融和思想的共鸣。思想工作的过程，既是一个思想交流的过程，又是一个情感交流的过程。感情既可以成为人们认识上的催化剂，也可以成为人们认识上的障碍和阻力。青年官兵的思想既有"形于外"的表露性，又有"藏于内"的隐蔽性，隐蔽是暂时的、相对的，开放是经常的、绝对的。他们的真心、真情、真话，只有在条件适当时特别是遇到知心、知己、知音时，才会表现出来。因此，坚持以情感人，有利于拉近教育者与官兵的距离，增进感情，使官兵产生亲切感和信任感，自觉认同和接受教育。

坚持以情感人，首先要端正对待官兵的根本态度，摆正自己的位置，尊重他们的人格，平等地与他们交流，切忌居高临下、板着面孔训人。要真切关心、真心爱护、真诚帮助他们，设身处地地体察他们的处境，深入了解他们的合理需求，想方设法解决他们的疾苦，时时处处替他们的成长进步着想，切忌虚情假意、不解决实际问题。要把经常性工作的基点建立在共同理想和目标的革命感情基础之上，对个别人的无理要求，绝不能无原则地安抚、许愿，对错误的思想倾向和违反法律、纪律的言行，绝不能姑息迁就，切忌感情庸俗化、以哥儿们义气代替真挚的同志感情。

3. 以理服人

以理服人，就是注重用马克思主义的立场、观点和方法，回答和解决官兵的现实思想问题，用科学的理论教育人，用真理的力量打动人，用理性的启迪说服人，采取民主、启发的方式方法，摆事实、讲道理，引导他们转变思想、提高认识，自觉接受革命理论和先进思想。从一定意义上讲，思想工作的本质是一个说理引导的过程，就是用正确的道理引导官兵去认识和解决各种思想问题和实际问题。正确的道理，反映了事物的客观规律，揭示了是非得失的内在联系，为人们做人处事提供了依据。"灯越拨越亮，理越讲越明"。因此，必须在相信官兵通情达理的基础上，讲清道理，释疑解惑，帮助他们明事理、辨是非，端正人生态度，确立起正确的人生价值追求。

坚持以理服人，要理直气壮地讲好大道理，把官兵在现实生活中遇到的矛盾和问题，上升到理论层面进行分析，以科学理论为根本依据，回答和解决各种现实思想问题，使广大官兵从中悟出有长远意义和普遍意义的基本道理，达到提高觉悟和认识能力的目的。防止简单就事论事和现象罗列。注重用事实说话，做到以事论理、事理结合，把道理讲全面、讲透彻、讲实在，使人口服心服。注重把大道理和小道理结合起来，讲大道理要联系小道理，讲小道理要上升到大道理，防止用小道理代替大道理。要具体情况具体分析，注重因人施教，坚持一把钥匙开一把锁，切实把道理讲到官兵的心坎上，以增强说理的针对性。

4. 结合各项工作任务一道做

结合各项工作任务一道做，就是要围绕部队的中心工作，紧密结合本单位的具体任务，把思想工作渗透到基层建设的方方面面，贯穿于各项工作和完成任务的全过程。官兵的思想问题大多是在完成各项工作任务过程中产生和表现出来的。思想工作的任务，就是充分调动官兵的积极性和创造性，保证各项工作任务的完成；思想工作的效果，也必须在完成各项工作和任务中得到检验。这就决定了思想工作只有结合各项工作任务一道做，渗透到完成各项任务的各个环节，随时随地掌握官兵的思想动态，及时解决各种思想问题，才能发挥应有的作用。

坚持结合各项工作任务一道做，要紧紧围绕本单位的中心工作，紧跟执行任务的进程，深入现场了解和掌握官兵思想情况，随时发现问题，随时解决问题。基层各级各类干部，不仅要掌握军事、业务等方面的知识和技能，也要注重分析官兵完成工作任务中的思想变化，掌握开展思想工作的方法，及时互通情况，紧密配合，共同担负起做好思想工作的责任。注重依靠思想工作骨干和发动群众，结合工作任务开展思想互助活动，努力营造人人参与、大家来做的生动局面。

三、心理咨询原则与思想工作原则的比较分析

在教科书中，思想工作的原则除去上述四条之外，一般还有坚持表扬与批评相结合，坚持言教与身教相结合，坚持解决思想问题与解决实际问题相结合等内容。这些原则从字面上看，似与心理咨询的原则有明显区别，但是由于"原则"是准则和规范的高度凝练，从"规范"这一意义上说，思想工作的原则就与心理咨询的原则有了更多的关联与重合。

（1）心理咨询的"尊重"和"平等"等原则历来就是思想工作也要坚持做到的具体要求，也正是我军尊干爱兵的优良传统和官兵一致的政治工作原则的直接体现。

（2）"保密"也是思想工作的要求，尤其是对涉及个人隐私和身体心理缺陷的问题，更要注意保密。不过，在思想工作中有汇报制度和思想形势分析制度。在政策和制度范围内的事项，不论个人还是干部骨干，都要向组织如实汇报，尤其是个别人和重点人的思想动态更要及时汇报，以利于开展帮助、教育和引导工作，及时有效防止问题扩大。

（3）心理咨询一般在具有特定设置的咨询室进行。在日常思想工作中，谈心的场地因人而异、因事而异，灵活多样。例如办公室、文化园区、工作现场和家中都可以作为谈心场所，也是为了处在一个的"特定环境"以有利于解决特定问题。

（4）思想工作与心理咨询在"助人自助"原则上的区别与一致。在思想工作中，干部骨干不能坐等官兵"自愿"前来谈心，要主动去做工作，而且思想工作的指导性要强，必要时要提供条件帮助官兵解决困难，因为思想工作要坚持"解决思想问题与解决实际问题相结合"，不能仅仅就是"协助"，也不能顺其自然，

要咬定青山不放松、打破砂锅问到底。这是思想工作与心理咨询的主要区别所在。

思想工作的疏导方针表述如下：

疏导方针是贯彻以人为本建军治军理念的具体体现。坚持以人为本，就是尊重官兵的主体地位，发挥他们的主体作用，尊重、相信和依靠官兵。思想工作中尊重官兵，就是尊重广大官兵的主人翁地位，尊重其人格和尊严，尊重官兵的思维独立性和正确意见；思想工作中相信和依靠官兵，就是相信广大官兵是通情达理的，是愿意而且能够接受革命道理的，相信依靠正确的疏导，是能够使官兵通过民主的方法自己认识真理和自己教育自己的。对官兵当中存在的各种思想认识问题，只要通过教育、引导，辨明是非利害，他们是可以自觉克服和纠正的。

显然，疏导方针深刻体现了心理咨询"助人自助"的原则。因此，可以说，思想工作的"疏导方针"与心理咨询中的"疏导"与"自助"就是两者在理念和方法上的重合。

第三章　心理咨询与思想工作基本理念比较

一、精神分析与熟知兵情

（一）精神分析简介

精神分析是西方现代心理学的一个重要流派，是现代心理治疗建立最早的流派，也是现代心理治疗影响较大的疗法之一。它由奥地利精神医学家弗洛伊德开创于 19 世纪末，后经荣格、阿德勒、埃里克森、弗洛姆等人的发展，成为一个体系庞大的心理学流派。1880 年，约瑟夫·布劳伊尔医治患者安娜·欧的那一年，被弗洛伊德视作精神分析学的创立之年。后人则把 1895 年弗洛伊德《歇斯底里研究》一书的出版作为精神分析学诞生的标志。

作为一个完整的学派，精神分析既是一个理论体系，也是一个方法体系。起初，精神分析是作为一种治疗方法而诞生的。精神分析几乎完全是在正统精神病学之外发展起来的。精神分析既不是学院式理论研究的产物，也不是纯实验研究的结果，而是产生于医学和精神病学传统，源于对那些被社会认定为有心理疾病的患者的治疗。从它产生之初，精神分析在研究目标、研究对象、研究方法上就与当时的主流心理学思想有着明显区别。它的研究对象是变态行为和心理，相对来说，这些领域都是当时其他学派所忽视的。它的主要方法是临床观察而不是受控的实验室实验[①]。本书主要通过介绍精神分析的起源及其理论发展脉络，简要地概括整个精神分析疗法相对共性的基础理论、操作依据和干预策略，为理解精神分析流派的其他疗法作铺垫。

（二）精神分析的历史背景

精神分析保存和发扬了西方文化中的人文主义传统，它的很多思想素材来源于西方古典的神话传说、著名的文学作品和哲学著作，而不只是心理学和精神病学的教科书。精神分析的创立，与早期关于潜意识现象的哲学推论、精神病理学

---

① 舒尔兹. 现代心理学史. 叶浩生，译. 南京：江苏教育出版社，2005：326

的发展，以及当时的享乐主义动机说、机械决定论思想、达尔文生物进化论等都有着不同程度的文化渊源。

1. 精神分析的社会背景

精神分析的产生深受维多利亚时代社会文化环境的影响，特别是当时古板而严格的性文化和道德的影响。19 世纪末 20 世纪初，资本主义社会进入新一轮的形态阶段，社会矛盾日趋尖锐，精神疾病患病率也随之升高。特别是第一次世界大战的爆发，使人们正常的生活遭到了破坏。弗洛伊德本人也在这样的战争年代受到了心理伤害。知识分子开始严厉地批判社会，并向主流价值观发起挑战。弗洛伊德学说的诞生和流行，与当时欧洲人民的精神压抑和神经症式的社会背景密不可分。

到了 20 世纪 30 年代，出现了世界性经济大萧条，法西斯主义也在欧洲逐步兴起。很多精神病学家关注的重心纷纷从个体转向社会，以期寻找心理疾病的根源和治疗方法。精神分析及其学派的发展方向也由此从个体逐步投向社会，逐渐酝酿并诞生了新精神分析时代的弗洛姆人本主义精神分析和卡丁纳人类文化学精神分析等社会文化取向。

2. 自然科学对精神分析的影响

弗洛伊德生活的年代正是科学史上最富有创造成果的时期。能量守恒、进化论与细胞学说是 19 世纪的三大发现，特别是"能量"与"进化"观点，深深影响了学生时代的弗洛伊德。

精神分析学的许多思想都是直接从进化论中得来的，例如心理发展、变化过程、固着和退行等概念。弗洛伊德相当天真地接受了进化论的发展观和进步观。他认为，成人的心理活动中仍然保留着进化和发展的历史痕迹。在弗洛伊德的后期理论中，他甚至认为达尔文进化论的学习是精神分析训练的一个基本内容。同时，达尔文关于人类与动物之间存在连续性的观点，强化了弗洛伊德的主张，即人类和其他非人类的动物一样，都是由本能而非理性所决定的。

著名的物理学家、生理学家赫尔姆·霍茨提出了能量守恒观点。这一观点认为，能量是一个系统，它可以从一个物体转至另一个物体，但不能被消灭。弗洛伊德接受赫尔姆·霍茨的能量守恒观并将它用于解释人类的心灵[①]。弗洛伊德的心理动力观以及还原论的倾向与赫尔姆·霍茨的观点有很大关系。

3. 其他学科对精神分析的影响

19 世纪医学的发展与心理精神病因学的探索，对精神分析的形成与发展也

---

① 赫根汉. 心理学史导论. 郭本禹，蔡飞，姜飞月，等译.4 版. 上海：华东师范大学出版社，2004：770

产生了深远的影响。19 世纪 80 年代，中枢神经系统的梗概已经被人们充分认识。19 世纪末，法国精神病学界已经普遍认为，神经症是由精神创伤所引起的，是一种功能性疾病，而不是器质性疾病，并重视疾病的心理因素及其心理治疗的价值。随着精神病治疗方法的发展，某些科学家开始相信，情绪因素在导致精神病方面比脑损伤和其他生理原因具有更为重要的作用。

对精神分析来说，自由联想是至关重要的发现，这与联想主义心理学的兴起与建立也有很大关系。冯特的联想测验与荣格的同语联想测验，对精神分析的自由联想法有很强的验证作用。

在精神分析的后期发展中，精神分析学和社会学之间已经产生了一种富有成果的相互作用。人类学也和精神分析学在许多方面紧密地联系起来。在一定程度上可以说，新精神分析是当时许多学科联合作用下的产物。

（三）精神分析疗法的操作依据

1. 潜意识活动

了解潜意识是掌握精神分析理论和方法的关键。精神分析学家大多承认人的心理存在潜意识活动过程。虽然我们意识不到潜意识的内容，但人类大多数的动机是潜意识的。潜意识的动机和内心冲突在某种程度上影响着我们各方面的行为。潜意识的动作程序是所有精神病症与异常行为的根源。神经症的症状就是由潜意识引起的。精神分析治疗的很多干预策略就是基于人的心理存在潜意识活动。

精神分析的治疗过程就是使患者察觉到其潜意识动机，能够做出选择。从这一观点来看，精神分析的基础是揭发病症的含义、行为的动机，以及干扰正常活动的压抑情绪。精神分析的目的和价值就在于它能够挖掘出深藏在潜意识中的各种关系，尤其是童年的精神创伤和痛苦经历，使之被召回到意识中来。

弗洛伊德精神分析的宣泄法、梦的解析、自由联想法、移情分析等治疗技术都与他关于潜意识活动的学说存在着密切联系。荣格的三大分析方法，即积极想象法、词语联想法和梦的分析，也都与潜意识，尤其是集体潜意识观念和象征理论密切相关。沙盘游戏的治疗前提也是相信人的心理存在潜意识活动，通过沙盘游戏可以沟通人的意识与潜意识活动。

2. 心理冲突与压抑

由于本能冲动、基本欲望的驱动作用，人们内心经常和外界现实要求不一致或有冲突，以至于难免要产生心理冲突。这种冲突大多是内在的潜意识的冲突。在大多数情况下，这些冲动和欲望是被压抑的，但它可在一些笔误、口误、梦境和心理症状中表现出来。因为人的意识很难同时容纳两种相互矛盾的观念，所以会把与意识不一致的东西压抑到潜意识中去。压抑是指个体将那些不被自我所接纳的冲动、欲望等，在不知不觉中抑制到潜意识当中，或把痛苦的记忆主动排除在记忆之外，从而免受动机冲突、紧张及焦虑的影响。

简单地说，潜意识冲动和心理压抑的碰撞便导致心理冲突。病态的压抑会导致心理疾病，并以神经症的形式表现出来。宣泄就是将潜抑作用的情绪、情感释放出来，使之为人所意识。精神分析师鼓励宣泄，目的就是为了增强能量发泄作用，减轻心理压抑能量的压迫。伴随着压抑情绪的解除，人的心理结构也在不断地调整。精神分析师不仅鼓励患者要面对外部现实，更主要的是要求患者面对自己的内部现实。

心理冲突一方面体现了心理能量发泄作用与反发泄作用的失衡，另一方面也为潜意识的意识化提供了机会。心理冲突得不到解决便容易产生神经症，打乱正常的心理活动。而通过对心理冲突的分析与解释，又可以了解自己的潜意识欲望与防御机制。精神分析不仅基于心理冲突与压抑来理解神经症的病因，同时还从对心理冲突的分析中治疗神经症。

3. 心身疾病观

弗洛伊德发现，神经症的病因，尤其是对其实施的心理治疗应关注于心理学领域。他认为，通过心理病理学分析，可以使患者达到正常心理水平。精神分析既可以解释神经症的表现，同样也可以解释正常行为。弗洛伊德认为，在神经症发病机制中，生理因素是第二位的，心理因素才是第一位的。

精神分析学派普遍承认，心理因素尤其是精神创伤在心理疾病的病因中占据重要地位。一个观念或一个心理事件可以引起人身体某部位的变化，而且症状也可以通过人的日常行为、动作等外在的东西表现出来。通过对患者潜意识表现出来的行为进行分析，可以找到症状及其病因；通过对病因的揭露与解释，又可以减少疾病带来的困扰，甚至消除疾病。

正是在精神分析疗法中，心理因素对心理疾病的重要作用以及心理治疗的意义第一次得到了承认，因而判断一个人是否患病，不再单纯地依靠医疗设备的检查结果。弗洛伊德认为，心理障碍是由压抑在潜意识中的幼年早期遭受的精神创伤，尤其是性创伤所引起的。荣格则认为，心理障碍不是心理过程本身所特有的现象，而只是正常心理过程的紊乱而已。在阿德勒看来，精神疾病是自卑情结的产物，是因遭受挫折而对生活发生沮丧的反应。既然神经症是功能性的心理疾病，那么，通过心理治疗则能治愈它。

（四）精神分析干预策略对思想工作的启发

精神分析出现最早、影响很大却又一直存在争议，是特别需要经过专业学习和培训才能开展职业活动的咨询与治疗，思想工作者要非常慎重地对待这一理论和方法，不能为了显示自己的本事而半生不熟、堂而皇之地把精神分析当成自己的"招牌",宣称自己会用"精神分析"。思想工作和精神分析之间是否存在"交叉和重合"的关系,我们要正确对待,不能望文生义、生搬硬套,但是我们仍然可以考虑两者存在着一定程度的"对应"关系。其中,精神分析的干预策略能够启发我们加深对思想工作中一些方法的作用和意义的理解和把握。当然,这种"对应"是一种"隔岸相望"的状态,而不是直接"握手"的相通。

1. 宣泄

患者的宣泄是治疗的第一个步骤,也是使用精神分析进行治疗干预的首要策略。没有患者的宣泄或倾诉,治疗便无从入手。精神分析特别强调让患者主动倾诉自己的病情、过去与现状。在治疗的初始阶段,主要是患者向分析师诉说自己的故事。弗洛伊德精神分析的早期一般采用自由联想法,让患者放弃过往的压抑,让内在的本能得到自由表达,并在联想与表达过程中无意识地宣泄与倾诉心理的创伤。荣格心理分析主要采用类似宗教"忏悔"的形式让患者说出自己的隐情或症状。阿德勒疗法则不仅让患者自己讲出症状和过去的经历,而且咨询师还会主动提问,设计问卷,以便更详细地了解患者的生活方式及疾病的形成过程。倾诉既是收集资料的一种方式,其本身也具有治疗效果。

【比较分析】 宣泄或倾诉本身就具有治疗效果。在官兵遭遇人生挫折、家中出现不幸事件后,谈心可以给他们一些安慰,给他们一个倾诉的机会,减轻他们内心的苦闷;对于那些早期生活艰难、经历过不幸事件、有自卑倾向的人员(留守儿童在这方面尤其需要关注),潜意识中的负性情绪可能较多,容易造成心理冲突。和他们促膝长谈,深入交流,有利于帮助他们释放不良情绪,去除苦恼和压抑。有经验的基层干部常说,没事也要常谈心,其意义就在于能够给官兵提供倾诉的机会。有的时候,我们要带着耳朵去谈心,只要认真倾听,就能温暖战士的心、理顺战士的情,不知不觉地把问题解决在萌芽状态。

2. 分析

在精神分析过程中,首先是分析师的分析过程,其次才是患者的领悟过程。不管是弗洛伊德精神分析,还是荣格心理分析,分析作为一种治疗的干预策略,在治疗过程中起着重要作用。分析并不只是对症状的理解与分析,所以,弗洛伊德不同意把精神分析看作是"病因疗法"的一种。不仅要分析患者在治疗之前症状的形成过程以及患者的人格特征,也要分析在治疗过程中产生的移情、阻抗等一些具有重要意义的治疗现象。

整个治疗过程,分析师必须根据自己所持的理论,对患者的倾诉及表现出来的症状等资料进行分析。当然,这些理论必须是精神分析理论所运用的整个概念系统或语境。这里所说的分析,特指本学派语境下的咨询双方的语言演绎过程,甚至还包括精神分析过程所营造的特殊的情绪氛围。事实证明,没有分析,也就没有所谓的解释与领悟。在分析过程中，还要不断搜集资料，并根据新搜集来的资料与患者的领悟情况，不断调整分析思路。分析，是精神分析疗法的"招牌"词语，反映了在精神分析过程当中该学派对"分析"的特殊要求。在精神分析师看来，这样的分析能力是需要相当长时间的专门训练才可以达到的水平和境界。

【比较分析】　开展思想工作要随时随地，但是这并不意味着可以随随便便、率性而为，也是需要进行反复研究、深入思考的。我们提倡用生活化、口语化的语言进行交流，使谈心过程自然随和，以拉近与官兵的距离，但是这种形式上的生活化、简单化并不代表分析官兵思想问题的简单化。有效的谈心应达到一种深入浅出，看似无形却有形、看似无心却有心的境界。因此，我们必须深入思考、认真分析，准确把握引发思想问题的具体原因，通过比较权衡，采取有针对性的方式方法，以确保"因人而异，对症下药"。

3. 解释

分析师除了要协助患者讲述其矛盾，表达其苦恼，发泄被压抑的情感，以便取得心理上的舒畅，还要把自己的推断和结论传达给患者，即把自己关于症状的归因告诉患者。简要地说，解释就是把自己的理解传达给患者，以促其达到领悟，消除症状。解释是分析师促成患者领悟的干预方式，也是精神分析中产生疗效的根本因素之一。分析师需要根据不同的症状，针对不同的患者，采取灵活的策略，做出不同的解释，而这在很大程度上依赖于分析师所达到的特定的精神分析理论水平。

弗洛伊德直接把"解释"作为一种治疗技术来使用。弗洛伊德认为，解释是使潜意识的意义、来源、历史或过去精神事件的原因变为"明意识"。弗洛伊德的解释更像"实质性"解释，即把表层的东西转译成深层的意义。荣格把"解释"作为治疗的一个重要步骤，而阿德勒疗法的咨询师则强调要把自己的分析反馈给患者，这些其实都是解释策略的具体应用。到了新精神分析，不管是强调移情关系的客体关系学派，还是强调社会文化因素的社会文化学派，解释作为一种策略在治疗过程中都占据着重要地位。没有解释，分析就会成为空中楼阁，分析仅仅成为咨询师的内在思考过程，而不能对来访者起到真正的治疗作用。

【比较分析】　在思想工作中，我们不但要分析原因、寻求对策，还要善于把自己的分析和理解表达给官兵，起到"解释"的作用。引起思想问题的原因复杂多样，很多又存在于潜意识当中，而且正是由于当事者意识不到，才造成了心理或思想问题，所以解释原因也是一个复杂艰难的交流过程。这就需要我们满腔热情、耐心细致、不急不躁，掰开了、揉碎了，春风化雨、点滴渗透，最终让官兵理解和接受我们的分析和指导。这应该也是我们强调的"精诚所至、金石为开"的工作态度的一种表现。在态度之外，我们还要注意采取灵活多样、形象生动的解释的表达方法，如比喻、类比、举例，引用诗词歌赋、名人名言、成语俗语等方法。

4. 领悟

精神分析的一个干预策略是设法使患者潜意识的东西进入意识中来，然后通过解释、分析，使患者认识、理解和感悟心理问题的原因、过程与结果，以摆脱心理问题和不良情绪。在精神分析过程中，领悟就是要去体会自己内心隐藏的动机，面对潜意识境界的情结。所有以潜意识理论作为治疗基础的方法，都会把患者对自身心理疾病的症状与病理领悟作为治疗目标之一。没有患者的成功领悟，分析师的解释也即宣告失败。

患者的领悟过程不仅是探讨自己的深层心理，对自己的人格进行剖析，识别潜意识的欲望和动机，理解病理与症状的心理意义，而且也是解除对自我的过分防御，调整深层人格结构，逐渐消除疾病症状，进而消除内心症结的过程。领悟伴随着精神结构新动力、新观念形成的重新整合。患者借助于分析师的分析、解释，理解症状的起源，彻底认识自己。分析师再加以疏导，使患者宣泄并消除深藏在潜意识中的童年的精神创伤、心理矛盾和痛苦体验，以达到治疗目的。在弗洛伊德看来，治愈的方法在于洞悉患者的内部心理结构。阿德勒疗法也把患者的自我认识与自我洞察作为治疗的一个步骤来使用。而钟友彬认为，领悟疗法的整个治疗过程就是为了促进患者的领悟。要使患者实现领悟，不仅需要良好的治疗关系，而且还要善用患者与治疗者的移情关系。移情关系的建立与解除也能使患者对自己的症状，尤其是对自己的人际关系获得领悟。

认知领悟疗法又被称为"中国式心理分析""钟氏领悟疗法"。解释使求治者改变认知、得到领悟而使症状得以减轻或消失，从而达到治病目的的一种心理治疗方法，由中国心理治疗专家钟友彬先生依据心理动力学疗法的原理，与中国实情及人们的生活习惯相结合而设计。它保留了有关潜意识和心理防卫机制的理论，"承认幼年期的生活经历尤其是创伤体验对个性形成的影响，并可成为成年后心理疾病的根源"，因此治疗时要用符合患者生活经验的解释使患者理解、认识并相信他的症状和病态行为的幼稚性、荒谬性和不符合成年人逻辑的特点，这样可使患者达到真正的领悟，从而使症状消失。

【比较分析】 我们希望思想工作能够产生"醍醐灌顶""恍然大悟""豁然开朗"的作用，其实这里面也有领悟的因素。如果说"分析"和"解释"是我们要经历的工作过程，那么"领悟"则是我们追求的结果。官兵出现的一些思想问题或情绪问题，往往是"当局者迷"或者是一种习惯性、下意识的情绪或行为表现，一旦我们为他们找到原因和症结所在，他们一般都会"恍然大悟"，明白了"原来如此"，进而认识到"现在不该如此"。例如有些人用老眼光看待新问题，出现认识和情绪上的偏差，原因可能就是他们认识问题的方法固着在自己童年或早期经历过的事情上，以成见待人待事，以致固执己见。对这种问题，可以通过谈心引导他们认识到，他们的想法或情绪是在过去条件下形成的，有些想法已经完全不合时宜了，从而使他们领悟到不是事情本身错了，而是他们的想法错了。在这方面，最为常见的就是自卑、封闭或孤傲心理。有这种心理的官兵可能在早期成长经历中缺乏亲情、关爱，对环境缺乏安全感，就把自己封闭起来；或因为自己有生理缺陷或学习成绩差而受到过歧视，于是对他人存在反感和敌视，也会把自己隔离开来，甚至还会有攻击报复倾向。

针对上述问题，我们首先应发扬官兵一致的优良传统，充分尊重和关爱他们，弥补他们曾经缺失的父母之爱，使他们在人格上感受到足够的尊重。在此基础上，我们可以根据"认知领悟疗法"的基本原理，对他们进行思想引导，使他们认识到他们关于他人、生活环境的认识和感受是在用过去生活经历中形成的印象和方式来感受现在的人和事，即所谓"一朝被蛇咬，十年怕井绳"，但是现在的"人"已经不是过去的"人"，现在的"事"也已经不是过去的"事"，即现在的"井绳"已经不是过去的"蛇"，要用现在的、大家都在用的方式和眼光来看待"现在的人"和"现在的事"，即不要"刻舟求剑"，而应"就事论事"，实事求是。

5. 修通

修通，是精神分析治疗的深化与巩固阶段。其基本任务是追溯患者不同生活领域冲突的方方面面，检查患者是否领悟，领悟是否彻底，协助患者实现真正且彻底的领悟，进一步巩固疗效，并要求患者在现实中加以锻炼。修通的目的在于促使领悟有效。所以，修通必须接受并理解新的领悟，应用新的领悟以获得新的能力，从而使患者能够从不同的角度看待自己。修通作为一种干预策略，不仅是巩固疗效的途径之一，其本身也是治疗的手段，或者说是治疗的一个环节。关于修通的内容，不同的精神分析治疗学家有不同的看法。

弗洛伊德精神分析把修通作为治疗的一个环节来使用。在弗洛伊德看来，修通就是指患者整合意识与潜意识的沟通，进一步促进人格结构的协调，它是分析师与患者双方共同参与的工作，以克服因改变而带来的阻抗。

我们可以把荣格心理分析治疗的转化阶段，即相互改变阶段看成是"修通"策略的沿袭与发展。但是在荣格看来，转化必须是治疗双方都做出改变，不管是对症状的看法，还是对自我的认识。

阿德勒疗法的重新定向阶段是修通策略的一个变式。阿德勒强调对患者进行引导与教育，要求患者把洞察到的东西运用到实践中，并能独立做出新决定。自体心理学创始人科胡特则认为，修通的目的是继续个体的发展，直至形成一个能够移情交流的自我[1]。

---

① 约瑟夫·桑德勒，等. 病人与精神分析师. 施琪嘉，等译. 上海：上海科学技术出版社，2004：172

【比较分析】 思想工作要疏通官兵的思想、理顺官兵的情绪，使他们能够调整自己的心态和想法，改变对他人和自己的看法，能够以更加积极热情、开放宽容的心态融入集体生活中，以实际行动体现出自己的进步和发展。因此，对思想工作实际效果的检验，类似于考察在精神分析治疗中是否"修通"，都是基于实践的巩固和深化阶段。

6. 暗示

精神分析大多是在潜意识水平上开展工作的。对潜意识活动来说，暗示是最好的干预策略，也就是说，要使患者不加理性分析、不作思维判断地接受暗示，以解开患者的潜意识症结。精神分析治疗师经常通过给患者提供积极的暗示来消除或减轻症状。暗示对人的生理、心理活动及行为都会产生重要的影响。

受暗示是个体所固有的一种普遍的心理现象。暗示不仅可以减少患者的阻抗，使治疗顺利进行，而且通过暗示还能为患者提供改变的方向。精神分析理论强调情感与欲望是行为的主要原动力，如何纠正人格结构及其情绪和情感症状是治疗的焦点，而暗示主要作用于人的情绪或意志方面，而不是人的认知方面。从引入治疗到解释与指导，以至后来的建议，暗示都是其有效的形式。精神分析所借助的催眠疗法则更是暗示策略的直接应用。可以说，催眠疗法就是一种特殊的暗示。当然，暗示还可以作为一种辅助手段，运用于解释、修通等策略之中。精神分析的许多治疗技术也可以配合暗示一起使用，疗效会更好。

【比较分析】 在培养和提高官兵的自信心方面，暗示具有明显的作用，其实，表扬和鼓励就是我们常用的暗示方法。我们还可以提供机会、创造条件，让官兵展示自己的才华，然后给予表扬；有时也可以不直接表扬，让官兵自己去感受自己的价值所在，去体味鲜花与掌声，更能起到"无声胜有声"的作用，使官兵的信心油然而生。在必要的时候，也可以把有自卑倾向的官兵放到相对弱势的群体当中，或者与相对弱势的其他人结成帮学对子，使他们在与弱势人群的对比中，找到自己的相对优势，从而产生自信。

7. 阻抗

阻抗分析是了解患者最有价值的工具之一。阻抗意味着对抗，所有来自患者内部的、与分析过程相对抗的力量都是阻抗。阻抗主要包括三种力量：①阻止、妨碍患者自由联想的力量；②干扰患者试图回忆和获得内省的力量；③与患者理性自我及改变自己的欲望相对抗的力量。

阻抗作为精神分析的基本概念之一，在精神分析中具有重要意义。阻抗伴随着治疗的每一步，在治疗中对患者的每一个联想、每一个行动都要放在阻抗的意义下加以考虑和对待。患者的每一个联想和行动都代表了一个妥协——指向康复的力量和与其相反的力量之间的一种妥协。精神分析治疗就是要从阻抗当中把握患者的阻力，并促进指向康复的力量得到加强，最后化解阻抗。在精神分析治疗中，阻抗的出现被看成是一种积极的治疗现象，是精神分析的基本过程，贯穿主要的治疗阶段，同时也是治疗过程取得进展的标志之一。遭遇阻抗并从阻抗当中获得治疗的突破口可以看作是提高精神分析治疗效果的重要策略之一。

【比较分析】　在思想工作中，我们有时会遇到谈心的对象出现回避、急躁、厌烦甚至反感的情绪，有时还会有辩解、争论甚至争吵的情况，使思想工作出现僵局。这些情况可以理解为"阻抗"的表现。然而，"阻抗"的出现，正说明我们的谈心说到了点子上，抓住了问题的实质，也正说明我们找到了解决思想问题的突破口，虽然遇到了困难，我们更要坚持下去，动之以情、晓之以理，以求突破。当然，我们一方面要持之以恒，另一方面也要注意方式方法，不能追求毕其功于一役，谈心对象可以急躁，我们不能急躁，相信春风总能化雨，金石终究可以打开。事实上，精神分析疗法本身就是一个漫长的过程。

8. 移情

移情既是一种精神分析的干预策略，也是精神分析治疗过程之一。它是指随着治疗过程的深入，患者把治疗师看作其生活中某位非常重要的人物，并把自己对该人物的情绪、情感转移到治疗师身上。弗洛伊德认为，移情实际上是患者过去（多为幼年时期）对父母或他人的情感经历的重演，只不过是此时患者用治疗师代替了儿时的情感对象而已。移情可以使来访者有机会体验一系列他本来没有机会体验的情感。通过与治疗师的移情关系，来访者可以表达其原本被深埋在潜意识中的感受、信仰和欲望，展现其深藏在潜意识中而一直未了的心愿。治疗师借助移情关系，通过恰当的解释与疏通，可以促使患者改变一些长久以来难以改变的潜意识态度和行为方式。

一旦移情发展到相当强烈的程度，整个治疗工作的重心便发生转变。分析回忆过去退居次要地位，而对新出现的"移情神经症"的分析治疗则占了主要地位。移情的产生与处理是治疗师在治疗过程中的工作重心。治疗师要重视发展与患者的关系，以利于移情的发生，然后努力解决移情问题，从而解决移情过程中发现的各种潜意识问题。因此，移情既是精神分析治疗的基本过程，也是精神分析治疗的基本途径，同时还是精神分析治疗的重要策略。

对于阻抗和移情的理解，在精神分析流派体系当中是一个不断变化发展的过程。一般来说，古典精神分析被看作是阻抗与移情技术的典型代表。在荣格和阿德勒阵营里，人们很早就开始了对古典精神分析理论的扬弃或改造，其后的新精神分析学者则对其渐行渐远。弗洛伊德之后的精神分析学者与治疗家，与其说是继承和发扬了阻抗与移情技术，倒不如说他们仅仅是不排斥阻抗与移情现象，起码不像行为疗法那样彻底抛弃或无视阻抗与移情的存在，也不像人本主义疗法那样防止阻抗与移情的发生，视阻抗与移情为治疗失败的征兆。当然，只要是精神分析治疗取向的治疗家，都或多或少地愿意接受阻抗与移情的意义或作用，并愿意学习古典精神分析有关阻抗与移情技术的原理和知识，至于是否应用到精神分析治疗过程当中，则取决于他们具体偏向于精神分析流派当中哪种具体的精神分析治疗模式。

【比较分析】　移情是一种信任和依赖，虽然移情过度会走向治疗的反面，不过，适当的移情在精神分析心理治疗中是一个有意义的方法和技术。在思想工作中，我们强调要体现出对官兵的兄长情、战友爱，要坚持官兵一致的优良传统，赢得官兵的信任和爱戴，都在一定程度上体现了"移情"的意义和作用。

二、行为主义与日常养成

（一）行为主义简介

作为一种心理治疗方法，在 20 世纪 50 年代之前，精神分析在心理咨询与治疗界占据着统治地位。在 50 年代后，行为主义在心理治疗领域开始了自己理论的运用。行为疗法的出现，打破了精神分析一统天下的局面，为心理治疗的发展注入了活力。基于行为疗法理论的实验基础、概念的可操作化描述、治疗方法的规范性设计，以及治疗效果的可比较性，行为治疗很快对传统的精神分析疗法形成了强有力的挑战，并被迅速地应用于临床、教育、家庭和人际关系等领域。近几十年来，行为主义流派在心理学和心理治疗领域依然占有一定的地位。

人类很早就试图通过改变人的行为来防治疾病，但行为治疗作为一种现代治疗技术仅有数十年的历史。行为治疗包括所有试图用学习理论作为其基础的心理治疗技术。广义上的行为疗法指以行为作为主要治疗内容的方法，如作业疗法、饮食疗法等。沃尔普将行为治疗定义为：使用通过实验而确立的有关学习的原则和方式，克服不适应的行为习惯的过程。行为治疗，不只是单纯地使用一些条件反射技术，它必须包括全面系统地应用条件反射原理对患者的变态行为或不良行为进行评估、解释与治疗。正如沃尔普所主张的，在行为疗法中原则比技术更为重要。

行为治疗的术语产生于 20 世纪 50 年代，由斯金纳、林德司和所罗门 3 人在一所医院里首先应用操作反射原理矫治精神病患而首次提出。从某种意义上说，正是他们关于动物行为的条件反射的大量实验研究结果，促使人们对人类的有关行为进行研究，使人们清楚地看到在临床和教育上应用这种行为操作程序的可能性。行为治疗的规范化开始于 20 世纪 60 年代初，1966 年美国行为治疗促进协会成立。4 年之后，一个行为治疗专业工作者的组织——行为治疗和研究学会在美国成立。到了 20 世纪 70 年代，行为治疗被誉为心理治疗的第二势力，逐渐超越以精神分析为基础的传统心理疗法。

早在 20 世纪 20 年代，巴甫洛夫（1849—1936）的实验性神经症和华生的小阿尔伯特情绪实验可以说是行为治疗的理论与实践，但当时并没有称为一种治疗理论与体系。20 世纪 50 年代，新行为主义者斯金纳提出了操作性条件反射原理即条件强化学说，并尝试应用于医疗实践。接着，英国临床心理学家艾森克也结合临床实践，提出了行为学习过程的新理论。1958 年，沃尔普出版了《交互抑制心理疗法》一书，指出神经症是由学习过程学到的不适应行为，并提出用系统脱敏疗法来治疗实验神经症。

20 世纪 60 年代，生物反馈治疗技术的出现，使行为治疗作为心理治疗领域中一个独立的体系与卓有成效的治疗方法得到广泛的推广和运用。以行为主义的理论和研究为基础的行为主义治疗一直持续到 20 世纪 60 年代末，之后行为治疗开始从社会、人格以及发展心理学的角度探索治疗策略。1969 年班杜拉出版了《行为矫正原理》一书，揭示了人与环境之间是高度交互作用的。他的社会观察学习理论为后期的行为疗法奠定了坚实的理论基础。

（二）行为疗法的历史背景

1. 社会背景

20 世纪初期，西方资本主义国家的发展就已经进入了高级机械化时期，逐渐步入自动化阶段。通过研究人的行为规律，从而提高劳动生产率，控制人的行为，已经是社会发展对心理学的需求。在心理治疗领域，人们追求简洁、快速的治疗方法，经不起精神分析长时间的消耗。第二次世界大战后，行为疗法所具有的特征正好迎合了这种社会需要。

2. 哲学背景

行为主义心理学产生于 20 世纪初，机械唯物主义、实证主义和操作主义是行为主义的哲学基础。行为主义受实证主义哲学的影响最大。从 19 世纪 30 — 40 年代创立，到 20 世纪初发展成为哲学体系的实证主义，认为经验范围以外的一切都是不能证实的，强调知识必须以经验为基础，只有能直接观察到的行为才是科学心理学的事实。作为美国本土产生的以杜威、詹姆斯为代表的实用主义哲学也为行为主义提供了发展与传播的土壤。

行为主义的产生也受到了新实在论的影响。新实在论认为，意识不是一个特定的内在世界，而只是在自我和世界间的一种关系。新实在论提出直接呈现理论，认为外在客体进入意识，是外物在人脑中直接呈现的过程。这些哲学理论的广泛传播，和在行为主义理论的指导下，行为治疗的开展与研究就有了很深的思想条件和理论基础。

3. 自然科学的影响

自然科学对行为疗法的影响主要是生物学和生理学的发展。俄国谢切诺夫的生理学和巴甫洛夫的条件反射学说是行为主义心理学的自然科学基础。进化论思想广为传播后，生物学家把反射看作生物适应行为的基本方式，生理学家则将反射和本能及其神经过程联系起来，从而使反射概念成为生物学和生理学等自然科学中具有根本性的重要概念。谢切诺夫在 1863 年出版的《脑的反射》一书中，指出人的心理活动也是以反射方式进行的。他甚至认为，所有动物和人类的行为实质上都是反射性的。

精神病学家和心理学家别赫切列夫在 1910 年出版的《客观心理学》专著中提出要用反射来解释人的行为。他认为，思维过程本身也是言语肌肉的内部活动的结果。巴甫洛夫在谢切诺夫研究的基础上，主要从事高级神经活动的研究。他也强调用自然科学的严格的客观方法进行研究，他把反射分为条件反射和无条件反射。无条件反射指有机体与生俱来的、有重要进化意义的反射。条件反射是指在无条件反射的基础上，后天习得的反射，即在有机体大脑皮质上建立起暂时的神经联系。

构造主义心理学和功能主义心理学的发展，以及动物心理学的研究，也为行为主义的产生创造了条件。总之，缺乏这些历史背景，就不可能产生行为主义，更不可能有行为主义理论主旨下的行为治疗。

（三）行为疗法的理论基础

1. 实证主义

早期的实证主义主张，一切科学知识都必须建立在经验证实的基础上。马赫则把科学的任务看作是对事实的概要性描述，而非理解和解释。逻辑实证主义认为，一个命题的意义就是它的证实方法，强调了可证实性而不是得到证实。归结起来，实证主义主要强调经验证实的原则和坚持客观主义的立场。

19 世纪后半期，实证主义作为一种理念和方法论深刻地影响了心理学的产生和发展。行为主义就是典型的实证主义心理学。黎黑认为，行为主义坚持的是实证主义的科学观，研究可观察的行为和与行为有关的可观察的环境事物。行为主义者排斥一切不可观察的现象。行为主义的宗旨就是为了要预见和控制行为，这跟它受实证主义的影响是分不开的。

华生在 1913 年发表的《一个行为主义者心目中的心理学》一文中明确指出，行为主义是自然科学中的一个纯客观的实验分支。操作主义实际上是实证主义的另一种激进形式。从操作主义的立场出发，斯金纳排斥理论的意义，强调具体的观察和测量，他深信心理学家的任务只是描述有机体的行为，而不是去建立以解释为主的理论体系。斯金纳坚持只研究可观察的行为，反对任何不以感觉观察为基础的研究方法。斯金纳几乎把人类的所有条件作用（在人的主观设计下的对有机体产生影响的行为）都看作是一种操作。

行为主义的一切结论都来自于实验研究，采用科学的研究方法，客观、精确地研究行为，实验结果可重复验证。行为主义理论也给了临床心理学家许多启迪。行为疗法认为精神分析缺乏实验基础，理论不能被直接验证，因而是不可信的。行为治疗是建立在实验研究的结果之上的，其理论严密，逻辑性强。治疗家可以制订出详细的治疗方案，其中的每一步都能得到评估，而且易于重复。行为疗法还以可观察的行为作为评价治疗效果的标准，要求治疗方法具体、精确、可重复，以及可客观评价。

2. 环境决定论

在 19 世纪的西方理论界，受达尔文进化论的影响，环境决定论取得了优势。行为治疗是以心理学中有关学习过程的理论和实验证据为基础的。行为疗法认为，人的行为是由环境的刺激引起的，是通过学习获得的，而不是精神分析所讲的由本能欲望所驱动的。行为疗法强调的是环境或外部条件对个体行为的影响，而不注重个体内部的因素在行为中所起的作用，忽略意识和主观经验的影响。

在个体心理发展的观点上，华生否认遗传的作用，认为环境决定着人的发展。从刺激-反应的公式出发，华生认为行为形成的决定因素是外部刺激，而外部刺激是可以控制的，所以任何行为都是由环境决定的。在华生看来，刺激与反应的关系是遵循因果律的，因此有机体的一切行为都是被决定的，而非自由的。人所做的每一件事情都是环境和过去经验的直接结果。有机体的一切选择都决定于这一因果链。他甚至认为环境和教育是行为发展的唯一条件，忽视了人类心理发展的内部机制，并且否定了人的主动性、能动性和创造性。

斯金纳是极端的环境决定论者，认为可以通过操纵刺激条件来塑造动物的行为。斯金纳虽然承认先天功能的影响，但他首先关注的是环境因素在人的行为发生、发展中所起的作用。在斯金纳看来，行为是外部环境刺激的结果。斯金纳认为，人的行为大部分是操作性的，任何习得行为都与强化有关。斯金纳同时也是强硬派决定论的代表，客观心理学的代言人，行为疗法的开创者、实践家。

班杜拉承认环境确实对行为有影响，甚至产生决定作用的影响。班杜拉在交互决定论中批驳了行为主义者的环境决定论。他认为环境只是决定行为的潜在因素，他指出人既不是完全受环境控制的被动反应者，也不是可以为所欲为的完全自由的实体，人与环境是交互决定的。环境、人的因素与行为的相互关系和作用是一种交互决定的过程。

3. 学习理论

桑代克通过著名的迷箱实验，总结出著名的试误学习理论，提出学习即联结的基本主张，提出准备律、效果律、练习律三大学习律，对现代学习理论、行为主义以及行为疗法产生了深刻影响。

行为疗法基本上是在现代学习理论的基础上建立起来的，其最主要的特征在于行为治疗的所有假设和技术都产生于行为实验心理学的基本原理，尤其是学习原理。行为治疗曾被界定为"运用现代学习理论去处理临床问题"。行为治疗最基本的假设是，正如同人的适应性行为和习惯一样，人的非适应性行为和习惯也是通过学习而获得的。

华生认为，所有的行为都是通过条件反射作用学习来的，适应不良（无法正常适应社会生活）的行为是错误学习的结果。学习的过程也可被用于消除那些习得不良的行为。在行为主义者的眼里，个体在成长过程中习得的大部分是适应性的反应，这是由于个体的生理和心理的需求本能决定的，但是个体也可能习得一些不利于他生存和发展的行为，从而引发生理上或心理上的冲突。行为治疗的目的就是要消除这些习得的非适应的或不良的行为习惯，并塑造出新的适应性行为。所以治疗师在采用行为疗法之前应弄清楚这个行为障碍是习得的，还是由于其他的原因，如躯体的损伤或器官的病变而导致的。

伯恩汉姆于 1924 年非常明确地指出，用学习理论作为治疗的基础要比以其他心理学理论作为治疗的基础更符合从简原则。人类绝大多数学习的产生主要通过四个途径：①经典条件学习；②操作条件学习；③模仿学习；④认知上的改变。

4. 行为的界定

行为治疗是以人类行为的学习模式为基础，主张对问题行为的外部表现进行改造，特别强调按行为确定问题，并且把观察和测量到的行为变化作为评价治疗结果的指标。行为疗法所说的行为具有以下特征：①行为就是人们的所说和所做；②行为具有一种或一种以上的测量尺度；③行为可以由别人或行为者自己进行观察、描述和记录；④行为对外界环境产生影响，包括自然环境和社会环境；⑤行为受自然规律支配；⑥行为可以是公开的，也可以是隐蔽的。

艾森克于 1959 年提出，行为治疗所说的不适应行为可以分为两类：一类是行为过度，指个体希望在频率、持续时间或者强度方面有所减少的令人不快的目标行为，如酗酒、过度吸烟、吸毒、赌博、性变态、强迫思维等。另一类是行为不足，指个体希望在频率、持续时间或者强度方面有所增加的目标行为，如缺乏社交技能、退缩等。艾森克认为，按照学习理论，行为治疗的本质就是要消退过剩的条件化的行为反应而补充不足的条件化的行为反应。行为缺陷或不足能够用学习程序来补偿，行为过剩也能够用学习程序来消除。

（四）行为疗法的操作依据

1. 经典条件反射和华生行为主义

经典条件反射是巴甫洛夫提出的。在经典条件学习中，有机体的反应是被无条件刺激或条件刺激诱发的，行为是被诱导出来的。所有的条件反射都必须建立在无条件反射的基础之上。经典条件反射的形成和建立，是条件刺激取代无条件刺激，形成特定的刺激-反应关系的过程。

巴甫洛夫以狗做试验，每次给狗喂食物之前出现铃声。这样结合多次以后，铃声一响，狗就会分泌唾液。中性刺激与无条件刺激的结合，使得中性刺激也能产生与无条件刺激相同的反应，这种现象称为条件反射。巴甫洛夫还研究了条件反射的泛化、辨别等规律，并用来解释行为的建立、改变与消退。人或动物容易把学习到的经验泛化到其他类似的情境中去。经典条件反射还试图对包括神经症和精神病在内的许多人类的适应不良的行为进行解释。但如果条件刺激多次出现，而没有无条件刺激的强化，久而久之，那么条件反应就容易消退。

在华生看来，刺激就是引起有机体反应的外界环境或身体组织中所发生的任何变化；反应就是指由刺激作用于有机体而引起的肌肉收缩和腺体分泌。华生的小阿尔伯特实验演示了婴儿最初对毛茸茸的小动物的喜爱是怎么变成恐惧的。每当小阿尔伯特用手触碰小白鼠的时候，华生就用钢筋敲打出响声。小阿尔伯特听到钢筋击打声，就向前扑倒，甚至哭泣起来。这样配对几次后，小阿尔伯特一看见小白鼠，就表现出害怕情绪。随后，阿尔伯特还将这个恐惧反应泛化到其他物体上，包括有毛的动物、毛绒玩具、圣诞老人的面具。这一实验证明恐惧可以通过条件学习的方式形成。

邵尔特提出，适应不良的行为基本上是神经系统活动的过度抑制导致的，即情绪、思想和行为的抑制，并建议用条件反射疗法对付这些由抑制而造成的行为不适应。

2. 操作性条件反射和强化学说

最早对操作条件学习进行系统研究的是美国心理学家桑代克。如果用一句话来概括操作条件学习过程，那就是个体行为表现的频率随该行为所造成的结果而改变，即桑代克的效果律。

斯金纳（1904—1990）是对操作性条件反射理论做出最重要贡献的人。斯金纳把行为分成两类：一类是应答性行为，这是由已知的刺激引起的反应；另一类是操作性行为，是有机体自身发出的反应，与任何已知刺激物无关。操作性条件反射理论认为，行为不是先天的或由条件刺激所诱发的，而是后天习得的。如果能提供令人满意的结果，就会激发这种行为发生的频率。这些能使某些行为固定下来和重复出现的刺激叫作强化物。在经典条件学习中，动物是被动的，它受到刺激后才表现出行为。在操作条件学习中，动物是主动的，它先表现行为，然后才得到外界的强化。

当强化物和某种行为偶然连在一起时，二者可能发生连接，重复几次后，这个行为便可能因强化物的存在而固定下来。操作性行为可分三类：①阳性强化反应，操作性行为得到奖励，则反应会逐渐增强；②阴性强化反应，操作性行为出现而阴性强化物消失，那么反应的频率也会增加；③惩罚反应，行为出现会导致惩罚，这种行为就会减少。

在 20 世纪五六十年代，操作条件学习从几个不同的方面扩展到人类行为领域。斯金纳在《科学与人类行为》（1953）一书中，阐述了操作条件学习原理在政府、法律、宗教、经济、教育和精神治疗领域中的作用。对于精神治疗，他提出治疗者对患者的强化是患者好转的主要决定因素。

3. 社会学习理论和观察学习

社会学习理论是操作性条件反射理论的扩展，即榜样的力量和模仿。社会学习理论认为，人既不是主动也不是被动地对环境进行反应，而是有选择地参与周围环境的互动过程。观察学习是现代社会学习理论的基础之一。观察学习是指个体通过观看他人而习得复杂行为的过程。儿童通过观察别人形成了许多行为，学习新行为并不总是依赖于强化物的出现或消失，儿童经常内隐地为自己提供自我强化。班杜拉认为，许多适应不良行为正是通过这种方式学来的。通过观察学习，儿童可以获得新的反应模式，增强或削弱已有的反应模式，在原有经验的基础上获得新的知识。

模仿和替代学习都属于观察学习的过程。班杜拉和沃尔特斯提出观察学习有三个主要的效应：示范效应、抑制-去抑制效应、诱发效应。示范效应涉及新反应的获得，而抑制-去抑制效应的产生是由于观察者看见了示范者因某种行为而受到惩罚或奖励。诱发效应，又称反应促进效应，指的是观察者在观察了示范者的行为后，可能表现出与示范者不同却有联系的行为。

（五）行为疗法干预策略的比较分析

思想工作和日常养成相结合，这是思想工作的一个基本原则和要求，也是基层"两个经常性工作"相互结合的表现。思想工作注重说服教育、疏通引导、启发自觉，而日常养成则在教育引导的同时，强调制度法规等外部因素的强制性作用，这就与强调外部因素刺激作用的行为主义心理学有了对应和交叉关系，行为主义的一些理念和方法就对思想工作有了借鉴和启发意义。

1. 行为功能分析

行为功能分析是行为治疗的干预策略，有时也被称为功能分析或行为分析。在实施治疗之前和治疗过程的初始阶段都必须进行行为功能分析。行为功能分析是一种系统分析，其对象是行为者的内外部环境中影响和控制问题行为的因素。

一般来说，行为功能分析包括初步分析、情境分析、动机分析、发展分析、自我控制分析、周围人的态度分析和物理环境七个方面。对问题行为的初步分析应着重于决定问题行为表现时的具体条件。情境分析包括了解问题行为出现的频率、表现的强度、持续的时间、广泛性，以及左右它出现的因素。患者的自我控制分析主要是评估患者的自我控制，检查他曾经为控制自己的问题行为所做的努力，以及这种努力的成效。对物理环境评估的目的是确定物理环境中那些影响患者行为表现的具体细节。在对行为功能进行分析时，治疗师应集中注意那些使得患者前来寻求帮助的问题行为或适应不良的行为。

【比较分析】　行为主义心理疗法的"行为功能分析"充分体现了心理咨询定量与定性相结合的研究方法，体现了行为主义心理学研究的规范性和系统性，对于增强思想工作的规范性和科学性具有明显的启示意义。在思想工作中，我们也要进行相关的分析，一般包括性格特点、爱好特长、文化水平、身体状况、生活习惯、家庭情况、社会关系、主要经历、重大生活事件、婚恋情况，以及工作态度、精神面貌、理想追求等内容，这也是基层部队要求干部骨干"背记花名册"的主要原因。不过，与行为主义心理疗法的"行为功能分析"相比较而言，"背记花名册"大都停留在对外部因素和客观状态的描述上，归纳不足，深度不够，维度不全，缺乏对"动机、发展、自我控制"等内部因素的探究，更缺乏像情境分析那种多维度的、量化的、规范化的分析。因此，我们应该根据所在单位的情况，归纳梳理出影响人员思想和行为表现的各种内部和外部因素，还可以考虑归纳整理出各种因素所能产生的影响，以及影响强度的分级指标。这样做，有利于我们对引起官兵思想和行为变化的因素进行定性和定量分析，并在此基础上进行大数据统计，从而有利于全面准确把握官兵的思想脉搏，预判他们的思想和行为动态。

2. 学习

学习不仅对动物适应环境有重要意义，更是人类生存的主要手段。学习可以促进人的成熟，学习是一种使个体可以得到变化的行为方式。作为行为治疗的一种干预策略，学习不仅指学习一种新行为，还包括学习过去应习得的适应性行为或练习某种技能。在行为主义者看来，学习的本质是在刺激和反应之间建立联系，但又可分为不同的类型，如尝试错误学习、经典性条件作用、操作性条件作用、顿悟学习、潜伏学习和观察学习等。

从广义上讲，行为治疗就是一个学习的过程。作为行为治疗的一种干预策略，治疗师要向患者传授行为改变的有关知识，更重要的是要为患者学习新行为创造必要的外部环境；治疗师在恰当的时候要提供示范，促进患者模仿学习，从而掌握新技能。

【比较分析】　马克思指出："人创造环境，同样，环境也创造人。"这告诉我们，学习是需要一定的环境和条件的。"近朱者赤，近墨者黑""久居兰香室不闻其香，久居鲍市不闻其臭"，不同的环境对官兵产生不同的影响。行为主义的"学习"干预策略虽然是短短的一句话，却从另外一个角度，对我们在思想工作中必须把握好的几个问题给予了提示和强调。首先，提醒我们既要注重言教，"向患者传授行为改变的有关知识"；还要注意身教，"在恰当的时候要提供示范，促进患者模仿学习"。其次，要树立本单位良好的风气，树立正确的舆论导向，时时处处对所属人员产生积极的影响。一个清风正气的单位，一个鄙夷不良行为的单位，会形成一种无形的环境压力，使所属人员更加有意约束自己的言行，使其成为一种学习过程，进而引起内部思想的积极变化。第三，要树立典型，带动发展。榜样的力量是无穷的，我军是一支英雄辈出的军队，也是一支在英雄引领下不断前进的军队，董存瑞、邱少云、黄继光、雷锋等无数先辈，都是我们永远学习的典范。同时，我们还要结合争先创优活动，培养和树立本单位内部的典型，使所属人员学习有方向，前进有动力，发展有成效。

3. 强化

强化有正性强化和负性强化之分。正性强化，又叫阳性强化、积极强化，是指在个体做出某种行为或反应之后，行为者得到某种奖励，从而使行为发生的频率或强度增加的过程。这种奖励就是正强化物。负性强化则指当个体自发做出某种反应之后，随即去除某种讨厌刺激或不愉快情境，从而使此类行为在以后的类似情境中发生的概率增加的过程。这里的某种讨厌刺激就是负强化物。强化增强的不是某一具体的条件反应本身，而是改变反应发生的概率或强度，强调改变人的外部行为与结果的关系。

可以把经典条件反射的食物刺激看作一种强化。斯金纳的行为矫正更是强化策略的使用，班杜拉的社会观察学习同样需要对习得的行为进行强化。治疗师要对患者的适应性行为予以奖励以进行强化。强化作为一种干预策略，在治疗中还要教会患者学会自我强化。一个人如果没有自我强化，就可能进入慢性抑郁状态，主观上觉得自己没有用处。在某种意义上，惩罚也可以看作是强化策略的一种变式。惩罚是行为者做出一个行为后，对其施加一个厌恶刺激，以期消除或抑制此类行为的过程。

【比较分析】　赏罚分明历来就是管兵带兵的基本原则和方法，《孙子兵法》就强调赏罚要严明。奖励和表扬是主要的正强化手段，要在行为发生之后及时给予实施，才能体现出有针对性的强化作用，使不良行为得到纠正，正确的行为得到巩固。当然，奖励有物质奖励和精神奖励。虽然就行为主义心理学自身来讲，绝大部分实验都是以物质刺激为行为条件的，但是我们在思想工作中则要坚持物质奖励为辅、精神奖励为主的原则，树立崇尚荣誉的价值观。从马斯洛的需要层次理论和青年官兵的现实需要来看，青年官兵自我意识、民主意识和独立意识强，更渴望得到价值认可和人格尊重，在一定的物质奖励基础之上，在一个有良好的进取意识和风气的单位里，精神奖励能够起到比物质奖励更大的作用。表扬就是精神奖励的一种重要形式，是思想工作中一种主要的经常性的强化手段。一般来讲，表扬有日常的口头表扬，也有正式的书面的通报表彰，还有按条例规定给予的从嘉奖到授予荣誉称号的奖励。另外，我们也可以充分利用部队的文化环境，结合官兵喜闻乐见的时尚文化元素，在局域网、军营广播、军营电视台、LED 屏、文化灯箱、微信公众号等载体上，以每日一星、训练达人、今天我上镜、龙虎榜等形式进行宣传展示，既鼓舞干劲、再接再厉，又营造气氛、树立典型，形成"比学赶帮超"的良好氛围。当然，表扬既要及时也要求实。要坚持"五同"，深入官兵当中，随时发现官兵的进步、变化和闪光点，及时给予表扬和鼓励。还可以根据相关人员的特长爱好，设计安排一些活动，让他们在活动中展示才华、发挥作用，然后"有根据"地给予表扬。而"负性强化"（也叫阴性强化），也是一种鼓励。对于重点人员、后进人员甚至是问题人员，我们在一定时期内可能对他们关注得多一些，批评和教育、处理多一些，但是只要我们工作做到位了，做深做细做久了，总会起到一定作用的。在这些人员产生积极变化以后，我们的批评和惩戒也会随之递减，这其实也是一种鼓励和肯定。我们还要在工作中坚持"对事不对人"，对于后进的人员，功是功，过是过，有了进步也要表扬。总之，我们要坚持表扬与批评相结合，奖励与惩处相结合。

4. 抑制

这里所讲的抑制不是指与兴奋相反的生理现象，而是指抑制、控制行为的发生。如果说强化策略是用来增强行为发生的频率，那么抑制就是用来消退不良行为的发生。行为治疗不仅可以用来塑造新行为，在临床实践中更经常用它来抑制某些不良行为的发生。所以，抑制也是行为治疗的一个重要干预策略。

抑制策略有三个具体性技术：一是刺激控制，二是培养对抗性行为，三是习惯化。在治疗中，治疗师经常教患者对不良行为的发生环境进行控制，以期使行为失去外部刺激而自动消失。放松训练本质上通过放松状态与焦虑状态的对抗以达到治疗目的。厌恶疗法就是通过产生与不良行为相对抗的行为或反应来消除这些行为障碍。习惯化指随着对某类刺激或情境熟悉之后，人们不再受其影响。暴露疗法和冲击疗法就是利用习惯化的原理，使患者的生理和心理对恐怖刺激的反应发生改变，从而使这些恐怖刺激或情境对患者的恐惧情绪失去激发作用。需要注意的是，行为疗法的治疗目的和方法是相互制约的，治疗师要注重根据问题确定治疗方法。

【比较分析】　行为主义心理治疗方法专业性强，需要有相应的医疗保障条件，并由经过专门培训的咨询人员进行操作指导。虽然如此，行为主义心理治疗方法仍与官兵的日常行为养成有一定的联系。例如，系统脱敏技术就启示我们，思想工作要耐心细致，不能指望一蹴而就，行为养成也要注重点滴进步，循序渐进。而厌恶疗法则说明对某些思想和行为问题进行必要的惩戒处理是有积极的心理治疗作用的，如严格严厉的批评教育，在军人大会上当众"出丑"作检查。另外，在警示性法制教育时，宣讲展示违法乱纪人员一失足成千古恨，所面对的妻离子散、家破人亡的惨状，让受教育者心生畏惧。在某种意义上说，这也具有类似厌恶疗法的作用。当然，我们不能机械地把行为主义疗法照搬到日常管理工作中，更不能借口实施"厌恶疗法"粗暴对待有关人员，更不能打骂体罚。但是我们要认识到在制度法规的框架内，进行严格有效的管理教育，能够对某些官兵起到行为主义疗法的作用。因此，我们应该更主动积极地把两个经常性工作结合起来，通过经常的、大量的、长期的和反复的行为制约、教育和引导，使思想工作的效果更加深入持久。

三、人本主义与以兵为本

（一）人本主义心理学简介

人本主义心理学有着深远的思想渊源和基础，其历史源头可以追溯到古希腊时期的人性论和文艺复兴时代的人道主义思想。人本主义心理学继承了以柏拉图、康德、卢梭为代表的性善论思想。在尊重人性、主张人性解放、要求充分发展人的潜能等方面，人本主义心理学与文艺复兴时代的人道主义思想一脉相承。它和人道主义一样，都重视个人的价值、尊严和权利，提倡个人自由充分的发展，以实现个人的价值和幸福。在理论建构上，一方面，人本主义心理治疗理论是人本主义心理学的直接延伸，其研究对象和出发点受到了人本主义心理学的深刻影响；另一方面，人本主义心理治疗理论吸收了存在主义哲学和现象学的部分思想和方法。

人本主义心理学是 20 世纪中叶产生于美国的一种心理学思潮和革新运动，并成为西方心理学主要研究取向之一，在学术界和社会上反响巨大，影响深远，被称为心理学界的"第三势力"。"人本主义心理学"这个术语是英国心理学家库亨在其 1958 年出版的《人本主义心理学》中提出的。人本主义心理学是以人为本体，将人看作一个整体来研究人的本性、经验与价值的心理学，其主要研究人的本性、经验、价值、意向性、创造力、自我选择和自我实现。简言之，因为其坚持以人为本体的价值观，故而被称为人本主义心理学。

20世纪60年代末，在人本主义心理学充分发展的基础上又分化出了一个新的派别——超个人心理学。与其他心理学不同的是，超个人心理学更为重视人的意识经验。其实，早在1912年玛丽·卡尔金斯就提出，心理学应当重新与意识经验联系起来，成为一门整体性研究人类体验的学科。此外，她还强调人格的整体性与独特性，并将自我看作是存在于意识各种状态中最活跃的、导向性的、有目的的能量。

超个人心理学号称心理学中的第四势力，是一种探究人性的最高潜能的心理学，可以将它看成是人本心理学的补充和发展。超个人心理学承认、理解并追求实现人的精神性、天人合一的意识以及意识的超越状态。它是西方社会发展的时代产物，主要是在心理治疗的实践中发展起来的。近几十年来，超个人心理学把东方与西方、心理学与宗教、个体与超个体现象、理论探讨与实证研究结合起来，做了大量研究，在开发人类潜能和探讨人生意义方面起了重要作用。

（二）人本主义心理疗法历史背景

广义的人本主义疗法包括以人为中心疗法、超个人心理治疗、存在主义的各种疗法、格式塔疗法、聚焦疗法、体验疗法、艺术疗法、音乐疗法等，狭义的人本主义疗法包括以人为中心疗法、会心团体疗法和超个人心理治疗，重点是以人为中心疗法。

1. 社会背景

20世纪中期，在西方发达的工业社会中，人们的物质生活极度富裕，个人主义思想开始盛行，大多青年人过分关注自我，过于张扬个性，追求肤浅的个人生理或物质需要的满足，把追求生理的快乐视为至高无上的理想，把纵欲和寻求感官刺激作为幸福生活的模式。但是，当这些个人的需要得不到满足或是在短暂的满足之后，他们反而会陷入更深的痛苦和空虚中，感受不到个人价值的体现，从而出现人生意义缺失的严重精神危机。在信仰危机的年代，人与人之间难以建立一种相互信任的和谐关系，因而孤独感倍加强烈。尤其是第二次世界大战后的美国，虽然经济高速发展，人们的物质生活空前富足，但是人性却日益异化，人们的精神世界空虚、贫乏，心理疾病发病率持续上升。于是，对人性和道德的怀疑，对炸弹的恐惧，对人类可能自我毁灭的担忧便产生了。

与之相适应的是心理学开始从对人外部行为的研究转向对人内在心灵的探索，把如何充分实现人性作为主要目标。人本主义心理学家宣称他们的研究对象是人的内心体验。人本主义心理学的出现犹如一道曙光，使人们看到了人类未来发展的希望，增强了人们对人类自身的信心。

2. 学术背景

20 世纪 50 年代末，英国科学家斯诺发现西方社会中存在以科技知识分子为代表的科学主义和以人文科学知识分子为代表的人文主义两大学派，并认为这两种学派是分裂对立、相互斗争的。科学主义推崇自然科学与实证主义，认为自然科学的方法是唯一科学的方法。人文主义则反对以主客二分为基础的传统的形而上学，主张现实的活生生的人才是一切问题的出发点，重视人的尊严、价值和创造力。

中国心理学会副理事长叶浩生教授曾经指出，"就其最广泛的意义上来说，心理学中的两种文化是西方社会中科学主义和人文主义两种文化的对立在心理学中的反映"。从 20 世纪 50 年代开始，西方心理学界就有不少学者对心理学中科学主义占统治地位的现状十分不满。科学主义心理学坚持的是科学价值、客观主义、还原论与元素论、机械论与决定论，而人文主义心理学则强调人的价值、主观主义、整体论、非理性主义，认为在心理学研究中，应当把人当作人来看待，而不是把人当作"物"来看待。人本主义心理学的一个基本主张是心理学研究应注重人的尊严与价值，把人作为一个整体的、有活力的人来研究。

3. 心理学背景

人本主义心理学也是心理学内部矛盾逻辑发展的必然产物。从 20 世纪初到 50 — 60 年代，在西方主流心理学中占统治地位的行为主义只研究人的外部行为，反对研究人的心理和意识。对于行为主义者而言，人没有任何自由、尊严与价值可言，他们不重视研究人在现实生活中遇到的实际心理问题，行为主义因此受到了来自各方的强烈批评。而精神分析忽视对正常人的研究，只限于对精神疾病患者的研究，没有看到人性中积极、美好的一面。在精神分析和行为主义的发展受到限制的同时，一种注重对正常人进行研究和强调对人自身价值、潜能发掘的心理学成为时代所求，人本主义心理学便应运而生。另外，人格心理学与格式塔学派的整体观也为人本主义心理学提供了重要的理论来源，比如斯普兰格早就提出心理学是一门关于具有体验的人的科学，他认为心理学的任务在于对真正有意义的活动目的和价值的深入研究。

（三）人本主义疗法的干预策略

1. 创造良好的关系

人本主义疗法认为，当来访者和咨询师分享会谈的内容和进程时，一种和谐关系、支持性的安全环境将导致来访者认识自己并获得人格进步，从而获得心理障碍的解除并重新形成健康人格。创造良好的咨询关系已经成为人本主义疗法的核心内容。人本主义治疗师把良好咨询关系看作疗效产生的最重要因素。

罗杰斯认为人具有善良和良好发展的天然本性，并依此提出了一个优良的支持性的人际关系环境可以发展出一个人的健康人格的观点，他的以人为中心疗法就是一个具有和谐共情的治疗方式。以人为中心疗法不同于精神分析和行为疗法，它通过真诚、信任的咨询关系，使来访者去掉伪装，认识自我，并努力成为真正的自我。

支持性的咨询关系为来访者接受自己和改变自己提供了良好的氛围。在这种关系下，来访者开始剖析自己，寻找改变的出发点，并能够独立做出决定，过着负责任的生活。咨询师不仅要在治疗中尽力建立和谐信任的咨询关系，而且要鼓励来访者在现实生活中寻求或建立真诚的人际关系。

2. 促进自我的发展

要促进自我的发展，首先需要认识自我、体验自我。一个人也只有具备了正确的、积极的自我意识，才能更好地促进自我的发展。在剖析自我的历程中，来访者要重视自己对自己的评价，而不是他人对自己的评价。在自我分析和自我评价的时候，要力求客观性、全面性和系统性。

认识自我是体验自我和接纳自我的前提。自我体验与自我认知是紧密相连的，它是一种个体对自己情绪的体验。若自我认知存有片面性，就容易产生否定自我、逃避现实、情绪低落的体验状态。调整自我体验要求来访者对真实的自己持认可、肯定和喜悦的态度，即以积极的心态认可自我、接受自我、悦纳自我。而且要调整来访者的理想自我，缩小现实自我和理想自我的差距，使他们的自我概念尽量协调、一致，帮助来访者从积极向上的角度去分析自我，从而给予自我以积极的体验。（思想工作要帮助官兵给自己一个合理的定位，清楚自己的能力，以及自己对连队和部队建设贡献率的大小，从而正确对待立功受奖、考学提干、任职晋升等关系到官兵切身利益的问题，保持思想稳定。）

自我调控是自我意识的执行方面，合理的自我认知和积极的自我体验都是自我调控的具体表现。为了强化来访者的自我调控，首先要让来访者相信自己具有自我调控的能力，只有自己才能够主宰和驾驭自己的命运。在促进来访者自我发展的同时，也要让他们学会对自己的选择和决定负责。（坚持群众路线，相信群众，尊重群众，启发群众自己教育自己。）

3. 寻找人生的意义

超个人心理学家与人本主义心理学家一样，重视人生的意义或价值，并认为对人生意义作研究是心理学无可逃避的责任。超个人心理学把意义与价值放在人类生活的中心地位，并且特别强调超越个人兴趣的价值与意义，注重研究终极价值与意义。

超个人心理学家认为，除了我们通常体验到的个体自我外，还有一个超越个体之上的"大我"，即"宇宙我"，并且强调"宇宙我"与个体自我同样具有有意识的性质。超个人心理学要求人类"从小我走向大我"，使意义超出创造者个人本身，认为意义不仅在于人类自身的存在，而且只有把意义延伸到宇宙系统、世间万物时，意义才是恒久的、无上神圣的。通过这种提升，个体自我就会融入宇宙大我之中，成为宇宙大我的一部分。此时，个体自我所创造的有意义的行为以及对意义的承受和评价，都会成为这种具有意识性的、无所不包的、永存的宇宙大我愿望的体现，人生的意义达到一种无限宽广的、永恒的和至高神圣的境界。

寻求人生的意义是人本主义疗法，尤其是超个人心理治疗的主要落脚点。当来访者能够找到一个更大的意义时，很多问题便自动消失了。因此，寻找人生的意义是人本主义疗法的一个重要干预策略。（这是思想工作所崇尚的忘我无私的境界。有了这种大境界，心里无私天地宽，一个人就不会再局限于个人的小圈子，不会为名利得失而耿耿于怀，也就能够保持平稳的心态。）

4. 转换意识的形态

转换意识的形态是超个人心理治疗最重要的干预策略。超个人心理学认为，人的意识是多层次的，有高级和低级之分。在他们看来，正常的意识状态是低层次的、分化的、防御性的意识状态，而转换的意识状态则是高级的、包含着巨大能量的、超越自我的意识状态。转换的意识状态是评估超个人体验的一种方式，有助于个体的恢复和成长。转换的意识状态包括入睡状态、做梦状态、朦胧状态、过度警觉状态、困倦状态、狂喜状态、癔症状态、分裂状态、退行状态、沉思状态、迷离状态、白日梦状态、昏迷状态和遐想状态等。多数转换的意识状态都不能为主体所控制，有些可以通过各种训练技术和专门方法引发出来。超个人心理学家认为，处在这种转换的意识状态中，个体会产生强烈的自我超越体验，有助于身心健康。

超个人心理学还对濒死体验进行了研究。濒死体验是一种超越性的充满神秘色彩的深度心理事件，常发生于接近死亡、生理或情绪处于严重危机的个体身上。超个人心理学家认为濒死体验有助于转化来访者的心态，扩展他们的内心世界。（战火洗礼之后，官兵会变得更加坚强。）

（四）以兵为本的基本依据

"以兵为本"是科学发展观核心理念"以人为本"在我军管理教育工作中的直接体现，既和"以人为本"有着共同的文化和理论依据，也有其自身的历史依据。"以兵为本"是强调基层官兵价值取向的简洁表述，在实际工作中，"兵"代表成为思想工作对象的"官兵",尤其是基层青年官兵。

1. 以人为本的文化依据

中华文明历来注重以民为本,尊重人的尊严和价值,强调要利民、裕民、养民、惠民。早在原始社会末期和殷周之际,一些开明的思想家、政治家就看到了民心向背决定着政治兴衰。周初的统治者们就提出了"敬德保民"的思想。先秦强调"民"是国家政治的根基。儒学学派使民本思想升华到了政治理念的高度。《尚书》提出了"民惟邦本,本固邦宁",孟子提出了"民为贵,社稷为轻"的思想,一个只能给人民带来苦难的国家和社会制度当然要被人民抛弃。荀子则对民众的力量做了最为形象、深刻的描述:"君者,舟也;庶人者,水也。水则载舟,水则覆舟。"汉唐时期,民本思想进一步完善,开始认识到庶民在政权更替过程中的决定作用。贾谊在总结秦亡的历史中提出了"民为政本"的思想,得出了"天子者,有道则人推而为主,无道则人弃而不用"的结论。唐太宗也进一步认识到百姓是国家和君主的根本,君主只有获得百姓的拥护,才能使国家长治久安。

到了明末清初的黄宗羲、唐甄、顾炎武,出现了新的飞跃。此时,民族矛盾和阶级矛盾尖锐化,王夫之、顾炎武、黄宗羲等思想家对现实问题做了深刻思考。这些受民本思想熏陶的思想家们从爱民重民思想出发,对残民虐民、与民争利的君本思想进行了严厉的批判。黄宗羲提出应将"为民忧乐"作为行政标准,否定"君为臣纲,屈民伸君"的君本思想。王夫之则提出了"众为邦本,士为邦基,财用为生民之命"的思想,深化了"民本君末""民贵君轻""民主君客"的思想。近现代时期的民本思想进入嫁接西方民主思想、力求实现创造性转换的阶段。梁启超较早地将中国历史上的重民思想称之为"民本思想",以孙中山为代表的资产阶级革命派提出的"民族""民权""民生"的"三民主义"思想是民本思想的新发展,它强调"民心就是立国之本",并将其作为政治统治的思想纲领。

由是观之,中国传统的民本思想,已经认识到人民是国家和社会的根本和决定力量,强调了民众的基础地位,强调了君主对民众的依赖关系,统治者要重视民众的作用,认同与尊重民意。

2. 以兵为本的理论论据

首先,以兵为本体现了历史唯物主义关于人民是社会历史创造者的观点。历史唯物主义认为,"历史不过是追求着自己目的的人的活动而已"。历史是人的活动的历史,离开现实活动的人和人的活动,也就无所谓历史。马克思主义哲学不仅揭示了历史的本质,而且阐述了人民群众的历史地位和作用。人民群众是社会历史的创造者,是推动历史发展的动力,是推动历史的车轮滚滚向前的主人。这些观点为以人为本和以兵为本的理念提供了思想来源。毛泽东深刻指出，"兵民是胜利之本"。在我军的革命斗争和建设发展历程中，广大官兵是部队建设的主体，是推动部队建设发展的根本力量，更是战争取得胜利的主体因素。因此，以兵为本是对人民群众也就是对广大官兵的历史主体地位的科学概括，这一理念的提出符合唯物史观，符合马克思主义的群众史观。

其次，以兵为本符合马克思主义关于人类如何获得解放和实现人的自由全面发展的科学理论。马克思主义对人类实践创造活动进行了深入分析，深刻阐明了人们所从事的认识世界、创造财富和改造社会的一切实践活动，都不过是手段和中介，唯有人的发展和解放才是最根本的目的。所以，马克思、恩格斯把全人类的解放和人的全面而自由的发展作为自己的毕生事业和为之奋斗一生的最高目标，作为马克思主义政党的价值目标，作为衡量社会发展的最高价值标准。正如马克思、恩格斯在《共产党宣言》中指出："代替那存在着的阶级和阶级对立的资产阶级旧社会的，将是这样一个联合体，在那里，每个人的自由发展是一切人自由发展的条件。"在我军，以兵为本就是不断促进和最终实现广大官兵的全面发展，全面调动广大官兵的积极性、主动性和创造性，从而全面提升部队战斗力。因此，马克思主义关于人的全面发展的理论顺理成章地成为我们全面理解以兵为本的思想依据。

3. 以兵为本的历史论据

1927年"八一"南昌起义，我党开始了独立创建和领导人民军队的伟大历史。在建立和发展人民军队民主制度的过程中，虽然没有直接提出"以兵为本"的概念表述，但是在客观上体现了"以兵为本"的价值取向，并随着革命战争的发展不断发展，伴随我们这支军队的成熟不断成熟。1927年9月，"三湾改编"为我军建设做出了两大贡献，一是支部建在连上，二是废除军阀作风，在连以上各级建立士兵委员会，在部队内部实行民主。此后，经过两年的实践和探索，《古田会议决议》总结正反两方面的经验教训，确定了人民军队的民主制度，提出"废止肉刑"，在管教士兵时"努力于说服精神和自觉遵守纪律精神的提倡"，还专门强调"优待伤病兵"，加强士兵的文化教育，开展"识字运动"。可以说，"以兵为本"的带兵观念已经基本确立。1938年，毛泽东在延安接见英国记者贝特兰时提出我军政治工作"官兵一致、军民一致、瓦解敌军"的三大原则，又在《论持久战》中提出了"兵民是胜利之本""战争之最深厚的伟力存在于民众之中"等光辉论断，还指出管好兵、带好兵，最关键的是要"端正对待士兵的根本态度"，这就将"以兵为本"上升到新的认识高度，深入到更加广泛的革命实践中。

1944年4月11日，时任陕甘宁晋绥联防军副政委兼政治部主任的谭政在西北局高级干部会议上所做的《关于军队政治工作问题的报告》（史称"谭政报告"），运用马克思主义的基本原理，全面系统地总结了土地革命战争中后期和抗日战争时期我军政治工作的经验教训，科学论述了我军政治工作的基本原则和制度，其内容构成了军队政治工作的科学体系。"谭政报告"的诞生，标志着我军政治工作的成熟。该报告内容十分丰富，处处体现着以兵为本的精神，比如重视连队青年的教育工作，注意改善连队物质生活；认为干部群众中蕴藏着的创造性与积极性一经被启发，就会是取之不尽、用之不竭的力量源泉；还重视连队经济委员会的组织及工作，要它为连队全体人员特别是战士群众谋物质福利。此后，"以兵为本"在尊干爱兵运动，政治、经济和军事"三大民主"运动，团结互助、杀敌立功运动和新式整军运动中得到了广泛而深刻的体现，调动了广大官兵的革命热情，极大地增强了我军官兵的凝聚力和战斗力，在夺取革命战争伟大胜利的过程中发挥了重大作用。

（五）以兵为本在思想工作中的基本要求

历史，往往在经过时间沉淀后可以看得更加清晰。回首90年的风雨征程，我们这支人民军队坚持政治民主，激发了广大官兵的革命热情和战斗意志，获得了夺取革命战争胜利的不竭动力，也促进了我军现代化建设和发展。在新的历史条件下，习近平指出要继续坚持我军政治工作"官兵一致、发扬民主"的优良传统。这就要求我们在重视民生、强调以人为本的时代大潮中，在部队的管理教育和思想工作中坚持"基层至上，士兵第一"，更加注重以兵为本。

人文关怀是对人的生存状况的关注、对人的尊严与符合人性的生活条件的肯定和对人类的解放与自由的追求，是一种普遍的人类自我关怀。人文关怀以人的生存、安全、发展等需要为出发点和归宿，以充分尊重人、理解人、关心人、帮助人、促进人的全面发展为内在价值尺度，其实质是在理顺人与其他种种对象的关系中，确立人的主体性，实现人的自由而全面的发展。当前，社会和军队都处在重要的改革和发展转型期，部队官兵思想矛盾、心理问题和实际困难相互交织，迫切需要通过实施人文关怀凝聚军心士气，服务官兵，服务基层，切实做到以兵为本。

关心基层、关爱官兵，事关一支部队的前途命运，事关一个国家的安全发展。为什么朱德说"给战士站岗、盖被子，这些不起眼的事情包含着中国革命的成功"？为什么彭德怀说"一个酷爱士兵的指挥官，总能喝到祝捷的宴酒"？因为爱兵能够催生"可与之赴深溪，可与之俱死"的热血情怀，能够激发"捐躯赴国难，视死忽如归"的决心和勇气，能够形成"生死相依，同舟共济"的战斗合力。"将之求胜者，先致爱于兵"。基层是部队建设和战斗力的基础。实现党在新时代的强军目标，需要广大基层官兵共同努力。离开了基层官兵的砥砺奋进、主动作为，部队各项建设和工作就会成为无源之水、无本之木。关心基层官兵，就是关心部队战斗力；把基层官兵放在心上，就是把强军兴军放在心上。正因为如此，习主席反复要求各级，要增进对士兵的感情，坚持做到尊干爱兵、官兵一致、体察兵情、关心兵事。习主席身体力行，率先垂范，每次视察部队，总要看望、慰问官兵，每次走进基层，总是与士兵在一起。担任军委主席以来，他多次深入基层部队调研，下海岛、上高原，登甲板、进座舱，到哨所、上阵地，与官兵亲切交谈，对官兵嘘寒问暖，始终把基层官兵放在心上，为带兵人密切官兵关系、增强血肉联系上了生动一课。统帅做出示范，三军看齐追随。各级要强化宗旨意识，牢固树立基层至上、官兵第一的理念，真正关心关爱官兵，积极帮助基层解决实际困难和问题，凝聚起广大官兵团结奋进、强军兴军的智慧力量。

1. 注重思想先行

认识是行动的先导，观念的树立直接影响行动的落实。要注意从尊重官兵的主体地位出发，着力强化官兵的主体意识，发挥官兵的主体作用，激发官兵接受教育的积极性、主动性和创造性，自觉将部队建设的要求内化为官兵自身的道德操守、理想信念和发展动力；注意着眼官兵的个性差异，在准确把握不同类型、不同层次官兵特点的基础上，区别对待，因人施教，满足不同教育对象的发展要求；注意着眼官兵的全面发展，引导官兵树立正确的世界观、人生观和价值观，发挥思想工作在官兵全面发展中的导向作用、动力作用和保障作用。

2. 坚持以理服人

说服教育，以理服人，是思想工作的基本方法之一。坚持说服教育，以理服人，必须注意弄清事实，摸准不同人的具体思想，确定思想问题的性质，找到思想问题产生的原因，增强工作的针对性；必须实事求是讲明道理，对问题既不夸大，也不缩小，更不带有偏见，按照正确处理人民内部矛盾的原则解决官兵的思想认识问题；必须把道理讲得透彻明白，根据不同的对象，采取不同的方式，使被教育者听起来顺心入耳、心服口服；必须坚持说服，不要压服，允许反复，不怕麻烦和曲折，以滴水穿石的精神搞好说服教育工作。

3. 做到以情感人

情感是思想教育的最佳催化剂，是进行说理教育的基础。各级各类干部要端正对待官兵的根本态度，从尊重、理解、关心官兵的愿望出发，主动关心体贴他们的思想、工作、学习和生活，设身处地地为他们着想，急其所急，帮其所需，用热情诚恳的态度感化官兵。实践表明，满腔热情能像火一样融化冰冷的心，像春风化雨一样滋润官兵的心田。即使对于后进的或犯了错误的人，也不能冷言冷语，讽刺挖苦，斥责讥笑，冷若冰霜，更不要揭疮疤，亮丑事，刺伤官兵的自尊心。对于受了挫折、处境困难的官兵，更要给予同情、关怀、帮助和指导，使他们感到部队集体的温暖、战友的情谊，从而鼓起前进的勇气。思想工作不仅要讲感情，还要讲原则，在情感的运用中坚持思想工作的原则性。在坚持思想工作原则性的同时，善于运用情感的力量，但不能因为讲感情而一味地搞"迁就照顾"，降低育人的标准，放松对官兵的要求，放弃应有的原则。

4. 维护公平正义

公平正义是人文关怀的基本要求。机会均等、公平竞争是维护官兵正当权益的保证，也是纯洁官兵关系的重要条件。在思想工作中涉及的官兵关注的敏感问题较多，必须尊重和维护官兵的民主权利，倾听官兵呼声，收集官兵的意见建议，关注官兵的利益诉求。要实行"阳光作业"，扩大部队基层工作透明度，在涉及部队官兵晋职、入党、选改士官、奖励、培训等问题上，既要坚持名额、标准、条件和结果公开，让官兵充分享受部队建设的知情权、监督权，又要坚持平等待人，坚持原则，严格程序，秉公办事，让官兵心服口服，以此激励官兵成长进步、敬业奉献。

（六）以兵为本与人本主义的对应关系

人本主义心理学与推动西方社会近代文明进步的人道主义和人本主义思想有着密切的渊源关系。西方人本主义以个人为本位、以实现自我价值为基本追求，在处理人与人、个人与社会的关系上主张个人利益至上。同时，人本主义离开具体的历史条件，离开人的社会性，以抽象的、永恒不变的人性说明社会历史，站在唯心史观的立场上，体现了资产阶级维护自身统治地位的需要，在本质上是为资产阶级维护其统治地位服务的。我们今天强调的"以人为本"，坚持了历史唯物主义的基本立场和基本观点，吸收了西方人本主义哲学中的积极因素，肯定了以往人类所倡扬的人本论的合理因素，摈弃了西方近代和现代人本理论的缺陷，站在历史唯物主义哲学的高度把人类历史上的人本论推向新的高度，是对西方人本主义的超越。

邓小平曾经指出，要大胆吸收和借鉴人类社会的一切文明成果。人本主义心理学作为产生广泛影响的心理学学术思想和社会思潮，是人类社会文明进步发展的重要成果，值得我们进行借鉴和学习。人本主义心理学继承了柏拉图、康德、卢梭为代表的性善论思想，而以人为本、以兵为本则继承了孔子的"仁爱"学说和孟子的"性善论"等中国古代的民本思想。人本主义心理学尊重人性、主张人性解放，重视个人的价值、尊严和权利，提倡个人自由充分的发展和潜能发挥，以实现个人的价值和幸福。坚持以人为本，就是要把人民的利益作为出发点和落脚点，不断满足人们多方面需求和促进人的全面发展。广大官兵是夺取战争胜利的主体，是实现强军目标的主体，是推进中国特色军事变革、建设世界一流军队的主体，所以在军队坚持以人为本就是要坚持以兵为本，把理解人、尊重人、体贴人的人文关怀，落实到部队各项工作和建设中去。因此，以兵为本与人本主义心理咨询在尊重人的价值和促进人的全面发展等方面有着对应的关系。加强对人本主义心理学的学习和研究，吸收融入人本主义心理咨询（治疗）的方法和手段，有利于我们在思想工作中坚持和落实"以兵为本"的政策要求，晓之以理，动之以情，尊重官兵，关爱官兵，加强疏导，启发自觉。

四、认知理论与启发自觉

（一）认知疗法简介

认知疗法是基于个体的认知会直接或间接地影响其情绪和行为的理论假设，通过纠正认知来改善个体的情绪和行为的一组心理治疗方法的统称。该疗法关注来访者非功能性的认知问题，试图通过改变来访者对己、对人、对事的看法与态度来改变现有症状并解决心理问题。认知疗法作为一种心理治疗流派，方法众多，在理论和操作上各有侧重。广义的认知疗法包括埃利斯的合理情绪疗法，贝克认知疗法，唐纳德·梅肯鲍姆的认知行为矫正法以及格拉塞的现实疗法；狭义的认知疗法仅指贝克认知疗法。

（二）认知疗法的历史背景

在古希腊和中世纪时期，人们就懂得了认知对人的情绪的影响，也能够用一些认知的技巧来调整和改善情绪，只不过并没有提出系统的心理疗法。斯多葛学派哲学家艾比克泰德早在公元前3世纪就认为内在观念是自身不安的根本。斯多葛学派所要表明的是，引起人们情绪困扰的并不是事物本身，而是他们对事物的看法。

1. 精神分析理论的启示

精神分析理论对于认知疗法最重要的意义在于它的启发作用。埃利斯早期曾进行精神分析的学习，并承认他的合理情绪疗法同阿德勒的个体心理学在目标设定、个体追求等方面有相似之处，二者都强调社会兴趣在心理健康中的作用。贝克最初也曾试图证明弗洛伊德的抑郁理论，但是因为研究成果与弗洛伊德的动机模型及自我愤怒的解释相违背，所以同精神分析决裂。贝克认知疗法也正是在抑郁的治疗研究中发展而来的。现实疗法的多种观点对古典精神分析和新精神分析的理论既有继承又有批判。

事实上，对认知疗法而言，精神分析理论最大的贡献之一在于它拓展了心理研究的视野，引导了新的研究方向。许多心理学家都是在弗洛伊德主义基础上建立起自己的理论，或是借用了其中的假设，或是在精神分析的对立面上发展自己的理论。

2. 格式塔理论的影响

格式塔心理学家认为，人的大脑包含着由电子化学力量组成的场，这些场先于感官刺激而存在。当刺激所引起的神经冲动进入这些场时，感觉信息既会改变场的结构，也会被场所改变。简单地说，感觉信息会因为大脑内场的作用而具有在其他条件下所不具备的特性。一旦定势形成，与定势不一致的感觉信息将会被改变，使之与定势保持一致。所以人的认知并非仅仅由刺激决定，大脑本身的场也影响着认知的结果。心理场，其实就是随着个体的成长而形成的一种认知结构。因此，同样的刺激在不同的人身上会引起不同的情绪反应。

【比较分析】　在同一个单位，同样的事件会引起官兵不同的情绪和思想反应。例如，面对同样的日常管理要求，大部分官兵能够正确对待，严格遵守，却也有少数人牢骚满腹；又如，同样都是没有得到表彰奖励，有的人坦然面对，有的人则怨天尤人，妄议不公。其中一个原因就是官兵的"认知结构"不同，也就是不同的官兵在工作态度、思想认识、纪律观念、自我意识等方面存在着这样或那样的不同。

3. 行为主义研究的推动

20世纪50年代以后，人们普遍认为行为是以"有机体内部状态"为中介环节，受意识所支配，主体不是被动地接受刺激、机械地做出反应，而是通过认知结构的调节，主动地选择刺激并做出反应。心理学研究的这些转变为认知疗法的诞生做了思想铺垫。

托尔曼强调行为的整体性，倡导对目的、期待、认知地图等中介变量的研究，认为这些中介变量是行为的内部决定因素。托尔曼认为，有机体会对行为条件进行认知，他用"认知地图"这一概念来解释人类的行为。期待指的是在达到目标之前的一种预先认知或对未来事件的预测，可以认为期待是行为前的准备状态，即一个人已有的知识、认知结构和非认知因素对将要发生的行为有重要影响。单纯地纠正与改变行为已不能从根本上解决来访者的问题，认知疗法企图通过对这些中介因素的干预来调整来访者的情绪和矫正他们的不良行为。

心理学界开始注重对人的内部因素，即行为的中介进行广泛的研究，并引发了一场新的革命——认知革命。在认知革命的影响下，心理学界逐渐产生了一个重要流派，即认知学派。班杜拉继承了托尔曼的认知理论，吸收了认知心理学的概念和研究成果，认为认知过程对行为具有重要调节作用。尽管班杜拉的社会-认知行为主义仍然以行为作为心理学的研究对象，但其研究重心已逐渐转移到行为的内部认知因素。班杜拉认为，对行为的研究必须与认知相结合，可以通过改变认知过程从而改变人类的行为，认知是刺激和行为的中介。

【比较分析】 思想是行为的先导，要改变行为，首先就要改变思想。1929年12月毛泽东在《古田会议决议》中强调"坚决废止肉刑""废止辱骂"，此后在1930年5月毛泽东又强调："提高战士的思想觉悟最有效的办法是加强思想工作，加强说服教育。在必须加以纪律制裁的时候，也要使被处分的人能认识到错误，自觉地改正错误。一切不教而诛的做法，都是错误的，必须坚决反对。"1949年后，毛泽东又在《关于正确处理人民内部矛盾的问题》一文中专门指出："企图用行政命令的方法，用强制的方法解决思想问题、是非问题，不但没有效力，而且是有害的。"

（三）认知疗法的理论基础

1. 情绪的认知理论

情绪与认知的关系既是哲学上的一个古老话题，也是心理学激烈辩论的一个问题。亚里士多德早就提出情绪在某种程度上影响着人们的行为方式，并认为一种情绪与另一种情绪的差别主要在于个体信念的不同，而不是生理唤醒的不同。心理过程包括认知活动、情绪活动和意志活动，人的心理是认知、情感和行为的统一体。认知是情感和行为的中介，简单说，就是一个人的想法和信念会影响其情感和行为。个体的主观体验是情绪的一部分，而不同的个体有不同的体验和态度，这些体验就和人的认知有关系。在认知疗法看来，认知在情绪产生的过程中起着核心的作用。

情绪的产生首先要求人们对来自环境的输入信息进行分析，然后把知觉到的刺激情景与储存在记忆中的过去的经验进行比较，这时认知系统产生信息，动员一系列的生化和神经机制，释放出来的化学物质会改变大脑的神经激活状态，这时情绪就被唤醒了。比如，在森林里看见一只老虎，我们立即会产生紧张、恐惧，甚至出冷汗的应激反应，这是由于我们知道了老虎的凶猛与残暴（认知），假设我们看见的是一只野兔，或是关在牢固的铁笼里的老虎，则不会产生如此强烈的情绪反应。这说明情绪与人的认知存在密切联系，在一些情况下，认知先于唤醒。

20世纪60年代初，美国心理学家沙赫特和辛格提出了情绪理论。该理论认为，情绪受环境影响、生理唤醒和认知过程三种因素所制约，其中认知因素对情绪的产生起关键作用。沙赫特和辛格于 1962 年设计了一项实验，用来证明上述三种因素在情绪产生中的作用（见表 3－1）。

实验前告诉被试，要考察一种新维生素化合物对视敏度的影响效果。在被试同意的前提下，为他们注射药物。但实际上控制组被试接受的是生理盐水，实验组被试接受的是肾上腺素。肾上腺素使被试出现心悸、颤抖、灼热、血压升高、呼吸加快等反应而处于典型的生理唤醒状态。药物注射后，实验组被分为三组，"正确告知组"：告诉被试药物会导致心悸、颤抖、兴奋等反应；"未告知组"：对被试说药物是温和的，不会有副作用；"错误告知组"：告诉被试药物会导致全身麻木、发痒和头痛。

人为地安排两个实验情境："欣快"情境与"愤怒"情境。实验各组被试一半人进入"欣快"情境，另一半人进入"愤怒"情境。当被试进入"欣快"情境时，看见一个人（实验助手）在室内唱歌、跳舞、玩耍，表现得十分快乐，并邀请被试一同玩耍。而进入"愤怒"情境的被试则看见一个人（实验助手）正对填写着的一张调查表发怒、咒骂、跺脚，并最后撕毁调查表，被试也被要求填写同样的调查表，表上的题目带有人身攻击和侮辱性，并易引起人极大的愤怒。

实验假设：如果生理唤醒单独决定情绪，那么三组被试应产生同样的情绪；如果环境因素单独决定情绪，那么所有进入"欣快"情境的被试应产生欣快，所有进入"愤怒"情境的被试应产生愤怒。

实验结果：控制组和告知组被试在室内安静地等待并镇静地进行他们的工作，毫不理会同伴的古怪行为；未告知组和错误告知组被试则倾向于追随室内同伴的行为，变得欣快或愤怒。

表 3－1　沙赫特-辛格实验设计和实验结果

被　　试			行为反应	
			欣快气氛	愤怒气氛
实验组	注射肾上腺素	正确告知组	几乎不受影响	几乎不受影响
		错误告知组	高度受影响	未研究
		未告知组	一定程度上受影响	一定程度上受影响
控制组	注射食盐水	未告知	稍受影响	稍受影响

结果分析：控制组被试未经受生理唤醒，告知组被试能正确解释自身的生理唤醒，他们都不被环境中同伴的情绪所影响，因此几乎没有任何情绪反应；未告知组和错误告知组被试对自身的生理唤醒没有现成的解释，从而受到环境中同伴行为的暗示，把生理唤醒与"欣快"或"愤怒"情境联系起来并表现出相应的情

绪行为。

结果表明：生理唤醒是情绪激活的必要条件，但真正的情绪体验是由对唤醒状态赋予的"标记"决定的。这种"标记"的赋予是一种认识过程，个体利用过去经验和当前环境的信息对自身唤醒状态做出合理的解释，正是这种解释决定着产生怎样的情绪。所以，无论生理唤醒还是环境因素都不能单独地决定情绪，情绪发生的关键取决于认知因素。

沙赫特的实验和理论引起了相当大的反响，但也受到了批评，缺乏对实验的效度分析，实验设计复杂，后人难以重复得出相同的结果。但是，沙赫特的研究毕竟为情绪的认知理论提供了最早的实验依据，对认知理论的发展起到了一定的推动作用。

【比较分析】 "在一定的物质基础之上，思想掌握一切，思想改变一切"，解决思想问题要与解决实际问题相结合。我们不能忽视官兵的合理物质利益需求，但是我们也千万不能忽视思想工作，更不能只注重解决实际问题而放弃思想工作本身，因为在引起官兵思想和情绪变化的诸因素中，思想认识是核心因素和决定因素。

2. 归因理论

从 20 世纪 80 年代以来，一些心理学家开始将归因过程纳入信息加工心理学的范畴加以审视，更加重视主观经验在归因过程中的作用。所谓归因，指的是人们对自己或他人的行为过程所进行的因果推论，从而达到对行为和环境加以预测、评价和控制的目的。归因理论是一种解释人的行为成功与失败原因的动机理论。

韦纳认为，人类行为的归因不但与饥、渴、睡觉、性等生理需要有关，而且也与人的认知方式，尤其是与思维方式有关。他认为，如果把成功归于内部将导致期待上升，但如果将失败也归于内部，可能导致个体自责；而将失败归于外部，有可能获得比较良好的自我评价。韦纳的归因理论强调了认知对人的归因和情绪的影响。很多来访者的情绪困扰就是由于对行为归因不当造成的。可以认为，认知疗法也是以改变来访者的归因为特征的。认知疗法的治疗过程也可以认为是一种归因训练，帮助来访者获得正确、良性的归因模式，而减少惯有的不良归因方式的困扰。"归因疗法"已经是心理治疗的重要方法之一，它是由归因理论发展来的一种心理治疗，属于认知疗法的一种。归因疗法主要通过引导来访者对其症状产生原因的知觉，来控制和消除不良情绪和行为反应。

【比较分析】 归因错位，思想也会错位。当失误、失败或错误应该归因于外部时却归于了内部，那么当事人就会过于自责、懊恼、悔恨而压抑、焦虑；反之，应该归因于内部却归于了外部，那么当事人就会无动于衷、固执己见、不思悔改。所以，在思想工作中，我们需要通过摆事实、讲道理，以及严密合理的逻辑分析，帮助对方找到真实准确的原因，使他们该放下的放下，该承担的承担。为此，我们要和当事人一道全方位地分析查找主观原因、客观原因、直接原因、间接原因、历史原因、现实原因，同时还要启发、引导当事人改变固有的归因习惯，使之更为科学合理。

3. 认知失调理论

从童年开始，人就会对自己、他人和外部世界形成一定的看法和信念，这些信念和看法一般是不容易改变的，而且会随着年龄的增长更加根深蒂固。这是因为，一是个体会努力去协调不一致的信息，减少不协调；二是在成长的过程中，个体会去避开那些与自己信念不一致的刺激和信息。根据这两个假设，费斯汀格1957年提出了认知失调理论，认为人是认知的存在，能够解释、评价刺激或事件的意义。这里的"认知"指个体对自身行为、他人及环境的看法、态度和信念。费斯汀格认为，人们为了自己内心的平静和认知上的和谐，经常要在认识中寻求一致性。因为不协调的认知必然会导致心理上的不和谐，而心理上的不和谐对于个人的情绪和行为会产生消极的影响。

【比较分析】　既然"认知"指个体对自身行为、他人及环境的看法、态度和信念，这就意味着心理咨询语境中的"认知"大体就是思想工作语境中的"思想认识"。在此，我们直接看到了思想工作与心理咨询的重合关系。

根据认知一致性的观点，人在认识和把握现实世界时依赖于认知结构，而且尽量保持知识间的一致性。也就是说，人们在理解和认识客观世界时，会回避与自己的基本信念不一致的信息，特别是与自己的核心信念不一致的信息和材料。在费斯汀格的理论中，解决认知不协调问题的途径有三种：一是改变行为，使对行为的认知和自身的态度协调起来。例如，一个认识到"吸烟有害健康"的"烟民"把烟戒掉。二是改变态度，使自身的态度和对行为的认知协调起来。三是增加新的认知信息。如为了缓解酗酒问题上出现的认知不协调，酗酒者可能会寻找有关喝酒不会致痛、有规律的饮酒反而对身体有好处的知识。

【比较分析】　"改变行为"和"改变态度"正是经常性思想工作的目的和成效所在，而"增加新的认知信息"则与思想工作的任务有了联系，即思想工作不但要坚定官兵的理想信念，解决官兵的思想问题，提高工作积极性，还要传授知识、提高能力、开阔视野，促进官兵的全面发展。一般来讲，文化程度高的人，更能够全面、辩证、理性地看待问题，不走极端、不钻牛角尖，更能够保持宽容平和的心态。

（四）认知疗法的操作依据

1. 皮亚杰的平衡化机制

皮亚杰借用生物学"适应"的概念，提出"智慧的本质是适应"的思想，认为智慧的功能就是使有机体适应不断变化的内外在环境，强调机体适应与人的智力适应之间的连续性。智慧的发展就是有机体与环境之间不断变化的相互作用的结果。

皮亚杰主张把适应理解为动态的平衡过程。平衡化包含了同化和顺应两种相反相成的功能。在皮亚杰理论中，适应通过两种形式实现，一是同化，二是顺应。皮亚杰理论中的同化概念指的是有机体把知觉到的刺激融合到原有的图式或认知结构中，达到对刺激的理解的过程。同化过程有时会受到原有图式的限制，而且不能创造出新的图式类型，但可以扩大原有图式的同化范围。与原有图式一致的刺激可以通过同化而适应，但与原有图式不一致的刺激则不能同化，在此，皮亚杰提出了另一个术语——顺应。顺应，就是原有的图式或认知结构受到它所同化的刺激的作用而发生改变。顺应能够使人接纳更多的新鲜刺激。简言之，图式既可以顺应于外部刺激，又可以同化外部刺激，这既是人的认识过程，也是人的适应过程。

个体所具有的图式，使其能够有效地适应环境。原有图式是个体接受新事物的基础，也有可能成为认识新事物的障碍。在遇到新事物时，个体首先力图用原有图式去同化它，即将新事物纳入原有图式之中，使已有的图式不断巩固和丰富，如果同化成功，便得到认知上的暂时平衡。反之，做出顺应，调节原有图式，或创造新图式去同化新的事物，以实现认知上的新平衡。

皮亚杰的同化顺应理论很好地解释了人的认知结构在实际生活中的重要作用。很多心理障碍就是患者不能处理好同化与顺应的关系，过于强调同化作用，出现自我中心主义的思想，不会适当地改变自己原有的图式，是由于缺乏恰当的顺应而造成的。自我中心有两个显著特征：一个是主体与客体之间缺乏区分，主体把自己的想法、愿望同客体所发生的真实情况混淆起来；另一个是主体把心理能量集中投注于自身，无法站在客体的角度使考查事物的视界形成转变，当然也就谈不上采纳客体的看法了。

在与外部环境的相互作用中，如果同化或顺应成功，个体就实现了平衡；如果同化或顺应失败，个体的认知就处于不平衡状态，而不平衡会推动个体努力去调节，达到新的平衡。平衡—不平衡—新的平衡的动态过程，就是平衡化。平衡作用增强了认知结构的可逆性。皮亚杰认为这种自动调节的平衡化机制反映了生命组织最一般的特征。如果平衡机制的运作出现了故障，而导致个体社会适应能力降低，行为发展模式滞后或退化，那么也就意味着个体心理出现障碍。

在皮亚杰看来，自动调节是平衡化的本质，是心理结构健康发展的重要标志之一。在日常生活中难免会遇到挫折，遭遇创伤。在心理承受力允许的范围内，个体能够进行自我调节，调整自己的思维方式以适应这些生活事件，从而保持心理平衡与稳定。如果用来应付环境变化的自动调节机制失效，就容易出现心理失调，甚至形成心理障碍。认知疗法就是通过调节人的认知结构，消除认知冲突，获得认知上的平衡，从而改善情绪与行为症状，治疗的过程就是一个平衡化的过程，是认知结构和情感结构的一系列重建、改造过程。

【比较分析】 在宏观层面上说，我们应该有改造世界的雄心和勇气，而在某一个具体阶段上、在微观层面上，我们能够把握和改变的首先是我们自己。在这个角度上说，人应该主动积极地适应环境，而不能要求或等待环境来适应我们自己。

2. 信息加工的基本理念

受计算机科学和信息论的启发，认知心理学家认为，人是一种信息加工系统。信息加工心理学家把人的大脑看成类似于计算机的信息加工系统，认为大脑的工作原理和计算机的工作原理基本相同。信息加工理论认为，认知就是信息加工，包括感觉信息的输入、编码、加工、存储和提取的一系列过程。在认知疗法中，"认知"指的是一个人对一件事或某对象的认识和看法，对自己、他人和环境的想法。由于文化、知识水平及周围环境背景的差异，人们对相同的问题往往有不同的理解和认知。

现代认知心理学为认知疗法的发展提供了科学依据，尤其是贝克认知疗法更是直接来源于信息加工心理学的研究。贝克认为，导致不适应行为和情绪的根本原因在于错误的认知过程和观念。由于认知具有主观能动性、选择性、整体性，所以可以通过调整人的认知来解决由此造成的心理问题。认知过程具有主观能动性，人能够通过改善认知，克服认知偏差，从而消除因认知障碍给自己带来的情绪问题。所以，认知疗法强调来访者的意识性（主观能动性），认为来访者必须对自己的问题负责，问题是自己造成的，来访者不是某种"客观"的牺牲者或产物。

【比较分析】 由于思想认识对人的行为具有先导性和指导性，要求在解决官兵的行为问题时要从思想根源入手。由于官兵的思想认识具有能动性和选择性，要求我们正确对待和解决官兵在思想认识上存在的角度、广度和深度的差别性。由于官兵的思想认识具有相对独立性，要求开展思想工作时要耐心细致，给官兵一定的改变原有"认知结构"的时间和空间。由于官兵的各种思想观点统一于世界观、人生观和价值观之下，并相互影响、相互关联，体现了"认知结构"的整体性，打通一点，就可以影响其余。这就是说，在思想工作使官兵产生某种感悟之后，官兵可以自己教育自己，自己提高自己。因此，思想工作要坚持疏导方针，重在启发引导。

3. 班杜拉的自我效能感

班杜拉社会认知理论强调了思想对行为的重要作用，在行为主义和认知主义之间架起一座桥梁，并对认知行为疗法做出了巨大贡献。班杜拉认为，虽然人的行为是由环境、认知因素和行为三者交互作用所决定的，但人的认知因素在其中起着主导作用。班杜拉认为，个体对其能力的判断是其自我调节系统的重要因素，他由此于 1977 年提出"自我效能感"这一概念。自我效能感是"个人对自己从事某项工作所具备的能力和可能达成的一种主观判断或信心"。简单地说，它是指个体对自己能否完成某一活动所具有的能力的判断或信念，是主体的一种自我把握和感受。

个体容易回避那些超过其能力范围的活动和任务，而去承担并执行那些他们认为能有效完成的任务。自我效能感强的个体容易做出积极的承诺，遇到挫折时不容易产生受挫和失败感，并能够积极地去应对压力与挑战。自我效能感低的个体经常低估自己的能力，看到自己的不足，将潜在的困难想得比实际上更严重，遇到失败或挫折时，便容易怀疑自己能否成功，甚至放弃努力，半途而废。

自我效能感是一种积极的自我信念，影响着个体的思维模式和情感反应方式。一般来说，自我效能感强的个体往往把成功归于自己的能力和努力，把失败归于自己努力不足。这种思维方式能激发个体的动机、发展技能。自我效能感高的人更容易在现实活动中设置较高的目标，获得较高的成就感。雷米认为个体对自我不正确或不适当的评价是心理障碍的根本原因。

当面临着可能的危险、不幸或灾难时，自我效能将决定个体的应激状态、焦虑和抑郁等情绪反应。相信自己能够对环境中的潜在威胁施以有效控制的人，不会在应对困难之前犹豫不决、担惊受怕。而怀疑自己能否处理、控制环境中的潜在威胁的人则相反，他们常常担心自己应对能力不足，感到环境中充满了危险，因而体验到强烈的应激反应和焦虑，并采取消极的退避行为或者防卫行为。

实验研究表明，除了成功经验、情绪生理状态和观察学习外，他人的评价、劝说及自我规劝也会影响自我效能感。言语劝说能否取得成效跟它是否切合实际有关。如果言语劝说激发起个体的动机水平，并获得行为成功，那么他在这种劝说信息基础上形成的自我效能感将得到加强。自我效能感是建立在自我评价的基础之上的，然而，人们对自己的评价有时候是不准确的，错误的、消极的自我评价常常导致较低的自我效能感。

【比较分析】 信心能够给一个人提供源源不断的精神动力。中小学提倡开展基于积极心理学的赏识教育，其道理通俗地说就是"孩子是夸大的"。事实上，"孩子长大"以后，依然需要赏识教育。思想工作要"坚持以表扬为主，用真理说服人、用真情感染人、用真实打动人"，因为"他人的评价、劝说及自我规劝也会影响自我效能感"。而且"言语劝说能否取得成效跟它是否切合实际有关"，这就要求我们要随时、准确、全面地了解所属人员的各种情况，使我们的表扬与批评能够切合实际，做到表扬有依据而防止忽悠，批评有根据而杜绝恫吓。

（五）对认知疗法干预策略的比较分析

1. 认知结构的调整

认知疗法也认为，客观环境并不直接引起人的情绪，必须通过人内在的主观结构才起作用。认知结构是一种相对持久的、可抗干扰的、准系统的作用与反作用模式，是个体认识熟悉环境的有机体。认知结构的发展是通过对现有的结构进行分化与整合，并且是在必要时激活有机体实现的。许多心理问题与个体的认知方式有直接关系，解决问题的关键在于认知重构，如果个体能够觉察、抵制和重构自身或他人行为中表现出来的极端、非理性的信念系统，就可以重建认知，达到心理平衡的目的。认知结构是思维的组织方面，指导着观念的选择。根据皮亚杰的观点，认知结构由图式构成，图式决定了人与环境相互作用的性质。图式是认知结构的起点和核心，人的认知发展就是图式的形成和发展变化。在认识水平上，图式相当于一个分类系统，这些系统让个体能够对感觉信息进行编码、归类、改造并做出反应。在皮亚杰理论中，图式就是指个体对环境的知觉、理解和思考的方式，是心理活动的框架或组织结构。

乔治·凯利把人们解释和预期事件的主要工具称为"个人建构"，并声称人人都拥有自己独特的个人建构，认为人格就是由"个人建构"组成的多元统一体。个人建构被个体用来解释或说明经验，并赋予经验以意义，或者对事件做出预期。乔治·凯利进一步认为，心理治疗的目的就是帮助来访者建立新的建构，完善原有的建构，以便能够更好地认识事件的本质和意义。在心理治疗中，有时通过调整来访者的认知结构，改变他们的某些信念，就能消除情绪困扰，解决心理问题。从认知的角度来看，心理治疗本身就是改善来访者认知结构的过程。

【比较分析】 思想工作是一切工作的先导，"思想不通，万事皆空"。要改变官兵的行为，首先要改变官兵的思想，而不能采取强迫、命令甚至暴力压服的方法，我军早在《古田会议决议》就明确提出"废止肉刑""禁止打骂体罚"的要求。毛泽东曾经指出，我军的纪律是在高度自觉基础上的铁的纪律，在必须加以纪律制裁的时候，也要使被处分的人能认识到错误，自觉地改正错误，"一切不教而诛的做法，都是错误的，必须坚决反对"。

2. 叙述风格的改变

语言和思维存在着互相依存、不可分割的关系。语言活动离不开思维，语言是思维的内容，又是思维的工具。语言是思维得以进行和发展的物质基础，只有在语言的基础之上，思维的成果才得以交流。班杜拉指出，个体的行为受到思维的支配。人类的行为大多受到预期目标的调节，而预期目标的设定则受到自我效能感的影响。在认知疗法中，为了改变来访者的认知方式，经常要改变他们的语言方式和叙述风格。

【比较分析】 语言是开展思想工作、进行思想交流必不可少的工具。为了能够准确、深刻、形象、生动、通俗易懂、深入浅出地表达我们的想法，准确发现、明白指出当事人思想偏差在语言上的表现，并能够和对方进行有效的辩论和辩驳，我们需要不断提高语言表达能力。同时，我们通过引导当事人以更为准确、恰当的语言去分析问题、表达思想，也有利于提高他们的思想认识水平。

3. 思维方式的转换

从根本上说，认知疗法的最终目标，就是为了调节与改善来访者的认知方式，尤其要改变他们的思维方式。在治疗中，经常要调整来访者的思维方式，改变他们固有的思维习惯。在认知疗法看来，如果没有从根本上改变来访者的思维方式，症状的消除可能只是一时的，复发的可能性就比较大。

思维对知识的产生和智力的形成起着关键性作用。信息论认为，人脑的思维活动可以看作是对信息的辩证处理过程。思维是对输入的刺激进行更深层次的加工。思维是个体主动、有意识地借助语言符号去表达自己对客观世界和主观世界的理解和把握。问题解决疗法是建立在问题解决研究的理论基础上，通过对来访者现实问题的解决使其能够更好地适应社会。该疗法注重培养来访者解决现实问题的能力和积累应对现实的心理经验。在实施问题解决疗法过程中，也必然涉及对来访者的认知进行指导。认知指导主要指对来访者的思维方式进行调整，让他们能够接受现状，积极应付现实状况。另外，绝对化思维，可以说是来访者所有负性思维的主要特征。这种以偏概全、一元化的思维方式基本上是所有负性思维的症结所在。所以，在认知疗法中，经常要面对的就是改变来访者的绝对化思维方式。

【比较分析】 "在认知疗法看来，如果没有从根本上改变来访者的思维方式，症状的消除可能只是一时的，复发的可能性就比较大"，这个观点揭示了思想工作的基本任务，因为"思想不通，万事皆空"。思想工作是关心、帮助人的工作，当然要帮助官兵解决实际问题，这也是思想工作的重要原则之一。"绝对化思维""认死理"也是某些官兵出现思想和情绪方面问题的常见原因，这就需要我们引导他们全面、辩证地看待问题，防止他们"坐井观天"或"固执己见"。

第四章　心理咨询与思想工作基本过程比较

心理咨询作为心理学的实践运用，体现着心理学的学科特点，理论上有实验的依据，方法上有规范的流程，这对思想工作有着积极的启发意义。

一、思想工作的基本过程

思想工作在实施过程中，一般包括思想情况的掌握、思想情况的分析和思想问题的解决三个基本环节。

（一）及时掌握情况

及时准确地掌握官兵的真实情况，是做好思想工作的前提。掌握情况包括两个方面：一是用心熟悉所属官兵的基本情况。对每个人的个性特点、兴趣爱好、文化基础、经历特长、身体状况、家庭情况、社会关系等基本情况和觉悟程度、思想水平、接受能力、道德水准、法纪观念、服役态度等相对稳定的思想素质状况，做到了如指掌。二是及时掌握所属官兵的现实思想反映。对每个人目前在想什么，有什么思想疙瘩，有什么困难需要解决，在外部条件的作用和影响下有什么思想变化，都要随时收集掌握，做到心中有数。

掌握所属官兵的思想情况，必须深入他们之中，通过听取汇报、个别谈话、询问同乡或骨干等方法经常收集思想反映。要通过跟班作业，与官兵同吃、同住、同劳动、同操课、同娱乐，听其言、观其行，从其情绪、言论和行为的变化中发现问题。同时，还应根据官兵所处环境、担负工作、形势变化，预测官兵思想发展趋势和可能出现的问题，防患于未然，把工作做在前头，把问题解决在萌芽状态。

（二）科学分析判断

对掌握和发现的问题进行分析判断，是做好思想工作的关键一环。我们观察和了解到的情况，大多是官兵外在的言行表现，如果没有科学分析，只停留在表面现象认识上，就不能把握其内在的思想实质，甚至会做出错误判断。对思想情况的分析研究，要坚持实事求是的原则，遵循唯物辩证法的科学思维方法。这就要求以客观事实为依据，力戒主观随意性；要进行全面分析，力戒片面性；要善于透过现象看本质，防止表面性。还必须通过深入分析研究，注意抓住主要矛盾。

分析判断情况要从三个方面来把握：一是对问题的性质进行分析和认定。着重分析是思想问题还是心理问题，是实际问题还是认识问题，是无意差错还是故意所为。二是对思想问题在多大范围内存在，可能产生多大影响等量的规定性进行分析和认定。三是对思想问题产生的原因进行分析判断，以便对症下药，有针对性地解决问题。

（三）正确解决问题

解决问题是思想工作的落脚点。要正确解决问题，首先，必须端正指导思想。坚持实事求是的原则，既不能把复杂的问题简单化，也不能把简单的问题复杂化。要从团结的愿望出发，与人为善，满腔热情，切不可对个别有问题的官兵冷淡歧视、讽刺挖苦。要耐心教育，讲清道理，既不能哄骗应付，随意许愿，也不能动不动就拿纪律、命令吓唬人、压制人。其次，注意方式方法。坚持具体情况具体分析，区别不同人员、不同性格、不同问题表现，做到因人施教、对症下药。要掌握时机，看准火候，既不能太急也不能太慢，找准工作的切入点。再次，严格按政策办事。严格执行各项政策规定，妥善处理各种问题，依据政策解决问题。要秉公办事、一视同仁、不分亲疏，防止用感情代替政策、人情代替党性。敢于坚持真理、纠正错误，对消极错误的思想情绪不迎合迁就，坚持思想工作的原则性和战斗性。

以上是思想工作的宏观工作过程，即《军队基层建设纲要》所要求的"及时发现、准确掌握、正确处理"。与宏观对应，还有微观的，也就是某一个具体问题的正确处理过程，主要指谈心的步骤，可分为"开头、转题、入题、结束"几个阶段。一般来讲，开头要有适当的铺垫，不能太直接，防止让对方出现防备心理，应该在适当铺垫的基础上自然转入正题。进入正题后，就要准确深刻，该表扬就表扬、该批评就批评，不能含糊。谈心结束时，应提出要求，表明态度，给予鼓励，以巩固谈心成果。需要强调的是，开头和转题的时候，或者说在谈话的各个阶段，都要注意从战士最关心的话题说起，这样做，才能与战士找到共同话题，产生感情共鸣，才能说到一起、聊在一起，影响、感染和感化对方。推而广之，谈心还要从战士能够理解的道理说起、从战士身边的人和事说起，由近及远、由浅入深，小道理和大道理相结合，晓之以理、动之以情，把话说到士兵的心坎里，以求取得实效。

二、心理咨询过程与思想工作过程的比较分析

从内在机制来看，我们要比较分析的是心理咨询过程与具体思想工作过程之间的关系，主要是心理咨询过程与谈心的步骤之间的关系。必须承认，心理咨询以心理学的理论为基础，其工作程序更加严密、工作方法更加规范，已经成为一门学科，而思想工作的程序和方法则基本上是经验的归纳总结，不同的人有着不同的表述，至今也没有形成一套完整、严密的类似一门学科的理论和方法体系。当然，这种"仁者见仁、智者见智"的工作方法，却也正好符合思想工作"因人而异、因事而异"的工作要求，并不影响思想工作的实效性。不过，我们仍然可以也需要从心理咨询的过程规定中借鉴和引用有益的做法，以进一步提高思想工作的科学性和有效性。以下就是心理咨询过程与思想工作具体过程之间的比较分析。

（一）建立咨询关系与密切官兵关系

心理咨询始于良好的咨询关系。心理咨询的第一步是与来访者建立咨询关系，在心理咨询过程中，良好的咨询关系是基本保证条件，咨访双方的关系不仅在了解情况、收集信息的开始阶段至关重要，而且贯穿整个咨询过程始终，影响着心理咨询的进程和成效。

良好的咨询关系是咨询师和来访者在咨询过程中逐渐形成的一种信任、尊重的相互关系，这种关系氛围使来访者一方面越来越自如地表达自己的问题，另一方面越来越确信咨询师的善解人意。它不仅能提供给来访者一种安全感、温暖感，同时也能促进来访者对咨询师的信任，减少防御心理，认真进行自我探索，进而提高自尊心和自信心。良好的咨询关系贯穿于整个心理咨询过程中。从一定意义上说，心理咨询就是建立在咨询关系基础上的一种活动，只有借助于这种关系，咨询师才能给来访者提供心理上的帮助。

咨询关系的建立有赖于咨询师与来访者两方面的因素：一方面是来访者的努力，这取决于他们要求解决心理问题的迫切愿望和对咨询师的信任。一般而言，来访者自己感到有心理不适或行为问题应向咨询师敞开心扉，尽情倾吐自己的烦恼、压抑并寻求心理援助，这样做有利于从心理咨询中获益并获得问题的解决。在这方面应包括咨询动机、合作态度、期望程度、行为方式以及对咨询师的反应等。另一方面是咨询师的努力，这取决于他们的态度、工作能力、知识的广度与深度，以及自身的人格特征等。实践表明，咨询中咨询师的态度对于建立咨询双方的良好关系起着主导作用。因为咨询师对来访者的态度将直接影响来访者对咨询师是否信任，如果咨询师不能得到来访者的信任，咨询不但不会起到作用，反

而还常常会阻碍咨询过程的进行。因此，咨询师在咨询过程中应该具备尊重、热情、真诚、共情和积极关注等五个方面的基本态度。

【比较分析】 虽然在思想工作的实践运用和理论研究中，没有专门的"建立经常性思想工作关系"这一说法，但是我军有"官兵一致""尊干爱兵"的优良传统。一般情况下官兵之间都有比较密切的同志加兄弟般的战友之情，是有着深厚的做好思想工作的感情基础的。当然，心理咨询过程中建立"良好咨询关系"的做法又进一步提示我们，良好的官兵关系是做好性思想工作的前提，要按着习主席的要求，开展"兵兵友爱活动"，在工作、训练、生活中给予士兵充分的关心和帮助，建立亲如兄弟的革命友谊，从而形成有利于开展心理疏导和思想工作的官兵关系；否则，到该做思想工作的时候再"临时抱佛脚"，那只能被士兵敬而远之，工作效果当然也就无从谈起了。

1. 尊重

在心理咨询中，咨询师的尊重，主要体现在对来访者的现状、价值观和人格的接纳与关注。一方面，来访者往往根据咨询师对自己的接纳程度，透露自己的信息。为了得到帮助，他们想知道咨询师如何看待他们，是否理解他们，然后根据双方接纳和了解的程度，来访者开始透露自己的情感及要求。在这一过程中，如果来访者感到咨询师对自己不理解、不接纳，或者居高临下地要改变他们，就可能因感到压力而拒绝帮助。另一方面，咨询师的尊重，使来访者感到被接纳和关注，这会使他们获得自我价值感。而这种自我价值感的确立，往往是咨询成功的重要基础。此外，咨询师的接纳和关注可以为来访者创造一个安全、温暖的氛围，促使他们最大程度地表达自己。

【比较分析】 第一，尊重士兵是我军的优良传统。对于人本主义心理学来讲，尊重是一种学派理念，而对于我军思想工作来讲，尊重则是一种政治要求和传统继承。我军从"三湾改编"就开始建立官兵平等的政治制度，开始形成尊干爱兵的优良传统。1938年，毛泽东在《论持久战》中指出，能不能搞好与士兵的关系是个根本态度问题，这态度就是尊重士兵和尊重人民。可见，无论是从人本主义心理咨询的理论来看，还是从我军政治工作的传统来看，尊重士兵都是我们必须坚持的做法。

第二，尊重士兵是思想工作成功的基础。人本主义心理咨询强调咨询师在价值、尊严、人格等方面与求助者平等，把求助者作为有思想感情、内心体验、生活追求、独特性与自主性的活生生的人去对待，体现出对求助者的现状、价值观、人格和权益的接纳、关注和爱护。该咨询流派认为，尊重可以使求助者感到自己被尊重、理解、接纳，获得一种自我价值感。特别是对那些急需获得尊重、接纳、信任的求助者来说，尊重具有明显的助人效果，是咨询成功的基础。心理咨询的这些理论认识提示我们，尊重是思想工作取得实效的基础，因为尊重可以让士兵获得满足感、价值感和自信心，形成提高自己或改正错误的决心和动力。

第三，尊重士兵需要紧持的几个做法。在基层工作中，要尊重士兵的主体地位，尊重其人格和尊严，尊重其思维的独立性和正确意见，发挥他们的主体作用。还要相信广大士兵是通情达理的，是愿意而且能够接受革命道理的；相信依靠正确疏导，能够使士兵通过民主的方法自己认识真理和自己教育自己。对士兵当中存在的各种思想认识问题，相信通过教育、引导，辨明是非利害，他们是可以自觉克服和纠正的。这一认识与心理咨询所坚持的"助人自助"原则异曲同工、殊途同归。

第四，必要的批评也是尊重。我军坚持官兵平等，这是政治上的尊重、人格上的尊重，与心理咨询的要求存在不同。思想工作要给予士兵充分的尊重，但不能搞无原则的尊重，更不能对不良习惯和错误认知也给予尊重，该批评时要批评，以保持思想工作的原则性和战斗性。心理咨询则在对求助者进行充分启发后，顺其自然，不强求、不干涉，但是在开展思想工作时，有时根据情况还要运用必要的管理手段，以体现纪律的严肃性，也就是"两个经常"相结合。

2. 热情

热情和尊重相比，更能拉近与来访者的距离。热情体现在咨询的全过程中，从来访者进门到离去，咨询师都应热情、周到，要让来访者感到自己受到了最友好的接待。首先，来访者初次来访时，咨询师要表达关切，比如可以问来访者路途是否遥远，路上是否顺利等，这类充满关切的话语，会使来访者感到温暖、可亲。其次，注意倾听来访者的叙述。在来访者叙述过程中，咨询师应注意倾听，适度地运用倾听技巧，重视言语与非言语行为的表达，全神贯注地留心来访者的一言一行。再次，咨询时要耐心、认真，不厌其烦，如对来访者作指导、解释和训练时，来访者未听懂或未学会，咨询师此时要体现为不厌其烦，更应充满热情、耐心。最后，咨询结束时，要使来访者感到温暖，咨询师应送别来访者，告知有关事项，感谢来访者的密切配合等。

【比较分析】　在思想工作中，如果有士兵主动找上门来，或者干部骨干找某个人谈心，一般也要问询一下各方面的情况，包括个人的工作和生活是否紧张劳累，身体能否承受训练的强度，以及家中父母或家属和孩子的情况，有什么需要连队帮助的事项，等等。和心理咨询一样，"这类充满关切的话语，会使来访者感到温暖、可亲"，让士兵如沐春风、如见朝阳，驱散迷雾、暖化冰心，从而敞开心扉。同时，认真倾听既是对士兵的尊重，也是了解情况的重要途径，因此，耐心、细致，不厌其烦、不急不躁，始终表现出对士兵的关心、爱护和期望，这些都是思想工作本来就应该做到的。

3. 真诚

真诚是指咨询师以"真正的我"出现，没有防御式伪装，不带假面具，不是在扮演角色或例行公事，而是表里一致、真实可信地置身于与来访者的关系之中。真诚能够有效地促进咨询双方的彼此信任。首先，咨询师的真诚，让来访者感到咨询师是一个真实可信的人，并由此对咨询者产生充分的安全感。这种安全感可以让他们袒露自己的软弱、失败、过错和隐私，而无须顾忌。其次，咨询者的真诚坦白为来访者提供了一个良好的榜样，他们会因此而受到鼓励，以真实的自我与咨询师交流，坦然地表露自己的情绪和想法，这会减少会谈过程中的混淆和模糊，使双方的沟通更加清晰和准确。

【比较分析】 真诚有利于形成良好的思想工作关系。人本主义心理学代表人物罗杰斯指出，咨询师的坦诚或真挚是促进心理治疗取得进展的最基本的态度条件。这就要求咨询师在和来访者进行沟通时，能将自己的感受、情感和态度开诚布公地表达和流露出来，使来访者体会到咨询师对他的真诚态度。真诚可以促使来访者产生对咨询师的认同，有助于形成良好的咨询关系。与"咨询关系"相对应，在思想工作中也需要建立良好的"工作关系"。干部也要把自己坦诚地展示给对方，最终的目的是获得士兵对干部的信赖，这样才能进行深入交流，士兵也才能接受建议，包括心悦诚服地接受你的批评。《解放军报》曾经刊登过一篇记者手记，题目就叫《沟通应该是双向的》，介绍的是基层连队指导员的一个工作体会：要想让士兵说心里话，带兵人首先要给士兵说心里话。

4. 共情

很多咨询理论都认为，共情对咨询关系的建立非常重要。共情是指体验别人内心世界的能力，它包括三方面的含义：一是咨询师借助来访者的言行，深入对方内心去体验他的情感、思维；二是咨询师借助于知识和经验，把握来访者的体验与他的经历和人格之间的联系，更好地理解问题的实质；三是咨询师运用咨询技巧，把自己的共情传达给对方，以影响对方并取得反馈。比如说，一名失恋的士兵忧伤地对咨询师说："我失恋了，谈了三年的女朋友分手了，我的生活一切都变了，所有的回忆都是对现实的折磨，我怎么也接受不了这样的结果！"对这一信息，咨询师的共情水平不一样，产生的效果也大不相同。第一种反应："没关系，很多人都经历过失恋，他们不都从这种打击中走出来了吗？相信你也能做到！"在这里，咨询者没有很好地做到共情，只是苍白的安慰，这会使来访者感到没有被理解，甚至引起对对方的反感："失恋的又不是你，当然说得轻巧！"第二种反应："跟女朋友相处了这么长时间，却分手了，看得出来你一定非常爱她，所以这样的结果实在让你太伤心了，是这样吗？"咨询师在这里做到了一定程度的共情，使来访者感到对方能够理解自己。第三种反应："相处了这么长时间还是分手了，这真是让人难过！看得出来你一定非常爱她，所以才会这么伤心，对吗？可是事情发展到这一步总有它的原因，不知道你有没有想过，究竟是什么导致你们分手？"在这里，咨询师做到了较好的共情，来访者既能体会到咨询师对自己情感的理解，同时，咨询师的提问又会促进来访者对问题做进一步的理性思考。由此可见，咨询师恰当的共情，既可以使来访者感到自己被理解、被接纳，帮助他们充分地宣泄情绪，又能促使他面对自己的情感，理性地思考问题，使他们愿意对咨询师展露自己的内心。这对咨询关系的发展会起到积极的影响。

【比较分析】　思想工作需要共鸣。从人本主义心理学对于"共情"的表述中，我们会发现其目的就是与来访者达到"交流""理解"和"共鸣"，这正是思想工作谈心时的目标。心理学的表述以更专业化的术语为我们揭示了"交流""理解"和"共鸣"在思想工作中的重要作用。

5. 积极关注

积极关注是指咨询师对来访者言语和行为的积极面给予关注，使他们拥有正向价值观。咨询师首先要树立一种信念，即来访者是可以改变的，他们身上总会有长处和优点，每个人身上都有潜力存在，都有一种积极向上的成长动力，通过自己的努力和外界的帮助，都可以比现在更好。有了这样的信念，咨询师就会在咨询中主动关注来访者的闪光点，用积极的态度影响来访者，帮助他们全面认识自己和周围世界，从而看到自己的长处和对未来的希望。通过咨询师的积极关注，来访者对自己有了信心，对咨询有了信心，咨询的动机也会更加积极，这自然也会成为推动咨询关系发展的动力。

【比较分析】　在思想工作中，我们强调一个原则，就是要相信官兵总体上是好的，是积极向上的，即使存在这样那样的缺点或毛病，也要相信通过教育和引导，他们是可以改正缺点的，可以进步和发展的。这实际上也是我军基层政治工作先进性和广泛性相结合的体现。

（二）咨询目标的远近与思想工作目标的大小

咨询目标是指心理咨询所要实现的结果和要达到的目的。有人比喻，心理咨询所追求的咨询目标是来访者低着脑袋进来（指咨询室），挺着腰杆出去。这个比喻尽管不一定确切，但说明设定咨询目标对咨询工作特别是来访者是必要的。一般情况下，经过了建立咨询关系和双方一定程度的沟通了解，当咨访双方对存在的问题达成了某种程度的共识，就需要确定相对明确的咨询目标。咨询目标的确立非常关键，因为它把整个咨询过程连在了一起，既是前期工作的结果，又为下一步工作确定了方向，同时还是后期评估咨询效果的重要依据。

1. 咨询目标的类别

心理咨询的目标包括近期咨询目标、终极咨询目标和具体咨询目标。所谓近期咨询目标是指来访者目前需要解决的主要问题。所谓终极咨询目标是指心理咨询最终要达到的目标，通常定义为来访者达到人格完善、自强自立、实现自我潜能、促进其心理健康发展。所谓具体咨询目标是指来访者面临的直接问题的消除或某种症状的减轻、消失，也就是近期咨询目标的分解或分步实施。例如，士兵小常，恋爱三年的女朋友提出分手，他感到突然而难以接受，心里既怨恨又自卑，情绪低落，工作、训练提不起精神。对小常的心理咨询，在咨询目标上分别为：具体（直接）咨询目标——减轻怨恨、自卑等不良情绪，改变对失恋和对自己不理性的认知，采取积极的行为应对策略；近期咨询目标——接受现实，走出失恋阴影，正确认识和接纳自我，恢复心理平衡；终极咨询目标——理性应对挫折，改善人格缺陷，实现自我成长。这三个心理咨询目标，远近结合，相互联系。由此可见，终极咨询目标是心理咨询的方向，具体咨询目标是心理咨询效果的直接显现，近期咨询目标是介于前两者之间的能为来访者所接纳的当前目标。

【比较分析】 思想工作既要治标，更要治本。谈心要深入，要触及灵魂、讲明道理，要从小道理讲到大道理，最终提升到理想信念的高度，对官兵的人生观、价值观和世界观产生引领作用，从根本上解决官兵的思想认识问题。因此，思想工作可以通俗，但不能庸俗；可以深入浅出，但不能浅尝辄止，更不能一味地依靠情绪煽动，靠喝酒吃饭、靠许愿犒赏的一时意气来解决思想问题。这种办法只能是三分钟热度，既不能管常，也不能管长。

2. 咨询目标确立的原则

咨询目标的确定需要来访者共同参与和配合。现实中，有些咨询师只根据来访者的要求提供咨询，而有的咨询师只根据自己的理解来确定咨询目标，这两者都是不全面的。一方面，来访者表达的期望不一定就是合适的咨询目标。有些来访者由于自身问题的复杂性、隐秘性，或者由于性格比较内向，或者表达能力欠缺，所提出的问题可能不准确。另一方面，咨询师若忽视与来访者的交流，可能在没有了解清楚的情况下，使咨询目标出现偏差。这将造成咨询双方努力方向的不同，影响咨询效果。因此，心理咨询目标是咨访双方在相互交流、共同协商的过程中达成的共识。

咨询师可通过一系列开放式的询问，来促进来访者思考自己的咨询目标。如"你希望通过咨询达到什么目的""你希望解决什么问题""你觉得自己有什么地方要改变""你有什么地方感到不如意""你希望达到什么程度"等。同时，制定咨询目标既要考虑到来访者的问题和需要，又要根据咨询理论和咨询者的专业能力来确定。

【比较分析】 在思想工作中，由干部骨干主导目标的情况会更多一些。这是因为干部骨干与所属人员长期在一起工作和生活，对他们比较了解，知道他们优点和不足，能够结合实际情况，对他们提出有针对性的指导和帮助。当然，也要注意防止主观臆断，不能在谈心时由于情况掌握不准不全而误解了下属，这样就会出现目标的偏差。因此，在谈心时要与谈心对象进行充分的沟通交流，全面准确地掌握情况，抓住主要矛盾，搞清主要问题，找准问题发生的主要原因，从而确定相应的目标。

咨询目标的确立是一个动态的过程，会随着咨询的不断深入推进而有所调整和改变。有时候，咨询师与来访者的目标不太一致，虽经双方讨论，但还是难以统一。这种情况下，应以来访者的目标为主。因为这有两种可能性，或者是来访者还不能理解咨询师提出的咨询目标，或者是来访者更清楚自己的问题，而咨询师还没有发现。无论哪一种情况，咨询师都不能生硬地让来访者接受自己的咨询目标，应避免咨询者一厢情愿，自己说了算，那样做很可能把来访者丢到一边，而由咨询师承担起改变的责任。咨询师必须明白，符合来访者需要的咨询目标才会强化他们改变自己的意识和责任，因为要改变的毕竟是来访者自己，而来访者一般都愿意接受那些他们自己决定的目标，而不是别人强加给自己的。相反，如果所确立的咨询目标，来访者理解不了、接受不了、不予配合，咨询效果就必然会大受影响。

【比较分析】 在思想工作中，首先要尊重官兵的要求，解决官兵迫切需要解决的问题，然后启发官兵深化对自己思想问题的认识，使他们树立更高远的发展目标。总之，既不能一开始就强迫官兵接受思想工作中提出的目标和要求，也要注意从小道理讲到大道理，引导官兵跳出个人的小圈子，树立更远大的目标。

（三）相似任务的不同表述

心理咨询的任务是恢复个体的心理平衡，提高个体对环境的适应能力，增进个体的身心健康，从而促进个体的全面发展；而思想工作的任务则是在坚持我军政治属性和职业属性的基础上，提高官兵的思想认识水平，改变错误思想认识，保持思想稳定，激发官兵战斗精神，以适应部队训练和作战需要，同时帮助官兵解决实际问题，促进官兵的成长进步和全面发展。所以，心理咨询和思想工作，两者的任务虽然在表述上存在着不同，但是在促进人的全面发展方面，又有着明显的相似和相同之处。下面，就围绕着心理咨询的任务展开比较分析。

1. 帮助来访者认清内部冲突

来访者进行心理咨询的大部分问题，是由于自身的人格特点和处事风格引起的。然而，他们通常认为问题产生的原因在他们自身之外。心理咨询应帮助他们认识到大部分心理问题是源于自己尚未解决的内部冲突，而不是源于外界。心理咨询应使来访者懂得，大多数心理问题是从内部产生的，外部环境不过是一个舞台，冲突就在这个舞台上面展开。人们遇到的与周围环境之间或人与人之间的问题，正是内部冲突的外在表现和反映。

【比较分析】 思想工作重在启发官兵的思想自觉。要引导士兵首先查找自身问题，正人先正己，从我做起，改正自己，提高自己，这是思想工作的目的所在，也是效果所在。

2. 纠正来访者错误的思维方式

来访者身上存有不同性质的错误观念，正是这些错误观念导致了各种心理问题的产生。来访者常按照自己的思维方式，以为十分清楚自己需要什么或在干什么，而实际上并非如此。（关于错误思维方式的各种表现，本书在第三章"认知疗法"部分已经做了简要阐述。）

【比较分析】　在思想工作中，所谓"错误的思维方式"就是一种习惯化的思维观念，例如，要成功就必须做好每一件事，就必须比每一个人都强，必须次次拿第一。还有就是戴着"有色眼镜"看人看事，例如总认为部队存在老乡观念，自己不会被重视；或认为个人想发展，还得"托关系、走后门"。在思想工作中，需要先把士兵这种成见、这种习惯化的思维观念扭转过来，让他们换个角度看人看事，这样才能在具体问题上使他们摆脱认识误区。

3. 深化来访者的自我认识

心理咨询要引导人们去发现真实的自我并相应地生活，当人们真正认识了自己，他们也就认识了自己的需要、价值观、态度、动机、长处和短处。而且一旦他们认识了自己，也就可以随时根据自己的情况来绘制自己的生活蓝图，这使他们有可能尽快成长并获得最大程度的幸福。

【比较分析】　一些官兵之所以出现思想问题，往往是由于他们对自己的定位不准确，在面对提干、入党、立功、选配骨干和选取士官等敏感事件时，总拿自己的长处去比别人的短处，自己高高在上，别人一无是处。在这样的心态下，一旦自己达不到目的，心理上就会失衡、愤懑、怨天尤人。因此，要以事实为根据，开导他们对自己的能力素质水平进行实事求是的分析和判断，也就是俗话说的"要知道自己有几斤几两"，对自己有一个合理的评价和定位，从而保持思想稳定。当然，我们还要鼓励他们既要脚踏实地，合理定位，也要敢创敢干，树立高远的发展目标。

4. 指导来访者学会面对现实

心理咨询为人们更加有效地面对现实问题提供了机会。一些来访者应付现实问题的很多方法是不恰当的。从来访者看，他们不仅躲避现实以减少自己的焦虑，并总想按照自己的愿望摆布现实，而且还经常设法求得周围人的支持以利用他们逃避现实。

【比较分析】　"学会面对现实"，这也是与官兵谈心时经常说的一句话。有些人怨天尤人，对现实牢骚满腹；有些人自以为是，牛气冲天，感叹英雄无用武之地；也有些人宣称"此地不留爷，自有留爷处"，天天嚷嚷着要换个地方干大事，却不知这实际上是逃避现实却又遮掩自己能力不足的自我安慰而已。在这个问题上，通过深入谈心交流，找到这些人内心深处的真正想法，就能够点破他们高谈阔论的真正原因，让他们自感汗颜而放下遮掩及逃避的理由，从而直面现实。问题分析到这里，我们会发现思想工作和心理咨询在"学会面对现实"方面并没有根本上的区别。需要指出的是，运用精神分析或类似的方法，能够更准确更直接地找到这些人存在于潜意识中的逃避现实的原因。

5. 增加来访者的心理自由度

心理咨询要为人们心理提供更大的心理自由的可能，大多数来访者至少在某一个相当重要的方面缺乏心理自由。如果人们都能触及自己矛盾的感情并表示接受，他们将逐渐理解自己的行为，并且在解决问题的道路上也就迈出了重要的一步。

【比较分析】　这个"增加心理自由度"看起来是个很专业的术语，理解起来有点困难，但是换句话说就简单了，其实就是"改变或降低对自己的标准和要求，放弃完美主义，能够认可现在的自己"，如此就容易找到价值感和自信心了，就能够有效地改变压抑、紧张或急躁的不良情绪，能够静下心来把眼前的事做好，并保持良好的心态进一步做好以后的事。显然，这些朴素的理解都是可以在思想工作当中运用的而且事实上已经在运用的思路。因此，这时的思想工作当然具有心理咨询的"增加心理自由度"的作用。

6. 帮助来访者采取新的有效行动

新的有效行动是过去未曾尝试过的但是能够满足心理需要的行动，如友好关系的体验、成就感等。启发、鼓励和支持来访者采取新的有效行动，可以是公开的和直截了当的，包括明确的建议和具体的指导，也可以是含蓄的、间接的或暗示性的。

【比较分析】　在基层部队思想工作中，我们不仅要消除官兵的不良情绪，改变他们的错误认识，还要对他们的工作和生活给予具体指导，给他们提供完成工作任务的方法、走出困境的思路，帮助他们完善成长进步的规划，必要时还要帮助解决具体的困难。在此基础上，我们有时还可以给他们安排适合的工作任务，让他们在完成任务的过程中体验价值实现感，得到表扬，找到信心。另外，开展文化活动，让官兵参与其中，释放压力、调节心情、展示才艺，同样也可以体验价值实现感，这也是思想工作的有效途径之一。可以说，在这方面我们又一次看到了思想工作与心理咨询在方法上的对应和交叉关系。

（四）一把钥匙开一把锁

在实施心理咨询时，咨询师对于咨询方法的灵活运用十分重要，需要根据不同的对象和不同的情境，选择相匹配的咨询方法。咨询方法的选择，往往因人因事因时因地而异，总的原则是一把钥匙开一把锁，方法要有针对性。

在选择方法时一般遵循以下原则：第一，不同的问题应选择不同的方法。根据来访者所求助问题的性质和程度，考虑用不同的咨询方法。比如：行为疗法比来访者中心疗法更适用于治疗行为问题；对一些主要由于错误认识和观念造成的心理问题，认知行为疗法的效果比较好；而对一般性的心理问题，则可考虑使用支持疗法。由于每一种方法都有它的适用症，故咨询师应了解什么样的方法最适合解决什么情境下的什么心理问题。第二，不同的阶段可实施不同的方法。来访者在接受咨询过程中，其心理行为常会发生变化，故应视情况改变咨询方法。如来访者起初情绪不稳、心情混乱，则咨询的重心在于支持；来访者情绪稳定后，可开始用分析疗法，探讨心理症状，予以指导；接着，便可采取行为疗法，帮助他们改善行为方式。当然，顺序也可视情况而有所改变。第三，根据不同对象采用不同的方法。对文化程度较高、思辨能力较强，其问题的原因又与思维方式有关的来访者，可考虑选择合理情绪疗法；对文化程度较低、领悟能力不强的来访者，可多考虑用行为主义疗法；对于个性谨小慎微，对自己过分关注的来访者，可以考虑使用森田疗法。第四，咨询师的专长和经验会影响方法的选择。咨询师的人生观、人格特点、生活经历、知识结构、理论倾向、咨询经验等都会影响咨询师的方法选择。此外，咨询师擅长的方法也是其经常使用的方法。

要学会综合使用各种方法。心理咨询的方法有多种，其中有些是重要的、常用的，比如行为主义疗法、合理情绪疗法、精神分析法、支持疗法、来访者中心疗法等。咨询师应了解各种不同方法的理论和实践，懂得哪种方法对哪种问题、哪种来访者有哪种效果，从而广泛、灵活并恰当地选择、改变方法，配合来访者的特点及需要，以最合适的方法来达到最有效的结果。若只懂一种方法，实践中往往会有局限性。一般来讲，综合方法会比单一的方法更有效，因为综合的方法往往针对心理的不同方面、不同层面，或者引导宣泄、领悟根源，或者鼓励暗示、挖掘潜能，或者改变观念、调整认知，或者矫正行为、帮助来访者去积极应对，等等。咨询师在咨询实践中，可以根据具体情况，积极尝试各种方法的综合使用，当然方法的综合应当是相互配合、相互促进的。

抓住咨询方法的关节点。每一种咨询方法都有自己的适应征，也都有各自运用的关节点，把握这一关键就是抓住了要害。比如，精神分析法的关键点是突破阻抗，找到潜意识；行为主义疗法的关键点是确立靶目标；合理情绪疗法的关键点是发现来访者的非理性观念。这些关键点就是各种咨询方法的重点。

【比较分析】　思想工作和心理咨询在"灵活选择咨询方法"与"灵活选择谈心方法"的基本要求上没有区别，甚至语言表述上也基本一致，心理咨询"因人而异、因事因时因地而异，一把钥匙开一把锁"的要求正是思想工作的基本要求。下面是思想工作关于"正确选择谈心方式"的一段表述，我们可以将其与

"灵活选择咨询方法"进行进一步的比较。

选择合适的谈心方式，关键是因地制宜、因人而异。要根据不同的对象、不同的问题，选择不同的时机，采取不同的方式方法和语言艺术。态度上对其是肯定还是否定，气氛上是轻松还是严肃，方法上是迂回还是直接，深度上是点到为止还是刨根问底，都要根据问题性质、人员特点和谈心的进展情况进行灵活选择。

首先，谈心要做到因事而异。例如，对于有错误、有缺点的官兵，可开门见山，严肃地指出他的错误所在，告诉他这样发展下去的严重后果，并给予有力的警示。对于那些没有产生公开影响或严重后果的问题，既要让当事人承认错误、改正错误，也要给他们台阶下。此时，可以通过旁敲侧击的"迂回战术"，既解决问题又尽量维护官兵的自尊心。有关伤病、家庭变故、得失、隐私、身心缺陷等问题，可以循序渐进、由远及近。否则，问得太直接了，会有一种揭伤疤的感觉，当事人接受不了。

其次，谈心要做到因人而异。一把钥匙开一把锁，因人而异、对症下药是谈心的基本方法和要求。在具体的谈心工作中，我们应做到：对于性格开朗的士兵，可以多用坦率的语言，直话直说；对性格内向、虚荣心强的，就要用比较委婉的语言，循循善诱；对于阅历深的，可以引经据典，以理释事，用道理分析问题；对于阅历浅的，应富于形象，深入浅出，以事悟理，用事实告诉他们一些道理。

最后，谈心要讲辩证法。这里说的辩证法，主要体现在对于表扬和批评的合理运用上。表扬时也要有提醒，以防骄傲；批评时也要有鼓励，以激发改正错误的勇气。例如，某连队有一个新兵偷了别人的钱，连队对他进行了严肃的批评教育。之后，这个新兵感觉在人前抬不起头。在年度综合训练动员时，由于他身体协调性好，动作麻利，指导员就让他作为新号手代表发了言。决心书是指导员帮他写好的。指导员希望通过发言的内容，对他进行激励（可以说，这是一种特殊的谈心交流方式）。这次发言给了他一次抬起头做人的机会，在之后的训练过程中，他的表现一直很好。在基层管理教育工作中，我们面对的是活生生的人，是人就有他的追求和尊严，所以要坚持表扬与批评相结合、否定与肯定相结合，千万不能把战士的路给堵死。如果我们关上了一扇门，那么就要给他们打开一扇窗，给犯错误的战士一个出路。这也是坚持思想工作疏导方针的体现。

（五）效果评估与检验

对心理咨询效果进行评估，可以对咨询成效做出准确的判断，反思咨询中的得失，总结经验，找出不足，为下一个咨询目标的实现做好准备。这对保证心理咨询内容的连续性和咨询方向的一致性，保证咨询科学顺利的实施，最终实现既定目标，具有重要作用。

【**比较分析**】　根据闭环反馈原理，思想工作也要进行效果评估，考察的标准主要是官兵在工作中是否有了新变化，积极性和主动性是否得到提高，他们的心情是否好转，情绪是否稳定。由于我们和士兵工作生活在一起，其一言一行都在我们的观察当中，所以效果评估是自然就会产生的。需要注意的是，由于青年官兵的思想变化具有渐变性和反复性，因此我们在思想工作中不能急于求成，要耐心细致，相信"精诚所至，金石为开"。

第五章　心理咨询方法在思想工作中的运用

一、以人为中心疗法及其在思想工作中的运用分析

"以人为中心疗法"由罗杰斯创立，也称来访者中心疗法、当事人中心疗法，本质上是一种非指导性的心理咨询与治疗模式，治疗过程以"人"为中心，而非以"问题"为中心。以人为中心疗法是人本主义理论及心理治疗观的集中体现。

罗杰斯在 1942 年出版的《咨询与心理治疗》一书中将这种心理治疗方法称为非指导性治疗，而在 1951 年出版的《来访者中心疗法》中则改称为来访者中心治疗，目的是强调治疗的中心应在来访者身上，强调来访者主观世界的重要性，而不是那些非指导性的方法。20 世纪 70 年代中期，又将其改称为"以人为中心疗法"。罗杰斯解释，之所以使用"以人为中心"这一术语，是因为大部分咨询对象并不愿意被称为寻求心理治疗的"来访者"，而且该疗法的治疗目标侧重于"成为一个忠于自我的人"。（罗杰斯认为人的本性中都有善和高尚的部分，"忠于自我"也就是忠于"善和高尚"，从而对人善对己善，人当然是幸福健康的。）

"以人为中心"是指咨询师在治疗过程中要以来访者为中心，把关注点集中在来访者身上，根据来访者关心的问题、谈话的内容、思考的方向以及进展的节奏和速度来决定咨询师的反应方式。咨询师要放下专家的架子，毫无保留地接受来访者，不试图通过解释、建议和指导去控制来访者。来访者与咨询师的互动关系可以使他们突破长期自我封闭的障碍，重新认识自己。可以说，这一疗法的核心是一种关系治疗，在这种关系中，来访者的自我得到了充分的接纳和尊重（思想工作强调以良好的官兵关系为基础）。

目前，"以人为中心治疗"所涉及的范围越来越广，其中不但包括传统的罗杰斯式的面询治疗，还包括在罗杰斯人本主义理念基础上发展起来的一些新的心理治疗方法，例如表现艺术疗法和经验疗法或集中工作疗法。

（一）以人为中心疗法概述

1. 基本假设

以人为中心疗法相信，人的本性基本上是好的。罗杰斯从未否定过人会痛

苦、会犯错误，但他认为人的本性中都有善和高尚的部分。他相信，作为个体，每个人的本性中都有好的一面，都能够自我依赖、自主自立；作为一个整体，人类本性中也有好的一面。他认为人在本性上是积极的、向前发展的、建设性的、值得信赖的，人内在的特征是积极的、合作性的。"由于人的这种内部本性是好的，或者是中性的，而不是坏的，所以最好是让它表现出来，并且促进它，而不是压抑它。如果容许它指引我们的生活，那么我们就会成长为健康的、富有成果的和快乐的。"

【比较分析】 "人之初，性本善"，孟子坚持性善论；"人皆有恻隐之心"，而荀子则坚持"性恶论"，但同时认为后天的教育可以"化性起伪"，人又可以走向善途。当然，唯物主义者坚持人性的善恶是一个社会化概念，是人参与到社会后的产物，所谓"人之初"的每个生命都是一样要等待社化会的客体。不过，不同社会有着不同的历史文化背景，给其中的"人之初"染上了第一抹色彩，形成了人性色彩的底色，这似乎就是本色，即"本性"，其实这个底色大概就是"文化基因"。这是一个民族、一个国家赖以延续的根基，所以我们要实施中华优秀传统文化传承发展工程，这是塑造国民本性的基本工程。虽然现实很复杂，我们仍应相信，中华文化毕竟延续了几千年没有中断，而且是四大古代文明中唯一没有中断的文明，那么中国人的人性底色中就会有爱国、勤劳、坚韧、友善等传统的色彩。对于我们的官兵，更应有这种基本考虑，正如我们常说的"兵都是好兵，就看我们怎么带?!"这是在文化自信基础上，对广大官兵的信任，也是思想工作坚持群众路线的体现。

以人为中心疗法认为，来访者有能力做出选择并对自己的选择负责任。罗杰斯相信，个体内部有一种趋向成熟的倾向和能力，个体有理解自己的痛苦和探查深层经验的能力，并具有解决这些痛苦的资源。在他看来，个体最想达到的目的就是成为他想成为的真实的自我。罗杰斯认为，人不是固定的实体，也不会出现固定的特征，而是一种动态的过程，是不断变化着的一组巨大的潜能，其内部蕴藏着自我实现的强大推动力和积极的成长力量。他指出，最终能够改变自己的人是自己，而不是别人。在治疗中，如果来访者对自身问题能有所领悟的话，他们就有可能做出更明智的选择。咨询师应坚信每个人都具有引导、调整、控制自己的能力，总是朝着自我选择的方向前进，确信来访者具有自我决定的能力。

【比较分析】 对于思想工作，我们要坚持群众路线，尊重群众、相信群众，也就是要相信官兵能够自我教育、自我提高。思想工作最好的做法是对官兵进行启发引导，调动官兵的自觉性和积极性，发挥主观能动性，激发他们自我成长的力量。

罗杰斯认为，人的变化是通过人际关系的经验发生的，应该将人置于他所处的人际关系和环境中对他进行理解。如果来访者处在一种特别的治疗关系中，无须咨询师进行直接干预，他们就能够以更加成熟的方式重新组织他的人格，朝着自我引导的方向成长。罗杰斯提出，如果能为来访者提供某种类型的人际关系，那么来访者就会在自己身上发现运用这种关系来促进成长的能力，进而来访者自身也会产生变化和发展。这种人际关系越是真实、真诚、透明，对来访者就越有帮助。如果咨询师缺乏对来访者的兴趣，表现出疏远或距离感，以及表现出过度的同情，咨询将是无益的。

【比较分析】　　我军所坚持的政治民主、官兵一致的优良传统就是我军特有的"人际关系"的历史基础，而向好向上的部队作风和纯洁的内部关系，则是这种人际关系的现实基础。身教重于言教，领导干部的率先垂范又是这种关系中的关键因素，是促进官兵成长的方向引导。习主席强调，要坚持基层第一、士兵至上，真正关心关爱官兵，广泛开展尊干爱兵、兵兵友爱活动。要培养干部对士兵的感情，培养士兵对干部的感情，培养全军官兵对军队的深厚感情。这种基于我军人民军队性质和政治民主的深厚感情是真实、真诚的，能够极大地促进官兵的成熟成长。因此，思想政治工作必须坚持官兵一致，发扬民主。

2. 自我理论

1951 年，罗杰斯出版了自己的主要著作《当事人中心治疗：实践、运用和理论》，该书提出了人格及其变化理论，也称"自我理论"。1959 年，他在《在当事人中心框架中发展出来的治疗、人格和人际关系》中，更加系统地阐述了"自我理论"。自我理论也是罗杰斯关于心理失调的理论基础，是以人为中心治疗理论的基础。

罗杰斯认为自我是人格形成、发展和改变的基础，是实现个体人格完整性的天生倾向和动力。罗杰斯认为，一个人在成长过程中，由于与环境的交互作用，逐渐把"自我"一分为二，即"自我"和"自我概念"。"自我"指的是一个人真实的自我（可以理解为"别人眼中的'我'"），是客观存在的，而"自我概念"则是指一个人对他自己经验和体验的知觉和评价，通俗地说，就是一个人对他自己的主观看法（可以理解为"自己眼中的'我'"）。"自我"概念并不是与生俱来的，而是个体在与环境的相互作用过程中逐步发展起来的。婴幼儿开始并无自我，与世界浑然一体。在自我概念发展过程中，个体与他人的交往，特别是与重要人物的交往起着极为关键的作用。

罗杰斯使用"价值的条件"这个术语来描述父母或重要他人影响儿童自我概念形成的方式。他认为，人在童年期强烈渴望得到别人尤其是父母与重要他人的爱和关注。但是，父母所给予的爱或关注并不都是无条件的。当父母的爱或关注是有条件的时候，如果儿童表现出某种父母认可的行为方式，就会得到这种爱或关注；如果出现其他的行为方式，就得不到这种爱和关注。为了得到父母的认可，儿童就会按照父母的价值观对自己进行定义。

罗杰斯还认为人具有机体评估的能力。个体在成长的过程中，所经历的各种事件和生活中的种种变化对个体具有的意义，需要通过与自我实现的趋向做出比较。若与自我实现的趋向一致，符合个体发展，对人就有积极的意义，否则就是消极的。很显然，个体在做出评价的时候，不是从外部来寻求某种标准，而是以自我实现的趋向为参照系，也就是说人自身具有做出评判的能力。在罗杰斯看来，个人的主观经验世界是他真正的现实，即现象场。（因为人把自己眼中的"我"当成了看到的现实，但其实这是对自己的一种主观上的认识和评判。）只有进入一个人的现象场才能完全理解这个人。所以，不能简单地运用外在的指标、标准去衡量、评估当事人。（这正如思想工作所强调的，要站在对方的立场上看问题，要在充分理解官兵所思所想的基础上进行疏通引导和教育启迪。）

罗杰斯在讨论自我体验时写道，"当分离自我的两个方面没有关系时，意识表面的自我和体验的深层自我之间不能相互交流，与任何其他个体都没有真实的接触，个体会感到孤独。"他认为，"当自我与自我概念一致和协调时，个体的心理就是健康的，就能达到自我实现；相反，适应程度低的个体自我与自我概念则趋向不一致和不协调，就会出现心理压抑、心理失调、焦虑等各种心理障碍，甚至疾病。"罗杰斯及其同事于 1954 年在芝加哥大学对自我及其治疗进行了一系列的研究，发现在治疗的过程中，自我发生了一系列的积极变化，包括"自我理解加大，内在舒适感增强，信心和乐观性加大，自我方向和责任感增强，与他人的关系更加舒适，自我隐藏的需要减少"。成功接受治疗的个体感到自我更有价值，更易接受别人，此外，自我方向感更加明确，个人的信念建立在自我体验之上而不是依据于外部的影响。自我与理想自我之间的分歧减少。可以说，以人为中心疗法的实质是重建个体的自我概念与经验之间的和谐，形成一致的自我观念，达到个体人格的重建。（在思想工作中，这种和谐与一致通俗地讲，就是人能够正确地看待自己，给自己一个准确的定位，把心思能够落到实处，知道并坦率承认自己的优势和不足，也就是能够直面现实。）

3. 促进人格改变的条件

以人为中心治疗就是咨询师人为地创造出一种绝对无条件关注的积极氛围，使来访者在这种氛围下逐渐放弃各种防御，回到自我实现道路上的治疗过程。他认为，良好的咨询关系是促进人格改变的条件。在他看来，咨询师的理论水平、所采用的方法和技术是第二位的，而咨询师的态度、人格特质及咨询关系则是取得良好治疗效果的首要决定性因素。罗杰斯归纳了良好咨询关系必须具备的三个核心条件，即真诚、无条件积极关注（接纳）、共情，这也是咨询师必须具备的三种品质。

（1）真诚。1980 年，罗杰斯提出咨询师的坦诚或真挚是促进治疗发展的最基本的态度条件。真诚也是以人为中心疗法的最重要条件。真诚就是不虚伪、不做作、表里如一。要求咨询师在和来访者进行沟通时，能将自己的感受、情感和态度开诚布公地表达和流露出来，使来访者体会到咨询师对他的真诚态度。真诚可以促使来访者对咨询师的认同，有助于形成良好的咨询关系。如果来访者感受到了咨询师的真诚，有了安全和信赖的感觉，那么来访者对咨询师就会自然地讨论自己的情感和态度问题，其就会发生内在的改变，并朝建设性的方向发展。如果咨询师的态度常常不一致，那么来访者可能就会变得困惑，对治疗缺乏信心。如果咨询师不喜欢或没有真正接受来访者却假装接受，治疗将不会有效果。

另外，真诚是指咨询师应尽量做到坦率，在咨询关系中应该是一个真诚、一致、整合的个体，但这并不意味着咨询师必须回答来访者的所有问题或任何问题，也不意味着只有全部自我实现的治疗师才能进行有效的咨询。咨询师不必在每个方面都是一个完整、整合的典范，只要在咨询中与来访者的关系始终保持一致，表达出自己内心真实的感觉，与来访者之间就会产生信任，从而使治疗过程顺利进行。

【比较分析】

第一，真诚是思想工作必须具有的工作态度。在心理咨询过程中，要求咨询师以"真正的我"出现，没有心理防御伪装，不把自己藏在专业角色后面，不带假面具，不是在扮演角色或例行公事，而是表里一致、真实可信地置身于与来访者的关系之中。与心理咨询的这些要求相对应，在思想工作中，我们也要放下身段，不摆架子、不打官腔，积极主动与士兵交朋友。在与士兵谈心时，以兄长情、同志爱，体现出对于士兵真诚的关心和爱护，而不是"例行公事"地说大话、套话、空话和虚话，也不能支支吾吾、敷衍了事。同时，每个人的能力和权力都是有限的，当我们遇到无法解决的困难时，也要开诚布公地向士兵说明白，不掩饰、不哄弄，以得到士兵的理解。有的时候，士兵更需要一个坦率、真诚的态度，因为这种态度使他们感受到尊重。

第二，真诚有利于形成积极的思想工作效果。在心理咨询过程中，真诚能换取信任和喜爱，为求助者提供一个安全、自由的氛围，让来访者无所顾忌地袒露自己的软弱、失败、过错和隐私。来访者以真实的自我和咨询师交流，坦然地表露自己的喜怒哀乐，宣泄情感，也可能因而发现和认识真正的自己，并在咨询师的帮助下，促进其相应改变。在思想工作中，我们强调要全面了解情况，准确分析问题原因，要因人而异、对症下药解决思想问题。思想工作实践证明，真诚是走入士兵内心世界、了解士兵真实想法的必备前提，是让士兵表达喜怒哀乐、宣泄情感，从而理顺情绪、端正思想态度的重要方法。

（2）无条件积极关注和接纳。无条件积极关注是咨询师对来访者的态度，也是心理治疗的前提，指的是对来访者的无条件接受，有赞许和赞赏的含义。它包含着对来访者消极表达的接受，也包含对来访者积极表达的认可。

如果人总是生活在条件性积极关注中，为了被他人认可、尊重以及获得所需的爱和情感，而压抑自己的内在体验，他的自我概念就不是完全建立在自身经验的基础上。当个体处于自我不和谐状态，即意识中的自我概念与实际上的经验产生分歧时，个体就会经历或体验到不协调或不一致的冲突，从而容易出现心理问题。罗杰斯认为消除自我不和谐的唯一方法就是无条件积极关注。咨询师的积极关注不仅有助于建立良好的咨询关系，而且本身就能产生咨询效果。无条件积极关注指的是咨询师不带价值判断地接纳来访者以及他们在咨询中表达出来的一切感受，尊重他们自由表达的权利。

这种接受是对来访者的情感和信念的认可，但并不意味着对来访者的所有行为都表示肯定或赞扬，有些行为很显然是不需要认可和接受的。咨询师通过倾听和非批判性的语言来表达尊重，尊重来访者是独特的个体，尊重他们的个体价值和自我决定。

【比较分析】

第一，包容是做好思想工作的基本要求。罗杰斯认为，无条件积极关注和接纳是咨询师必备的品质。这个观点简言之，就是包容。孔子说"仁者爱人""泛爱众"，孟子说"老吾老以及人之老，幼吾幼以及人之幼"，中国传统文化不缺乏包容的智慧。海纳百川，有容乃大，经济发展需要包容，具有丰富感情的人更需要包容。士兵的成长经历、文化水平和性格特点各有不同，又有先进和落后之分别，我们必须以博大胸怀，接纳他们、理解他们、包容他们，才能与他们成为朋友，以朋友身份谈心交流，才能做好思想工作。因此，包容是思想工作必须坚持的要求之一。

第二，不以成见待人。无条件积极关注和接纳是咨询师对来访者应有的态度，也是心理治疗的前提，要求咨询师不带价值判断地接纳来访者以及他们在咨询中表达出来的一切感受，尊重他们自由表达的权利。在思想工作中，"不带价值判断"就是我们所强调的不拿有色眼镜看人，不以成见待人。在了解情况、分析原因的时候，要客观、坦然、平和地面对工作对象，体现出对于士兵高度负责、热情关心的态度，不对他们明显表现出带有某种倾向性的情绪和评判；对于犯了错误的士兵，首先也要做到不排斥、不歧视。在问题搞清、原因找到后，从帮助士兵成长进步的目的出发，该严肃还是要严肃，该批评还是要批评，以体现思想工作的原则性和战斗性。在思想工作中，我们常常会使用"独生子女""80后""90后""95后"以至"00后"等说法，其实这是一种不同程度的贴标签的思维方式，可能会带有某种成见的。更为适当的思路应是，某一类别人群可能会有某些特点或缺点，而不是某类群体就注定有某些特点或缺点。简单说，就是具体问题具体分析，是谁的事说谁的事，不"株连"他人。这与以人为中心疗法提出的"不带价值判断"有对应关系。

第三，给自己的认识留有余地。"90 后""95 后"士兵的心理和思想呈现出许多新的特点，主要是自我意识增强，特立独行，具有明显的时代特征，但是又容易与"80 后"或"70 后"领导者和管理者的观念发生错位，出现代沟。于是这些领导者和管理者容易在一些思想观念问题上与青年士兵产生碰撞，甚至格格不入。为避免这一问题，最好的办法就是领导者给自己的认识留有余地，不把自己的认识和观点作为绝对标准，以博大包容的胸怀，站在对方的立场上看问题，以更加客观、更加辩证、更加具有时代气息的方式对士兵的思想状况进行分析判断。心理咨询要求，不仅对来访者的积极表达要认可，对消极表达也要接受。在思想工作中，我们对士兵思想意识中的消极面当然要用合适的方法给予指正，但是前提是"积极"和"消极"的评判标准是什么，是完全站在领导者自己的立场，还是客观地或者站在对方的立场上分析问题，也就是说，是否参照了不同时代的评判标准。

第四，包容和尊重相辅相成。在咨询师看来，个体处于自我不和谐状态，容易导致心理问题。罗杰斯认为消除自我不和谐的唯一方法就是无条件积极关注。咨询师的积极关注不仅有助于建立良好的咨询关系，而且本身就能产生咨询效果。同样，在思想工作中，包容和尊重也是相辅相成的，都是做好思想工作的基本要求。这是因为包容能够让士兵感觉到一种真诚的认可和尊重，进而使领导和战友对他的积极评价转化为自己对自己的积极评价和自信心，从而开放自己，愿意接受指导和批评，取得新的进步。

（3）共情。共情是罗杰斯提出的一个开创性的概念。准确的共情是以人为中心疗法的基石，已经成为以人为中心疗法的特征之一。共情对咨询关系的建立、来访者的自我探索起着核心作用。共情强调关注来访者的内在情感表达，尤其是体验中的消极方面。罗杰斯将共情定义为：准确知觉他人参考框架的内在结构以及准确知觉他人的情感组成成分和意义，而无丝毫"假设"成分的一种能力。换言之，共情就是咨询师从来访者的内在参照体系出发，设身处地地了解并体验来访者的内心世界，并把这种感受传达给来访者，达到情感上的交流和共鸣，引发来访者对自己的感受做进一步思考。

咨询师必须能够对来访者做出相应的反应，理解他们的情感和认知。罗杰斯认为，被人理解的感受有助于来访者产生自我修复的能力，并有勇气去确认并追求自身的潜能。共情可以帮助来访者：①注意和评价自己的经历；②以新的方式看待早期经历；③完善他们对自己、他人和世界的看法；④增强选择和行为的自信心。

【比较分析】

第一，要与士兵形成共鸣。我们常说，思想工作要晓之以理、动之以情，站在士兵的立场考虑问题，从士兵身边的人和事讲起，从士兵能够明白和接受的道理讲起，小道理和大道理相结合，从小道理讲到大道理。其目的就是要找到与士兵之间在认识和情感上的交集，形成共鸣，"快乐着他的快乐，痛苦着他的痛苦"，以引发士兵的情感激荡和深入思考，提升认识，理顺情绪。

第二，深刻认识共鸣的重要作用。罗杰斯认为，被人理解的感受有助于来访者产生自我修复的能力，并有勇气去确认并追求自身的潜能。共情可以帮助来访者做到：注意和评价自己的经历，以新的方式看待早期经历，完善他们对自己、他人和世界的看法，增强选择和行为的自信心。在思想工作中，我们也强调理解和共鸣。理解能够提高士兵自我教育、自我启发能力，相信自己能够管好自己。尤为重要的是，共鸣能够让士兵回顾人生经历，找到自己思想和情绪上的症结所在，克服其不良影响，延续其积极作用，以更加积极和良好的心态看待自己、他人和世界，增强自己发展进步的自信心。

第三，共鸣是双方的互动。在思想工作中追求"共鸣"，不单是对教育者的要求，更需要受教育者的积极参与。如果受教育者心不在焉，只带耳朵不带脑袋，只有情绪没有思考，只讲感性不讲理性，那么再深入浅出的讲解，再循循善诱的引导，再鞭辟入里的分析，思想工作也会如"对牛弹琴"，以至"剃头挑子一头热""雾打芭蕉不回声"，达不到应有的效果。只有教育者精心准备、平等交流、以理服人，受教育者及时消化、深入思考、善于转化，"共鸣"才有良好的条件和载体，教育效果才能显著。

上述这三个条件应存在于整个治疗过程，而不是时有时无。罗杰斯认为，只要咨询师具备这三个条件，并且在一定程度上被来访者准确感知，"治疗的时刻"就会出现。用罗杰斯的话就是，"如果我能主动创造这样一种关系，表达一种对我的真实体验的真诚与透明，表达我对于他人的热情接纳以及他的独立个性的欣赏，表达我如同他自己一样感知他的世界的一种敏锐能力，那么，关系中的对方将会体验并理解他自身中先前被压抑的东西，发现他自己变得更完整，更有效地发挥功能，变得更像那个他希望成为的那个人，具有更好的自我导向，更为自信，变得更具有个人特性，更加独特，更会自我表达，更善解人意，更能接纳别人，能够更自如轻松地处理生活的问题"。

咨询师的真诚、无条件积极关注和共情可以促进来访者的活动，鼓励来访者信任感的成长，逐渐敢于冒险（做以前没有信心做的事），坦诚表达以前心存顾虑的、被抑制的思想和感情。罗杰斯认为，来访者越是能体验到咨询师的真诚、共情与其对来访者的无条件积极关注，那么来访者就越有可能远离静态的、固定的、无情感的、非人格的活动方式，就越有可能产生心理功能上的变化。这种改变会导致个体人格和行为的改变，朝着心理健康和成熟的方向发展，使个人与自我、他人以及环境的关系更加和谐。

【比较分析】　在思想工作者看来，这就等于再次强调了良好的官兵关系、以兵为本、尊干爱兵的重要性。

4. 基本特征

以人为中心疗法的所有特征可以归结为一点,即强烈的人本主义倾向。这一倾向与心理学的第三势力——人本主义心理学相一致。对以人为中心的疗法进行具体分析,可以概括出以下几个基本特征。

(1) 以来访者为中心。罗杰斯认为在咨询关系中,来访者与咨询师的关系是平等的。咨询师不能控制来访者,咨询关系中应以来访者为中心。对来访者的自我反省与领悟过程采取"不指导、不判断、不主动"的原则。必须根据来访者本人的发展来确定治疗的方向,来访者主导整个咨询过程,注重来访者的责任与能力,强调动员来访者内部的自我实现潜力,以便发现更能面对现实的方法,接受来访者自己的体验。咨询师对来访者的个人决策不给予具体的建议。

【比较分析】 在思想工作中,最好的做法是调动官兵的自觉性和积极性,"动员官兵内部的自我实现潜力","促使其自我反省与领悟",也就是能够完成自我教育。不过在基层部队,以政工干部为主体的思想工作队伍,同时又是管理者,需要主动的工作态度和工作作风,也有判断和指导的岗位职责,所以在思想工作进行到一定程度以后,还是需要对官兵个人决策给予具体建议的。

(2) 将治疗看成是人格成长的过程,重视发掘来访者的潜能和价值。由于心理失调主要是因为自我、自我概念与生活经验或体验之间的不和谐,所以罗杰斯将心理治疗看成是调整自我结构和功能的过程。来访者调整自我结构和功能的过程是来访者自身成长的过程,也是其发掘自身潜能和价值的过程。治疗是一个充分体验情感关系共同参与的过程。咨询师的作用在于建立一种良好的治疗气氛,使来访者感到温暖,受到充分理解,协助来访者随着治疗过程的进展而成长。

【比较分析】 风气良好、团结互助的连队就是一个温暖的大家庭,每个人在这里都能得到理解、关心和帮助,也能获得成长和进步。中国青年当兵入伍,一方面是报效国家尽义务,另一方面则是为了"锻炼锻炼"。事实也是如此,当过兵的人,在形象气质、精神面貌、意志品质等方面都会发生明显的变化和发展。

(3) 打破了以往疾病论断的界限。以人为中心疗法认为,一个人的自我与经验之间的不和谐是产生心理失调的原因,所以"治疗师不是以预想的诊断类别来观察来访者,而是以咨询过程中获得的现实材料为基础进入来访者的内心世界"。

【比较分析】 思想工作坚持"一把钥匙开一把锁",强调"对症下药",但不搞"对号入座"。

(4) 强调自我体验的重要性。罗杰斯认为,心理失调的人是因为他们受到了约束与限制,从而扭曲或否认自己的内在体验。他认为,当意识表面的自我与自己内在的体验缺乏交流时,个体就会感到孤独,感觉与其他任何人都没有联系。

以人为中心疗法强调来访者此时此地的体验以及来访者的自我体验。在体验中，来访者可以发现自我，开放自我，成为具有丰富性的真实存在。

【比较分析】　　我们在思想工作中经常会启发官兵静下心来，好好想一想：自己到底是个什么样的人，自己有过怎样的经历，这个经历中值得回忆的事有哪些。

（5）强调治疗环境和治疗气氛，而不太注重治疗技巧。良好的治疗关系和咨询师的个人形象气质（以及人格特质、信念和态度等）都是促进来访者人格发生积极改变的关键因素，起着治疗的作用。罗杰斯甚至认为心理治疗就是给来访者提供满足心理需要的机会，使其回归到"正常"的满足方式。在来访者努力获得真实体验和满意的生活方式的过程中（也就是努力改变和完善自己的过程），咨询师要当一个忠实的听众和能够理解他的旁观者。

【比较分析】　　再次提示了良好的官兵关系，以及领导干部沉稳的风度、宽容的胸怀、坚定的信念、强大的信心和主动热情、耐心细致的工作态度在思想工作中的重要性。"不太注重治疗技巧"可以给我们一种信心：只要我们坚持积极热情的工作态度，即使我们手中没有心理咨询师证书，仍然能够将人本主义的心理咨询方法运用在思想工作当中。

5. 基本目标

以人为中心的理论认为，心理障碍主要是由实现倾向受到阻碍引起，因此治疗的目标是从一系列的限制中释放个体，使自我恢复正常的发展，即治疗的目的在于协助来访者成长，使其成为功能完善的自我，这样他们就能克服目前及将来所要面对的问题。

治疗的主要任务就是在治疗关系中为来访者的"释放"提供必要的条件，帮助来访者发挥自身的潜能，以及找到自己在这个世界上的位置，并且通过自我探索的方式完成自我实现。罗杰斯认为，治疗的目标是推动个体产生能够充分体验到自己所有反应的趋向，能够意识到自己的感受和情绪。一旦发生这种趋向，来访者就会对自身产生积极的情感，认为自己是一个完整的、充分发挥功能的个体，并由衷地欣赏自己。

以人为中心疗法的基本目标可以说是"去伪存真"。"伪"就是在社会化的过程中，那些与人的自我价值不相一致却被内化到自我概念中的价值，包括由这些扭曲的价值观念衍生出来的思想、行动和体验的方式。"真"就是一个人身上本就具有的那些代表着他的本性的自我价值和属于他的真正自我的思想、情感和行动方式。罗杰斯常用"变成自己""从面具后面走出来"这样的话来表达以人为中心疗法的目标。换句话说，咨询师应帮助来访者找到属于他的真正自我的思想、情感、行为和生活方式。所以，治疗的目标是通过提供一种气氛，建立安全和信任的人际关系，使来访者抛弃自我防御，扩大视野，以开放的心态对待自己的经验和世界，促使他们认识到人生的意义和存在的价值，认识到他的全部潜能，按自己内在的标准选择存在方式。

【比较分析】　有的士兵终日沉默寡言，一般集体场合从不主动发言，实际上他却渴望能够在联欢会上放声唱歌、一展风采，但是他又羞于主动上台。为了防止出现这个尴尬场面，他把自己"伪装"成为一个胆小怕事的形象。这样，别人也就不会注意他，也就不会拉他上台"出丑"了。对于这种情况，可以给他提供机会和帮助，在友好和信任气氛中，让他逐渐敢于表现自己、"变成自己"，拿起话筒走上台去，去掉沉默寡言的伪装。

许多研究表明，正确运用以人为中心疗法会使来访者的人格和行为发生积极的改变。这些改变主要表现在：

（1）消极防御机制减少，对自己体验的信任感增加，愿意表达出自己内在真实的体验，同时体验的方式也发生变化。思维灵活性和自我分析能力均得到发展。

（2）来访者的心理适应能力逐渐提高，感觉放松，并能够改善生活中的关系和处理日常问题。

（3）自我概念增强，现实自我与理想自我、自我与经验之间的分歧变小，所感觉到的紧张和焦虑减少。

（4）了解到自己是评价的主体，自信心和自我指导能力均得到提高。

（5）来访者的各种情绪和心理上的自我形象更加协调，自觉性和成熟度提高所做出的选择更加有效，知觉和体验更实在、积极，变得更具适应性和创造性。

（6）来访者的自我控制能力增强，行为更加成熟，能够自由地与他人相处，能够积极、乐观地看待和评价他人。[①]

总之，经过以人为中心疗法治疗后的来访者可以达到某种程度的人格改变，即自我防御减少，自我经验被歪曲或否认的情况减少，自我概念与自我体验更趋于一致，焦虑减轻。（也就是更加自信并信任他人，自我定位更加准确，能够对自己有更多的肯定，更加乐观，能够体验到工作和生活的乐趣。）

（二）以人为中心疗法的操作要求

以人为中心疗法是以来访者为中心的，这是与其他疗法显著不同的地方。来访者在咨询过程会发生一系列的变化。治疗程序和步骤的制订应以来访者的变化特征为依据，根据来访者变化的特征在每一个具体的过程各有侧重，并根据来访者所发生的变化实施治疗。

---

① 车文博．人本主义心理学．杭州：浙江教育出版社，2003：196

1. 变化过程的七个阶段

罗杰斯在 1957 年的美国心理学大会上呈交了一篇文章——《心理治疗的过程构想》。在该文中，罗杰斯将来访者的变化过程分为七个阶段。在变化过程中，来访者从固定到流动、从封闭到开放、从僵硬到流动、从停滞到前进，每个阶段均有其固定的特征。同时，罗杰斯强调这些变化是连续的、递进的，后一阶段不会只表现出该阶段或者某一个阶段的特征，而是同时表现出前期多个阶段的特征。其大致流变特征如下：

（1）第一阶段。希望交流，但仅限于外部事件；个人建构非常僵硬；认为亲密的人际关系是危险的；没有意识到自身存在的问题；没有改变自己的欲望；自我与经验之间的内在交流存在障碍。

（2）第二阶段。表达开始具有流动性，但没有涉及自身的问题；或许会承认一些问题，但自己对问题没有责任；感觉被描述为过去存在的客体；可能将体验表现出来，但没有意识到这一点；个人的结构是僵硬的，认为自己的观点是正确的，无法接受别人的观点；冲突可能会表现出来，但其本人可能并没有意识到。

（3）第三阶段。交流增多，会谈论自己，但仅从外部世界看待自己，会反复谈论过去的事件；别人如何看待自己是他关注的焦点；意识到了自身的某些感觉，但是羞于承认，认为这是不正常的、不可接受的，仍不愿意表达自己。

（4）第四阶段。能够描述自己的集中体验并意识到自己当下的部分感觉，但仍将自身的感觉描述为客观实体。体验到的情感不会立即表达出来。开始发现自己的观点并意识到别人可能持有不同的观点。开始质疑自己观点的正确性，并意识到自己对问题负有责任，意识到自己的体验和自我结构之间有抵触。在人际关系中敢于冒险，与他人进行情感层面上的接触。

（5）第五阶段。越来越能体验到当下的感觉并接受自己的感觉，但难以将感觉表达出来。能够容忍感受的困惑和不确定性，但如果将这种感受明确地表现出来会感到恐惧，从而会逃避或中断这种感受。来访者开始能够面对自己内心的冲突和不一致性，开始发现自己新的一面，希望了解"真实自我"，自我对话更加自由，内部交流的阻碍降低。

（6）第六阶段。不再以问题的方式看待世界；关注自己的体验并表达出自己的感受，不再拒绝或感到恐惧，但避免将这种恐惧表现出来。此外，身体也开始放松下来，内在交流相对比较自由，体验与意识之间逐渐融合，对自己的反应会负责任，不会将自己的结构和价值与别人的混淆，不再责怪别人，而是学着理解和接受。一般此阶段的变化是不可逆转的。

（7）第七阶段。能够即刻感受到新体验，对自己有基本的信任感。不再依据过去的模式处理新的体验，而是能够开放地面对它们，能够运用过去的体验来了解现在的体验，而不会陷入其中，且能够区分当前和过去的体验，能够暂时形成新的个人构念，并进一步证实自己的体验，变得更加主观和自信。

整个过程，来访者从最初的分裂感到后来被接受和理解；对感受的无意识、不能自由表达到感受变化的流动感，并能正确地表达出来；体验的方式发生变化；自我发生变化，以及从对人际关系的恐惧到自由地与别人交往等。

总而言之，从固定到流动、从封闭到开放、从僵硬到流动、从停滞到前进，最终成为一个运动的、流动的个体。（固定、僵硬、停滞可以理解为性格上固执、思维方式上的死板，流动和运动可以理解为思想上的变化、改变和发展。）

2. 步骤

罗杰斯非常注重咨询师的直觉反应，他认为在治疗中不能被特定规则或程序所束缚，但他还是发展了一套治疗的程序和步骤。（在思想工作中，"直觉反应"就是工作经验丰富的体现。）

（1）来访者前来求助。来访者对自己目前的状况感到不满意并且感到需要帮助，主动地寻找治疗，这是咨询的必要条件和前提。来访者是以人为中心疗法的主导力量，如果来访者认为自己不需要帮助，那么治疗是很难见效的。同时，来访者必须认识到，充分接纳另一个人的关心，接纳咨询师对他的积极情感，对于自我的体验是有益的。（思想工作要求干部骨干主动靠上去做工作，没事也要常谈心；不过，友好的连队内部氛围、密切的官兵关系、良好的民主作风，是官兵能够主动寻求思想帮助的基本条件。）

（2）咨询师向来访者说明咨询的情况。咨询师要向来访者说明以人为中心疗法的理论和治疗过程，明确告诉他们，咨询只是通过提供一个场所或一种气氛。整个咨询过程来访者可以自由支配时间，主动与咨询师商讨问题的解决方法。咨询师的基本作用就在于创造一种有利于来访者自发成长的气氛。在这个阶段，咨询师应与来访者建立温暖和谐的关系，只有这样才能使治疗过程顺利进行，为后面的阶段做好准备。（当然，在思想工作中，对于那些出现了较为严重问题的官兵，可以首先进行开门见山、直截了当、明确严肃的批评，以使对方产生心理上震动。此时，这种严肃的气氛就是一种无形的批评，让对方认识到问题的严重性。）

（3）鼓励来访者情感的自由表现。咨询师必须以友好的、诚恳的、接受对方的态度，促进来访者自由地表达自己的情感体验。来访者所表达的大多是消极的或含糊的情感，如敌意、焦虑、愧疚与疑虑等。咨询师要有掌握会谈的技巧，有效地促进对方表述。此外，需要注意的是，咨询师必须对患者个体真正感兴趣，从内心深处接受、理解来访者并给予其关怀。仅仅从表面表示对来访者的接受而内心并没有真正地接受来访者，咨询的效果就不会理想。（思想工作者在谈心时要耐心倾听，能够让对方把话讲完。）

（4）接受、认识、澄清来访者的消极情感。这是很困难的，同时也是很微妙的一步。来访者倾诉后，咨询师必须有所反应，注意发现来访者话语中暗含的情感，即不仅仅对表面内容的反应，也深入来访者的内心世界，体验他们的情感，进一步澄清来访者的问题和情感，从而使来访者对自己有更清楚的认识，让他们明白这些消极情感也是自身的一部分。（听话听音。准确掌握所属官兵的思想脉搏，知道每个人的所思所想，预见到每个人可能的情绪变化，这本就是对基层干部的基本要求。）

（5）来访者成长的萌动。咨询师的责任是鼓励个体意识到自己真正的感受，接受完全的自我。在来访者充分暴露出消极的情感之后，模糊的、试探性的、积极的情感便会不断萌生出来，成长由此开始。咨询师要善于发现这种兆头，促进来访者成长。（表扬与批评相结合，肯定与否定相结合，鼓励与劝诫相结合。对于对方的心理、情绪和思想态度上的积极变化，要及时给予肯定和鼓励。）

（6）接受、认识来访者的积极情感。对于来访者所表达出的积极的情感，如同对其消极的情感一样，咨询师应给予接受，但并不加以表扬或赞许，也不加入道德的评价，使来访者既无须为其有消极的情感而采取防御措施，也无须为其有积极情感而自傲。在这样的情况下，促使来访者自然达到领悟与自我了解，帮助来访者挖掘出他模模糊糊追求的、向往的、要求的那种最深奥、最内在的价值。（敞开心扉、畅所欲言，知无不言、言无不尽，要允许和鼓励官兵说出心里话，引导他们直面现实，找到自己真正的想法。在充分沟通，表达了充分的理解之后，对于官兵思想上存在的不合时宜、不合规范，尤其是不符合军人身份的想法和情绪还是要进行"道德评价"的。培养社会主义核心价值观、当代革命军人核心价值观和"有灵魂、有本事、有血性、有品德"的四有新时代革命军人，是我军思想工作的重要职责。）

（7）来访者开始接受真实的自我。由于道德评价的作用，一般人都会对自己的情感有所保留，甚至否认、扭曲自己的情感和体验。而在咨询师无条件的关注中，来访者因处于这种能被理解与接受的氛围之中，他们能够有机会重新认识自己，对自己的情况达到一种领悟，进而接受真实的自我。来访者这种对自我的理解和接受，自我统一感的增强，为其进一步在新的水平上达到心理的整合奠定了基础。（思想工作必须坚持"道德评价"。但是，需要我们就事论事，功是功、过是过，对于犯过错误的官兵，不打击报复，不记黑账，不抓辫子，不穿小鞋，问题改正了还是好兵，还要对谈心时的隐私性话题严格保密。这样做，能够最大限度促使官兵开放自己的情感。）

（8）帮助来访者澄清可能的决定及应采取的行动。在领悟的过程之中，必然涉及新的决定及要采取的行动。此时咨询师要协助来访者澄清其可能做出的选择，并使来访者意识到应对自己所做出的选择负责任。来访者经常会迟疑、害怕，但是会受到新发现事实的鼓励从而对自己负起责任，并引导自己投入自我选择的新目标。此外，咨询师不能由于来访者所表现的迟疑而给予来访者某些劝告或有暗示性的建议。（在思想工作中，暗示和建议则是必要的。）

（9）疗效的产生。领悟导致了某种积极的、尝试性的行动，此时疗效就产生了。由于是来访者自己达到了领悟，并对问题有了新的认识，而且能够自己付诸行动，因此这种效果即使只是瞬间的事情，仍然很有意义。（在基层工作中，干部应深入官兵，坚持"五同"，及时发现这种"尝试性的行动"即点滴的进步，并给予肯定、鼓励和表扬。）

（10）进一步扩大疗效。在来访者已有所领悟，并开始进行一些积极的尝试后，咨询就转向帮助来访者发展其领悟以求达到较深的层次，并注意扩展其领悟的范围。如果来访者自己能达到一种更完全、更正确的自我了解状态，那么他们会具有更大的勇气面对自己的经验、体验并考察自己的行动。（从量变到质变，尽量从根本观念上解决思想问题。）

（11）来访者的全面成长。来访者不再惧怕选择，而是处于积极行动与成长的过程中，并有较大的信心进行自我指导。此时咨询师与来访者的关系达到顶点，来访者常常主动提出问题与咨询师共同讨论。任何治疗的后期都是教育的过程，对已经取得的功能进行巩固。来访者在选择新的目标时需要新的信息（人生哲理、工作方法、生活指南），咨询师可以提供或帮助其获得。来访者采取独立的行为应对自己曾经不适应的问题时，可能会有失败或挫伤，而和谐的处境和自身的确定感可以帮助其恢复。在这一系列新的体验中，来访者运用先前习得的内省方法，能够更清楚地看待自己，从而实现自身的全面成长。（与解决实际问题相结合，提供必要的条件，继续给予鼓励和激励，帮助官兵实现成长进步。）

（12）结束治疗，治疗关系终止。当来访者认为自己的心理问题已经解决，感到无须再寻求咨询师的帮助时，咨询即可结束。有些来访者对因占用咨询师的许多时间而表示歉意，咨询师应澄清这种情感，双方都应接受和认识到治疗关系即将结束这一事实。结束关系可能会给来访者带来一些负性情绪，因而他们想继续与咨询师保持亲密关系，这时咨询师应鼓起勇气中断。（交流接触越多，官兵关系越亲密，越有利于在以后遇到新的思想问题时，开展新一轮的思想工作。）

咨询师可以不采用标准和有效的程序，但必须保持对来访者作为一个自主和完整的个体的尊重。在实际治疗中，罗杰斯也没有一成不变地使用自己通常的程序。（思想工作方法也是灵活多样的，没有固定套路。）

3. 注意事项

以人为中心疗法要求咨询师必须是一个在咨询关系中能进行协调或整合的人。咨询师在治疗过程中须注意以下事项：

（1）守信用，保守秘密，让来访者感到咨询师是可依赖的、真诚的。

（2）运用"重复"来访者的话和"说明体验"等方法达到与来访者的共情。一般不首先提出任何来访者本人没有谈到过的问题。要求来访者和咨询师共同参与，双方要有心理上的接触，两人共同探讨成长的经验。

（3）要放弃自己的价值标准，时时提醒自己，不要去指导来访者，不对来访者做出评价，尤其是消极的评价。一般不会询问来访者的历史背景，不询问有引导和探测性的问题，不评价和解释来访者的行为、思想和计划，也不会自行决定来访者的治疗频率和治疗时间。（思想工作则非如此。）

（4）尽可能解除来访者的外部威胁，只有这样来访者才能认识到被压抑的经验，才能不受干扰地处理内部的感受和冲突。（在思想工作中注意工作方式和分寸，能个别批评的不公开批评，在做出行政处理的同时还要搞好说服教育。）

（5）咨询师并不是对来访者的任何行为都给予反应，其中有两类内容应不做反应：一是来访者带有"自我挫败"的谈话内容，二是来访者要求给予指导的内容。（思想工作则非如此。我们可以把"以人为中心疗法"吸收运用到思想工作中，但不是把思想工作等同于心理咨询，所以该鼓励、指导和批评的，我们都要按着常规去做。）

（6）咨询师要能够针对特定的来访者选择反应的方式，在治疗过程中要灵活运用各种反应技术，有时也要按照自己的参照系做出共情性反应。

（三）对以人为中心治疗的评价

以人为中心治疗主张人具有选择的自由，强调人的主动性和创造性，批驳了行为主义的机械决定论和精神分析的生物决定论，在治疗实践中取得了明显的疗效，并且施行方法简便易行，无须长期而严格的训练，而且治疗时间相对较短。

1. 贡献

自 1940 年，罗杰斯将他革命性的治疗理念引入心理咨询界以后，就对心理咨询与治疗产生了重大影响。罗杰斯不仅是一名杰出的临床心理"医生"，而且是把科学的观察方法用于心理治疗研究的先驱者之一。他开创了使用谈话录音作为"原始数据"分析心理治疗的方法，提出了一套对治疗师的态度和行为进行描述和分类的方法，推动了对心理治疗的培训和实验，并开创了对来访者变化过程的研究。

罗杰斯提出的咨询目标对心理咨询具有重要意义，改变了以往消极的治疗观，提高了人的主体地位。以人为中心疗法强调人类选择的自由和根据内心体验作决定的自由，将来访者的个体选择和自由放在更高的位置。以人为中心疗法真诚、热情地对待来访者，尊重来访者的人格，强调来访者的积极性和参与性，鼓励他们分担权利与责任，这有助于消除传统生物医学中的"非人化"倾向。

罗杰斯是把心理治疗从重视技巧和治疗师权威转移到重视治疗关系上来的先驱。罗杰斯所创立的会谈技术及建立良好咨询关系的技巧被大多数咨询疗法和心理咨询家所借用。自罗杰斯将他的咨询理念引入到心理咨询领域后，越来越多的咨询专家开始重视咨询关系并使用他创建的技术。

以人为中心的观念对欧洲许多国家的心理咨询、教育领域均产生了重要的影响。同时，它对缓和不同文化团体之间的紧张气氛也做出了重要贡献。共情、接受、真诚等理念和方法的运用，有利于不同文化、国家和种族团体之间误解和纠纷的消除。可见，它的影响远远超出了心理治疗的范围，为人类社会和世界和平做出贡献，为此，罗杰斯在 1987 年曾获得诺贝尔和平奖提名。

2. 局限

以人为中心治疗理论和方法虽然对心理咨询和治疗理论发展做出了巨大贡献，但也有其缺陷。在理论上，对人具有完善功能或自我实现倾向的假设未予证明，其概念含混不清，忽视人的性与攻击驱力的作用，把人性明显导向宗教化和过分简单化，并不完全理解人与其社会生活条件的本质联系。在实际操作中，排斥任何诊断、评估，不对精神障碍做任何分类，同时也忽视具体策略和技术的运用。很多时候，人本主义咨询师只是提供了情感支持。（情感支持正是我们思想工作的一部分。）

人本主义理论具有机体论倾向，"我们之中的每一个人都具有一种实质上的内部本性，在一定程度上，这种内部本性是'自然的'、内在的、特定的，而且在某种有限的意义上说，它是不能改变的，至少是没有在改变"。以人为中心疗法过分强调自我实现和选择的作用，忽视社会环境对自我实现的重要作用，夸大了来访者的地位和作用。由于坚持人性善的观点，所以治疗师往往不能处理来访者的愤怒、敌意、消极等"恶"的情感。

咨询师不应放弃其权威角色，同时也应建议与指导来访者，因为并不是每个来访者都能信任自己内在的方向感并找到自己的答案。有些咨询师只给予来访者支持，而未能挑战他们的问题。有批评者认为，以人为中心疗法只可能暂时地减轻症状，获得一时性的解脱，并不能消除心理问题的根源。另外，有人认为，该疗法对于足够健康的来访者可能是有用的，对交流和智力低下的来访者的治疗作用并不明显。

也有人提出这样的看法，罗杰斯就是罗杰斯，以人为中心治疗中的氛围是他人格魅力的体现，其他咨询师很难做到。罗杰斯自己也曾提出这样的疑问："最理想的助益性关系只能由心理成熟的人来创造吗？换个方式说，我是否能够创造一种促进他人独立成长的关系，取决于我内己的个人成长的程度。"另外，以人为中心疗法的观念和方法从 20 世纪 60 年代以来就很少变化过。

二、合理情绪疗法及其在思想工作中的运用分析

合理情绪疗法，又称理情行为疗法，是认知疗法的重要组成部分，由美国临床心理学家埃利斯所创立。埃利斯出生于美国宾夕法尼亚州匹兹堡，4 岁时随全家至纽约定居。在童年和少年时代，埃利斯身心两方面的发展都出现过一些困难。他患过肾炎，性格一度也很羞怯，怕在人前讲话，尤其怕与异性交往。与弟弟妹妹经常闹矛盾，父母离婚。在此期间，他对哲学产生了浓厚的兴趣，阅读了古代和现代许多哲学家、思想家的著作，其中杜威、弗洛伊德、罗素、华生等人对他影响深刻。在这些思想家的影响下，埃利斯开始意识到自己的情绪问题是自己制造出来的，从而下决心采取一种认知-行为性质的方法，克服自己怕在人前讲话以及社交焦虑的困难。1947 年，埃利斯获临床心理学博士学位；2007 年 7 月 14 日，他因心肾衰竭在纽约逝世，享年 93 岁。

合理情绪疗法是帮助求助者解决因不合理信念（这里的"信念"不是指"理想信念"，而是指认识问题的思维方法）产生的情绪困扰的一种心理治疗方法。合理情绪疗法也称为 ABC 理论，即诱发性事件 A 只是引起情绪及行为反应的间接原因，而人们对诱发性事件所持的信念、看法和理解 B 才是引起人的情绪及行为反应的更直接的原因。人们的情绪及行为反应与人们对事物的想法、看法有关。合理的信念会引起人们对事物适当的、适度的情绪反应；而不合理的信念则相反，会导致不适当的情绪和行为反应。当人们坚持某些不合理的信念，并长期处于不良的情绪状态之中时，最终会导致情绪障碍 C 的产生。简而言之，该理论认为，引起人们情绪困扰的并不是外界发生的事件，而是人们对事件的态度、看法、评价等认知方式，主要表现为"绝对化要求""过分概括化"和认为某些挫折和困难"糟糕至极"。因此，要改变情绪困扰就应该改变这些不合理的有极端化、完美主义倾向的认知方式。合理情绪疗法强调，咨询师的作用在于通过逻辑分析，指出求助者不合理的认知方式，并指导他学会用新的、合理的认知方式来代替不合理的方式。

许多哲学家、认知治疗家的思想都对合理情绪疗法产生了重要影响。中国古代"情生于思"，要改变情绪就得先改变认知的观点，也对合理情绪疗法的发展产生了影响。埃利斯借鉴了波普尔、罗素等一些科学哲学家关于世界本质的假设，注重逻辑实验的方法，反对教条主义。埃利斯认为，合理情绪疗法还吸纳了基督教的某些理念，如谴责罪恶而原谅犯罪者。合理情绪疗法强调人类理性和自我接受。另外，合理情绪疗法也受到普通语义学关于"语言对思想具有强大影

响"的观点的启发。

（一）合理情绪疗法概述

合理情绪疗法的基本假设为，人的认知、情绪和行为是紧紧联系在一起的，认知可以影响情绪和行为。不良的情绪与行为均由不合理的认知信念导致，人们内在的心理问题由他们对事件或情境的解释、评价造成，通过纠正或改变来访者的思维方式可以减轻甚至消除他们的情绪和行为困扰。

1. 基本理念

埃利斯认为，所有人都不可避免地具有一些非理性信念，即使他们尽量避免，也还是可能以某种方式伤害自己或他人。所以每个人都同时拥有理性信念和非理性信念，前者主要指功能性的、正性的和适应性的观念，引起人们对事物的适当的情绪反应；后者是指自我伤害的、自我挫败的和非适应性的信念，这些信念导致焦虑、恐慌、忧郁、狂怒等负性情绪，并容易产生破坏性的行为。一旦来访者将非理性信念转变为比较理性的信念或将理性信念转换成更理性的信念，他们的情绪障碍便会大为减轻，消极行为也将得到改善。"理性"不是指没有情感，而是指能够帮助人们达成目标的思维方法，"非理性"则无法让人们达成目标，是自我挫败的根源。

埃利斯并没有全盘接受人本主义的观点，他认为人本主义疗法有时候过于强调来访者本身的作用而忽视了他们的功能失调性思维。大量的证据表明，人类很容易以自我挫败的方式思考、认知和行为，例如过度饮酒、过度饮食等。而健康的人能够利用自我修正一些错误认知和偏见，学会自我调节。

埃利斯认为，人是有语言的动物，非理性信念一般通过个体语言进行。个人的内部语言或是外在语言都可能对来访者造成持续的情绪困扰。通过改善认知可以减少焦虑、忧郁和狂怒的发生或发生的频率、程度。埃利斯发现，自我贬低、自我挫败的思维是大部分情绪障碍的根源，因而他特别重视自我评估。人们通常没有意识到"逆境"的信念，即消极悲观的思想认识是自动出现的，没有意识到自身存有的非理性信念，更很少意识到这些信念会严重影响自己的情绪。

【比较分析】　思想工作的任务之一就是要改变官兵对人、对事、对己的不合理的认识和态度，也就是"转变不合理的信念"，使他们克服缺点、改正错误，进而激发他们的自觉性、积极性和主动性。可以说在这一点上，合理情绪疗法与思想工作是重合的。

2. ABC 理论

ABC 理论是 20 世纪 50 年代埃利斯提出的一种情绪认知理论，它是合理情绪疗法的核心理论。A（Activating event）是指诱发事件，它可以是现实的刺激事件，也可以是预期将要出现的应激源。B（Belief）是指信念，即人们对诱发事件或情境的解释、期待和信念。C（Consequence）是由信念所引发的情绪和行为。

该理论认为，A 只是引起 C 的表面原因，而 B 才是引起 C 的深层原因，三者的关系可以用公式 A×B＝C 来表示。也就是说，情绪和行为并非由事件本身引起，而是由人们对这一事件的信念造成的。早在 1912 年阿德勒就说过，人们做出决定的依据在于他们对自己的经历所赋予的意义。只有 A 不会导致 C，如果不是这样的话，所有恋爱失败的人都会觉得自己一无是处，所有遇到不公平对待的人都会狂怒不已，所有被别人嘲笑的人都应该无地自容。

很多时候，由于人们对自己已经出现的"症状"或消极情绪有非理性的信念，以致情况变得更糟。例如，一个认为"我绝对不能失败"的人经历一次失败后变得沮丧、抑郁，这份沮丧继而变成了另一个挫折（A_2），而他的非理性信念（B_2）又告诉他："我一定不可以沮丧！沮丧是件丢脸的事！"这样，他反而变得更加沮丧（C_2）。又如，有一位学生一次期末考试不理想（A_1）后变得沮丧、抑郁（C_1），其非理性信念可能是"考试考得太糟糕了，我不是个优秀的学生了"（B_1）。他的不良情绪（C_1）很可能又会成为新的诱发事件（A_2），引起他另一个非理性信念"我必须永远快乐，绝不能再这样忧心忡忡"（B_2），从而导致他更加沮丧、忧郁（C_2）。个人的非理性信念以及不良情绪还可能对他人造成不良影响，而导致人际沟通不良。

ABC 理论的框架是埃利斯理论的核心价值所在，而在此基础上发展而来的合理情绪疗法事实上还增加了 DEF 的内容。D（Disputing）代表与非理性信念辩论。当来访者的 ABC 模式不符合逻辑时，埃利斯就开始进行挑战与质疑。这种辩论与挑战是一种不可缺少的治疗策略，是干预阶段的核心技术。E（Effects）指辩论或其他干预后的治疗效果。当来访者能够摆脱原有信念系统的束缚，形成一种更加适应的信念系统和生活哲学的时候，治疗就取得了效果。F（Feeling）代表新的感觉和行为。来访者产生与情境相适应的新情绪、新行为。情绪改变是合理情绪疗法的基础，行为往往随着情绪的改变而改变。

【比较分析】 ABC 理论深刻明白地告诉我们，为什么在同一个单位、在同样的情况下、面对同样的问题，不同的官兵有不同的反应，有的积极、有的消极，有的乐观洒脱、有的悲观失望，有的愈挫愈奋、有的一蹶不振。ABC 理论也再次启示我们，要改变一个人，必须首先改变他的思想；思想工作要和解决实际问题结合起来，但是最终必须落实到解决思想问题上来，因为"思想不通，万事皆空"，反之，"思想一变天地宽"。

3. 非理性信念

人们之所以选择理性或非理性信念，主要基于欲望的强度。例如，当一个人非常强烈地渴望成功，一旦出现逆境或失败了，就会产生"这些不应该存在""我绝对不能失败""这件事情失败了，我将一无是处"等想法；如果欲望没有这么强烈，而只是单纯地"希望"，这些非理性信念则相对较少出现，当事人可能只是认为"这件事我失败了，但还没有到很糟糕的地步""即使这次失败了，我也是一个有价值的人"。

韦斯勒等人曾总结出了非理性信念的三个典型特征：

（1）绝对化的要求（应该、必须）。这是指个体以自己的意愿为出发点，认为某一事物必定会发生或不会发生的信念。这种信念通常是与"必须"和"应该"这类词联系在一起，如"我必须获得成功""别人必须友好地对待我"等等。这种绝对化的要求是不可能实现的，因为客观事物的发展有其自身规律，不可能依个人意志而转移。人不可能在每一件事上都获得成功，他周围的人和事物的表现和发展也不会依他的意愿来改变。因此，当某些事物的发生与其对事物的绝对化要求相悖时，他就会感到难以接受和适应，从而容易陷入失落、忧郁或自责等情绪困扰之中。合理情绪疗法就是要帮助来访者改变这种极端的思维方式，学会弹性思考。

（2）过分概括化（以偏概全，盲人摸象）。这是一种以偏概全的不合理的思维方式，就好像是以一本书的封面来判定它的好坏一样。它是个体对自己或别人不合理的评价，其典型特征是以某一件或某几件事来评价自身或他人的整体价值。例如，一些人面对失败的结果常常认为自己"一无是处"或"毫无价值"。这种片面的自我否定往往会导致自责自罪、自卑自弃的心理以及焦虑和抑郁等情绪。而一旦将这种评价转向于他人，就会一味地责备别人，并产生愤怒和敌意的情绪。针对这类不合理信念，合理情绪疗法强调世上没有一个人能达到十全十美的境地，每一个人都应该接受人是有可能犯错误的。因此，应以评价一个人的具体行为和表现来代替对整个人的评价，也就是说，"评价一个人的行为而不是去评价一个人"。

（3）糟糕至极。持这种信念的人一般认为，一旦不好的事情发生了，那将是非常糟糕、可怕的，甚至是灭顶之灾。比如，"糟了，我完蛋了""如果没有他，我一辈子将无依无靠""如果没在毕业前找到工作，我就完了"等想法。这些想法会导致当事人陷入诸如耻辱、自责、焦虑、悲观、抑郁等不良情绪的体验之中而难以自拔。实际上，对于一件不好的事情来说，都有比之更不好的事情，没有一件事情是糟到极点的。

合理情绪疗法认为，人的各种非理性信念是彼此互动、相互影响的。例如，

"我不可以被人误会"通常导致"一旦被误会就很糟糕",而"被人误会对我来说很糟"通常又会导致"我绝对不能被人误会"。有糟糕至极信念的人通常也会表现出绝对化和过分概括化的思维特征,他们经常认定一件事情绝对应如何发生,或从一件事情推到所有的事情。

【比较分析】 在基层连队,部分官兵也存在着非理性信念,与上述三个典型特征相对应,一般有以下表现:

(1) 绝对化要求。作为军人,必须具有相应的"绝对化观念"。从军事职业角度讲,必须绝对服从命令、听从指挥,在面临血与火、生与死的考验时,也绝对不能有任何的犹豫和彷徨。我们还必须坚持党对军队的绝对领导,做到"绝对忠诚、绝对纯洁、绝对可靠"。在"政治意识、大局意识、核心意识、看齐意识"面前,我军官兵对自己必须有"绝对化要求"。其次,在"能打仗、打胜仗"方面,在实战化训练方面,我们绝对不能有任何的含糊,不能有任何的松懈,必须做到"招之即来、来之能战、战之必胜",必须以我们对自己的绝对化要求,去保证人民和国家利益的绝对安全。

当然,在日常的工作和生活中,尤其是在个人的名利得失、立功受奖方面,我们应该防范"绝对化要求",改变自己"必须要立功""只有我才有资格立功""我一定要提干""我的人生我做主"等观念,还有诸如"我的女朋友一定要有高颜值""我的孩子学习必须比别人好"等。这些非理性信念是造成某些官兵情绪低落、心情郁闷、动力缺失、积极性下降的重要原因。

(2) 过分概括化。与"绝对化要求"同样,对官兵当中存在的"过分概括化"理念,我们也要一分为二辩证地看待。对于党的路线方针政策,对于我军的政治纪律、政治要求,在执行过程中我们必须一如既往、一以贯之、百分之百地拥护和执行,而不能有任何犹豫和丝毫动摇。在这方面,我们要牢记毛主席的教导:"凡是敌人反对的,我们就要拥护;凡是敌人拥护的,我们就要反对。"(《毛泽东选集》第二卷 580 页) 当然,就埃利斯看来,过分概括化思维经常表现在"消极地看待自我、自己的经验以及自己的未来,通过一个具体的行为就给自己或他人下结论"。在这个角度上的心理或思想问题,基层官兵当中也是存在的。例如,干部的一次常规的批评甚至是善意的提醒,就可能让某位士兵认为自己无能,"进而认为自己一无是处,完全否定自己"。持有这种信念的人经常要陷入自责、自卑或忧心忡忡的情绪状态。或者由此认为周围的所有人都歧视他、看不起他,出现逆反心理或者自我封闭孤立。

(3) 糟糕至极。由于部队的训练标准高、管理要求严、生活节奏快,对某些官兵来讲,一旦"摊上事",更容易引发"非常糟糕、可怕"的情绪,遇事总往坏处想,感到巨大的压力,神经高度紧张。例如,"我惹班长生气了,这下可没好日子过了。""军校没考上，我的人生太悲摧了。"也可能由于婚恋不如意而埋怨自己"太笨了，还是什么大学生士兵，丢尽了脸，彻底失败了"。这些想法同样会导致官兵陷入诸如耻辱、自责、焦虑、悲观、抑郁等不良情绪的体验之中而难以自拔。

4. 埃利斯 13 条

埃利斯通过对上千例临床患者的研究总结出以下 13 种非理性信念：

（1）我生命里的每一个重要的人都必须爱我，如若不然，我一定很糟糕。

（2）如果他人行为恶劣，就必须遭到责备和惩罚，因为他们就是坏人。

（3）如果事情不如我所愿，那就太糟糕了。

（4）我应该担忧那些不确定的潜在的危险。

（5）除非我至少能在一个重要领域，在任何时刻，或至少大部分时间里都富有才能，取得成就，否则我就毫无价值可言。

（6）这个问题一定有个完美的解决方式，我得找到它，我必须确保对所有的事情都能控制得很好。

（7）世界必须是公平和正义的。

（8）任何时刻，我都不应该感受到痛苦。

（9）我可能会疯掉，那将是难以容忍的。

（10）逃避生活中的困难远比面对要容易得多。

（11）我需要依靠那些比我强大的人。

（12）我没有能力控制或改变自己的感觉，因为烦恼来自于外在的压力。

（13）我现在的问题都是过去的经历造成的，过去给我带来很不好的影响，而这种影响仍在持续。

【比较分析】

关于埃利斯研究总结出的 13 种非理性信念，基层官兵当中也有类似的情况：

（1）我生命里的每一个重要的人都必须爱我，如若不然，我一定很糟糕。

（2）长这么大，我妈都没骂过我，谁要是敢欺负我（实为批评），我就跟他没完。

（3）如果事情不如我所愿，那就太糟糕了。

（4）转业退伍后谁都找不到满意合适的工作。

（5）我必须成为独当一面的技术尖子，否则我就毫无价值可言。

（6）这个问题一定有个完美的解决方式，我得找到它，我必须确保对所有的事情都能控制得很好。（军人身系国家安危，就军人的职责和使命来讲，不留任何隐患，不做任何"虚功"，确保打赢对手，这是我们应有的职业信念。如果因此而出现心理上的不适，受到困扰，那也是军人的一种牺牲。当然，在生活中，我们不应该抱有这种想法，要留有余地，正所谓"进一步冤家路窄，退一步海阔天空"。在这方面，军人尤其注意不要把军事职业应有的绝对化观念带到家庭生活中，防止像管理部队一样"管理控制"自己的家属和孩子。）

（7）是领导干部，就应该事事公平公正，不能有半点偏差。

（8）任何时刻，我都不应该感受到痛苦。

（9）我已经忍耐很长时间了，我都快疯掉了。

（10）在部队又干不了几年，好坏无所谓，反正要退伍，回去我再大显身手。

（11）我需要依靠那些比我强大的人，要对领导言听计从，不能提任何意见，更不能进行任何批评。

（12）我没有能力控制或改变自己的感觉，因为烦恼来自于外在的压力。

（13）全连的人就数我可怜，谁也没有我这样的经历，没人能理解我；我就是这样长大的，我就这脾气，改不了了。

以上的非理性信念在官兵的工作和生活中有着各种具体表现。例如，有些青年官兵对单位、对领导、对他人、对自己有绝对化的要求，要求领导或自己的每件事都必须做好，否则就不是好领导，或者就是自己的彻底失败；还有的官兵用有色眼镜看人，总认为别人都看不起他；或者认为是领导就应该没有任何缺点，或者认为他们都会以权谋私。这些都是有失偏颇的想法，都需要改变思维的角度和方式，从而扭转他们的误解、误会或错误想法。这就要求我们在做思想工作时，引导他们换一种方式看问题，让他们知道并不是事情本身"糟糕至极"，而是他们没有辩证地、一分为二地看问题，习惯性地认为事情"糟糕至极"，没有从困难中看到希望，让一点灰暗或阴影遮蔽了所有光明。可以从身边的人和事说起，让他们思考一下，为什么同样的环境下，有些人闷闷不乐、满脸愁云，而有些人喜笑颜开、一脸阳光，进而让他们明白"凡事都是一分为二的，即使再不合理的事情，也可能有其合理之处"。①

在思想工作中还要告诉官兵，"人无完人、金无足赤"，太阳还有"黑子"呢，不要因为领导或同事、战友的一两次失误或错误，就耿耿于怀，不肯谅解。还有的青年官兵容易以点带面，夸大问题，形成偏见。例如某士兵入党受挫，就埋怨连队人人都看不起他，情绪低迷，以致茶饭不思进而失眠，严重影响工作状态。这时，我们就要告诉他入党标准是什么，他的思想水平和现实表现离入党标准还有多远；也要列举事实，让他认清领导和战友并没有歧视他，也在积极肯定他的优点和贡献。

在心理咨询过程中，往往需要根据实际情况，将各种咨询和治疗方法综合运

---

① 岳晓东．登天的感觉．合肥：安徽人民出版社，2011：61

用。上述入党事例，直接来看是这名士兵的思维方式"过分概括化"，但是究其根源，则可能存在童年时期经历的心理挫折。这就需要根据"认知领悟疗法"的原理，进行有针对性的深入引导和帮助，让他深刻醒悟：现在遇到的"挫折"和过去的"挫折"完全是两码事，从而彻底改变自己不合理的对待领导和战友的认知方式。

5. 咨询目标

合理情绪疗法强调，人的情绪困扰和行为障碍来源于个体的非理性观念。埃利斯认为，非理性信念在个体身上存在得越多，其出现心理障碍的可能性也就越大，心理治疗的重点就在于改变这些非理性信念。因此，合理情绪疗法以改变来访者的认知方式为主要治疗目标，通过把来访者的非理性信念转变为理性信念，从而减轻或消除非理性信念带给他们的情绪困扰。解决来访者问题的关键就在于对他们的非理性信念进行侦察、质疑、辩驳，让来访者主动放弃非理性信念，从而减轻各种不良情绪带来的焦虑。

在治疗中，不仅要识别出非理性信念，还要用理性信念替代非理性信念，用适当的情感行为替代异常的情感行为。不仅要消除来访者的非理性信念和负性自动想法，还要用理性信念和合理的想法取代它们，并学会"正面"思考。很多时候，合理情绪疗法还希望来访者的哲学观和生活观有深远的、全新的改变。

【比较分析】　思想工作的目标就是要使官兵树立正确的思想观念，掌握分析问题和解决问题的正确思想方法，根本来说是要使官兵树立正确的世界观、人生观和价值观，这与合理情绪疗法希望"来访者的哲学观和生活观有深远的、全新的改变"异曲同工、殊途同归。

（二）合理情绪疗法的操作要求

合理情绪疗法认为，评估是不断进行的，这本身也是治疗的方法和过程。运用合理情绪疗法，咨询师很容易发现令来访者心烦意乱的逆境（A）和目前的情绪行为问题（C）是什么，对于这些逆境，他们的非理性信念（B）又是什么。咨询师还应觉察到来访者是否可以正确识别出这些非理性信念，是否能有效地驳斥（D）它们，以及看来访者最后做了哪些改变和调整（E）。

1. 步骤

合理情绪疗法的治疗过程一般可分为心理诊断、领悟、修通和再教育四个阶段。

（1）诊断阶段。这个阶段主要任务是建立真诚、信任的咨询关系，评估来访者存在的问题是否适合运用合理情绪疗法，以及协商制定咨询目标。咨询师可以采用提问技术与来访者进行会谈，收集相关资料。经过会谈，咨询师进一步了解来访者的情绪困扰是否源于他的非理性信念，决定是否采用合理情绪疗法进行咨询。

咨询师运用 ABC 理论帮助来访者理解造成情绪困扰的根本原因在于他对事情的看法存在着非理性信念。当来访者有一个明显的情绪或行为问题时，咨询师可以探讨他们是否持有一种（或几种）非理性信念，这些信念与这个问题是否有关。

建立良好的咨询关系后，咨询师可以根据 ABC 理论初步分析和判断来访者的问题，找出来访者消极情绪和不良行为的具体表现（C），以及与这些反应相对应的诱发事件（A）和非理性信念（B），明确来访者的问题是由非理性信念引起的。举例见表 5-1。

表 5-1 ABC 理论举例分析

ABC 项目	举　例
来访者存在的问题情绪行为反应 C	沮丧、抑郁
诱发事件 A	考试失败
非理性信念 B	考试失败是件非常糟糕的事

在这一阶段，咨询师还要同来访者进一步分析目前存在的问题与非理性信念的关系，让来访者明白他目前的情绪困扰是其非理性信念造成的，并向来访者介绍 ABC 情绪理论，使来访者能够接受这种理论及其对自己问题的解释，让来访者对自己的问题有个总的看法。

【比较分析】　在思想工作中，就是要通过启发引导，让当事人认识到自己在对待问题的思想方法和思维方式上存在偏差，也要和他们共同分析所谓的引起思想问题的"事"在客观上到底应该引起什么样的思想和情绪反应。

（2）领悟阶段。咨询师运用 ABC 理论帮助来访者进一步明确自身存在的问题，分析他们身上存在的非理性想法和信念，并帮助他们认识到是这些非理性信念导致了目前的情绪困扰。另外，咨询师要帮助来访者区分理性信念与非理性信念，理性信念是保持心理健康的关键，而非理性信念通常会导致心理困扰。莫兹比于 1975 年提出了区分理性信念与非理性信念的五个标准：①是否以事实为依据；②是否能让人们产生愉快的情绪；③是否有利于人们达成目标；④是否使人们免于介入他人的麻烦；⑤是否有利于消除情绪冲突。

尽管大多数合理情绪疗法治疗师的风格是积极主动的，但来访者的认知转变通常要靠他们自己去领悟，而不是治疗师强加给他们。除非来访者真正看清 B 与 C 的关联性，且相信自己可以找到 B 并予以修改，否则他们就无法从合理情绪疗法中获益，甚至连一般性的治疗也难以奏效。来访者如果领悟到情绪困扰最终源于自己，咨询师要适时鼓励他们应对自己负责，并努力改变非理性信念。

这一阶段咨询师要力求让来访者达到以下三种领悟：①认识到是自己的信念引起了情绪困扰及行为问题，而不是诱发事件本身；②意识到自己应该对自己的情绪和行为反应负责；③认识到只有改变了非理性信念，才能减轻或消除他们目前存在的各种"症状"。

【比较分析】　"尽管大多数合理情绪疗法治疗师的风格是积极主动的，但来访者的认知转变通常要靠他们自己去领悟，而不是治疗师强加给他们。"在基层，我们要主动靠上去做思想工作，还要坚持不懈，是自己的人，自己就得管，不解决问题不撒手。但是最终的结果仍然在于官兵自己是否改变了想法，改变了思维方式，而不能强迫他们、命令他们去改变。由于合理情绪疗法与思想工作在很大程度上是重合的，所以其方法和思路可以直接运用到思想工作实践中。

（3）修通阶段。这一阶段是这一疗法中最重要的环节，是技术与方法运用的阶段。咨询师要综合运用认知、行为和情绪的技术帮助来访者寻找并改变非理性信念，调整认知结构。通过辩论，让来访者改变、放弃其非理性的信念，形成新的理性认知，帮助他们学会在认知层次做出调整。常用的方法主要有信念辩论技术、合理情绪想象技术等。这些具体的技术将在后面讨论。

【比较分析】　"事不说不清，理不辩不明"，思想工作也需要和谈心对象进行辩论，"用真理说服人，用真情感染人，用真实打动人"。这就需要思想工作者要有广博的知识，能够对谈心对象的各种想法、理由和说法给予正确的对应和解释，并能够发现其合理和不合理之处，才能让谈心对象认识到自己的浅薄、无知或幼稚，认识自己思想方法和思维方式的偏差与错误，并进一步认识到改变思想观念，即"改变非理性信念，调整认知结构"的重要性。

前已述及，合理情绪疗法希望"来访者的哲学观和生活观有深远的、全新的改变"。事实上，心理学本身就是从哲学中分立出来的学科，而且在历史上产生重大影响的心理学家本身基本上也是哲学家、思想家，所以作为思想工作者，我们也应具有相应的哲学功底，能够"用哲学对哲学"，对我们的官兵的哲学观、生活观产生深刻影响，而且是持久的影响。在这方面，我们一个重要的资源就是中国以儒道为核心的、伦理型的传统文化。儒家提倡天人合一，孔子"贵中和"，倾向中庸之道，其"十有五而志于学，三十而立，四十而不惑，五十而知天命，六十而耳顺，七十而随心所欲，不逾矩"是一种理想的身心健康模型。道家老庄则倡导顺其自然、贵柔守弱、无欲则刚、适可而止，防止物极而反。可以说，老庄哲学是破解绝对化思维的文化"良方"，能够有效地引导人们放弃完美主义，接受现实，顺应现实，适可而止。正是受到老庄思想的影响，日本人森田正马提出了"顺其自然，为所当为"的"森田疗法"。这种方法符合中国传统文化特点，中国人易于理解和接受。"森田疗法"还被学者认为是人生成长的再教育过程，这又与思想工作的教育过程重合起来了。

（4）再教育阶段。这是巩固治疗效果并结束治疗的阶段。咨询师不仅要帮助来访者放弃某些特定的非理性信念，而且要从改变他们常见的非理性信念入手，帮助他们学会以理性的思维方式代替非理性的思维方式，避免再成为非理性信念的牺牲品。在这一阶段，咨询师除了采用以上几个阶段运用的方法外，还可以运用技能训练，具体包括自信训练、放松训练、问题解决训练和社交技能训练等，使新学习的观念得到强化。

【比较分析】　思想工作既要解决具体问题，又要帮助官兵成长进步，而"帮助他们学会以理性的思维方式代替非理性的思维方式"就是一种进步，会使他们在思想上更加成熟。自信训练、放松训练、问题解决训练和社交技能训练等合理情绪疗法的内容在思想工作中也是可以运用的。事实上，在思想工作中，我们也会通过表扬、肯定或暗示的方法，帮助官兵树立自信，学会正确评价自己；我们还会建议或告诉官兵，要拿得起、放得下，对人对事对己要乐观，要能够放松自己，保持良好心情；我们也会帮助官兵解决实际问题，并告诉他们解决的方法。另外，我们会告诉官兵如何处理好与战友的关系，如何融入集体生活当中。

在合理情绪疗法的整个咨询过程中，与非理性信念辩论的方法一直是咨询师帮助来访者的主要方法，其次是使用合理情绪想象技术和认知家庭作业技术，其他一些技术方法是否采用，则要视来访者的情况而定。

这四个步骤完成后，来访者就会产生较合理的信念，从而减少或消除了症状的困扰，也即成功实现 ABCDEF 模型的基本目标（见表 5-2），最后达到 F，一种新的情绪状态，不再感受到以往的焦虑或抑郁等不良情绪状态。

表 5-2　合理情绪疗法的 ABCDEF 模型

项　　目	举　　例
诱发事件 A	恋爱失败，和女朋友分手
非理性信念 B	我一定是个没有价值的人，没有人会再爱我了
情绪行为障碍 C	沮丧、抑郁、愤怒
驳斥非理性想法、信念 D	驳斥过程（略）
新的、理性的信念和哲学观 E	我是否有价值跟恋爱失败没有关系，尽管恋爱有时会给我带来快乐；我还有其他有价值的地方，如工作出色，分手让我感到遗憾，不过我们之间确实存在问题，我可以再去建立新的恋爱关系，恋爱失败并不能证明我就没有价值了
新的情绪状态 F	自信、勇敢、乐观

2. 具体技术

近几十年来，大多数行为疗法咨询师已经认可认知行为取向。行为疗法通常涵盖了认知疗法，所以有心理学家也称合理情绪疗法为认知行为疗法，甚至认为就是行为疗法的一种。因为合理情绪疗法经常使用一些行为治疗技巧，诸如家庭作业、强化、控制、自信训练以及其他技能训练。咨询师还应当教导来访者完全接纳自己，并且避免给自己一个总评价，不评估自己的本质或人格特质。这种观点与存在-人本主义心理治疗相似。不过，合理情绪疗法虽然吸收了其他心理治疗的一些技术，但也有一些自己独特的技术。这些技术主要集中于改变来访者的非理性信念上。总的来说，合理情绪疗法的具体技术有认知技术、情绪技术和行为技术三大类。

【比较分析】　由于广义的"认知"与思想认识具有很大程度的重合关系，所以合理情绪疗法的具体技术也可以移植于思想工作当中。可以说，在各种心理咨询方法中，认知疗法与思想工作方法之间的"技术"关系最为接近，可谓你中有我、我中有你，甚至是不分彼此。以下合理情绪疗法的具体技术均可以运用到思想工作中。由于已经对合理情绪疗法与思想工作方法的重合进行了全面的比较分析，因此对合理情绪疗法的具体技术不再进行比较分析，只进行必要的解释和说明，并把与基层官兵相关的一些想法和事例融入其中。

（1）认知技术。

认知技术是合理情绪疗法最主要的技术，主要包括驳斥（Disputing）、示范、优劣分析、认知作业、说服、认知重整和暂停等技术。其中，最典型的属驳斥技术，因为合理情绪疗法最主要的治疗阶段是辩论阶段。即使来访者的信念不切实际、不合逻辑，强烈地影响着情绪和行为反应，大部分来访者也很少质疑自己所持有的信念。通过辩论，可以让来访者认清、思考自己所持有的信念，最后形成理性信念以取代那些使他们死板、受到困扰的非理性信念。在辩论中，咨询师还可以指导来访者把这些合乎逻辑的思维方式运用到其他领域中去。

◆ 驳斥的方法主要有四种：功能型驳斥、实证型驳斥、逻辑型驳斥和哲学型驳斥。

1）功能型驳斥的目的是为了让来访者明白，他的非理性信念阻碍他达到目标，对他并没有什么帮助。典型的问句包括："你这种想法对你的工作、生活有什么影响吗？""你这样想能产生什么好的改变吗？"咨询师要帮来访者对自己所持信念的功能作用产生怀疑。需要注意的是，一些非理性信念确实能给来访者带来一定的好处，这时，咨询师可以采用优劣分析的方法来帮助来访者认识到非理性信念的消极作用。

2）实证型驳斥主要用来评估来访者信念的事实部分和现实依据。假设来访者的信念不符合实际情况，而是自己主观臆断、幻想出来的，实证型驳斥就能起到很好的驳斥作用，能帮助来访者认识到他所持的信念缺乏证据、毫无道理。典型的提问包括"支持你这个想法的证据在哪儿？""你说这是真的，有什么证据吗？"等。

3）逻辑型驳斥主要是质疑来访者那些因为非理性思维而将抽象的渴望、希望变成不合逻辑的现实要求，一般表现为绝对性要求。很多事情都不会如来访者所期望的那样发生。如果来访者的信念是非理性的，一般都无法获得逻辑上的支持。常见的提问有"事情怎么会因为你希望那样就应该那样发生？任何人都不可能想什么就有什么""世界上没有百战百胜的将军，总会有将事情搞砸的时候，只是在这件事情上失败了，怎么就让你变成没有价值的人了？"

4）哲学型驳斥用在诸如以下的情况：来访者常常因为某一方面出现了问题，就忽略了生活的其他方面，结果这个问题就变成了生活的全部，或者说，因为对生活的一个方面不满而导致对全部生活都不满。哲学型驳斥针对的是生活满意度，例如，"事物的性质是由主要矛盾的主要方面决定的，而你遇到的只是个局部问题，不是主要矛盾，不能代表全部，所以你的整个生活状态不能由这一件事情决定。"

在驳斥的过程中，通常采用苏格拉底的方式不断进行提问。提问技术包括质疑式和夸张式。质疑式是咨询师直截了当地向来访者的非理性信念发问，使来访者认识到自己所持的信念是不现实的、不合逻辑的、站不住脚的。典型的提问如"你说这是真的，证据在哪儿？""是否别人都应该像你期望的那样对你？"等。质疑式提问虽显得有点咄咄逼人，但却可以促进来访者对问题深入思考，产生较理性的信念（而且在必要的时候还能显示出思想工作的原则性与战斗性，敢于和不良现象作斗争）。夸张式是咨询师针对来访者信念的非理性之处故意提一些夸张的问题。这种方法犹如漫画手法，把来访者信念的非理性、不合逻辑、不现实之处以夸张的方式放大给他们自己看，使来访者感到自己信念的可笑、荒谬和不可取，从而心服口服地放弃旧的非理性信念。例如，"照你这样说，你简直就像背上了三座大山，压得你喘不过气来，别说走了，爬都爬不动了。但实际上，你不是还好好地走过来找我谈心吗？"

与非理性信念进行辩论的时候，注意准确找到来访者的非理性信念，做到有的放矢。咨询师要分清来访者对事件 A 持有的信念哪些是非理性的，哪些是理性的。因为对于同一事件，人们往往同时持有理性信念和非理性信念。而在众多的非理性信念中，咨询师还要准确找出与不良情绪行为相对应的那个或那些非理性信念。一般说来，来访者不会轻易地放弃自己的信念，面对咨询师的质疑，他们会想方设法为自己的信念辩解。咨询师要有耐心，不厌其烦，持续提问。针对问题的回答，咨询师不容来访者回避和隐瞒。有些性格比较内向的来访者可能比较敏感，觉得咨询师不近人情，从而对治疗产生抵触情绪。在辩论的过程中，咨询师还应防止来访者产生新的非理性信念。因为绝对化思维的来访者容易从一个极端走向另一个极端，咨询师不仅要帮助他们放弃原有的非理性信念，还要帮助他们形成新的理性信念。

◆ 示范是指请来访者挑选一位熟悉的或认识的人作为榜样，在治疗过程中将其视为典范。来访者通过与示范者进行对比，可以发现自身的不合理信念以及由此引发的不良情绪和行为，继而改变不合理信念。示范法能够帮助来访者走出自我中心的困扰。

◆ 优劣分析是指来访者陈述自身非理性的思考以及由此而引发的行为的优点和缺点，最好能列出清单。咨询师同来访者一起进一步分析这些优缺点，激发其产生改变的动机。优劣分析应该同认知作业技术结合使用，来访者在结束与咨询师的会谈后可经常对优劣分析进行回顾，并且主动用一些理性信念与非理性信念进行比较分析，以获得更好的治疗效果。来访者的角色在很大程度上是一个学习者和行动者。咨询师可要求来访者在咨询之外的时间找出困扰情境、相关的非理性信念，并与之辩论。毕竟，非理性思维的形成不是一朝一夕的。合理情绪疗法最终是要来访者学会自己教育自己，学会与自己的非理性信念进行辩论，成为自己的咨询师。来访者可以通过家庭作业来消除对咨询师的依赖心理。咨询师也可以利用家庭作业来评估咨询进程和咨询效果。

◆ 认知作业主要有合理情绪疗法自助表（RET）、与非理性信念辩论和理性的自我分析（RSA）。（这是具有明显专业特点的工作技法，我们在思想工作中不宜照搬照抄，但可以指导官兵以写日记、写心得、写思想汇报的方式来完成"认知作业"；否则干部骨干摇身变成"心理医生"，会让官兵感觉自己成了"心理病人"，会出现回避和戒备心理。）

1）合理情绪疗法自助表的使用方法：先让填表者找出 A 和 C，然后再找 B（见表 5-3）。表中列有十几种常见的非理性信念，来访者可以从中找出符合自己情况的 B，若还有其他的不在此列中的非理性信念可单独列出。接下来，请来访者自己做 D，对自己所有的非理性信念一一进行质疑式的辩论。然后，继续填写 E，即通过自己与自己的非理性信念辩论，是否建立新的合理的信念和哲学观。最后，评估 F，即是否达到预期的情绪和行为效果。

表 5-3　RET 自助表

项　目		内容与要求
A（诱发事件或逆境）		简要记录困扰自己的情绪以及可能的事件、思考和感觉
C（结果和条件）	主要的不健康的负面情绪	不健康的负面情绪：焦虑、忧郁、盛怒等
	主要的自我挫败的行为	自我挫败的行为：挫折容忍度低，羞愧/羞耻等
B（非理性信念）		比如常见的 13 种非理性信念
D（与非理性信念辩论）		常见的提问形式： 我为什么就必须完美？ 哪里可以说明我是一个坏人？ 为什么我一定要被别人接受？
E（有效而理性的哲学观和有效的情绪和行为）		较为合理的思考： 我希望变得更好，但是没有必要强制要求自己过得更好 尽管我的有些行为不好，但是不代表我是一个坏人
F（新的情绪状态）		自我评估当前积极情绪的水平： 我比过去开心多了/我可以轻松愉快地生活
说明		表中"结果"是指形成的情绪和行为，"条件"是指已经形成的情绪和行为又会是诱发新的情绪和行为的条件

2）与非理性信念辩论也是一种规范化的家庭作业，只需来访者回答一些具体的问题：我打算与哪一个非理性信念辩论并放弃这一信念？这个信念是否正确？有什么证据能使我得出这个信念是错误的（正确的）结论呢？假如我没能做好自己认为必须要做好的事情，可能产生的最坏的结果是什么？最好的结果又是什么呢？

3）理性的自我分析（RSA）是一种完全由来访者自己完成的书面报告，其内容与 RET 自助表格没有多大的区别，但要求把报告的重点放在 D 上，目的是帮助来访者发现非理性信念并学会用理性信念取代它。告诉来访者一旦陷入非理性信念的困扰或觉察到非理性信念，就要运用这些驳斥技巧去矫正它们。

◆ 咨询师给来访者安排家庭作业时，要注意以下几点：在对来访者资料进行搜集、整理、分析的基础上，精心设计符合来访者个性特点的家庭作业，作业分认知作业和行为作业两种形式。家庭作业的使用一般要征得来访者的同意，作业的形式也要和来访者一起商量，并向来访者说明，家庭作业是治疗的一部分，认真完成作业对治疗有帮助。嘱咐来访者认真完成，并在下一次咨询时带来。咨询师在随后的咨询中要检查来访者的作业完成情况，并与之分析。

（2）情绪技术。

合理情绪疗法的情绪技术通常用于辅助认知技术的实施，主要包括合理情绪想象技术（Rational Emotive Imagery，REI）、无条件自我接受（Unconditional Self-Acceptance，USA）、鼓励和会心技术等。

◆ 合理情绪想象技术：目的是帮助来访者在想象性的特殊情境中，找出自己想要的、适当的、合理的情绪，并控制和改变某种不良情绪。运用这种技术的步骤如下：（如前所述，这是具有明显专业特点的工作技法，我们在思想工作中仍然不宜生搬硬套，要适当引用，不能突然跳出思想工作本身的基本模式。如果使用这种方式，就要直接以心理咨询和疏导的名义进行，不要与思想工作混杂在一起。）

1）请来访者闭上眼睛，以想象的方式进入导致其不适当情绪反应的情境之中，使他重新体验在这一情境下的强烈的情绪反应。如果来访者已进入情绪困扰的情境中，咨询师可以请他做出提示，以便下一步的进行。

2）帮助来访者改变这种强烈的不良情绪，体会适度的、比较合理的情绪反应。如果来访者转化成功，同样请他做出提示。

3）请来访者停止想象，张开眼睛，让其讲述刚才是怎样在想象中使自己的情绪发生了变化，从而引出新的理性信念。这时咨询师要及时强化来访者说出的理性信念，并纠正其还存在的某些非理性想法，补充其他有关的理性信念。这个环节是 REI 的关键所在，目的是帮助来访者理性地控制和调节不良情绪。

运用 REI 能够让来访者学会最自然的自我告知，产生适当的情绪行为反应，认识到非理性信念的功能性障碍并改变它们。合理情绪想象技术除可以用于帮助来访者改变情绪体验、认清信念 B 与情绪反应 C 的关系之外，还可用于帮助来访者找出他对某事所持有的非理性信念。有时来访者谈到某一事件时，往往只记得当时强烈的负面情绪，说不上当时的想法。这时，咨询师可以让来访者想象当时的情景，重新进入那种最坏的情绪体验之中，然后再进一步探查来访者当时的想法，从而找到其所持有的非理性信念。

◆ 无条件自我接受：这是存在-人本主义心理学家所强调的。在合理情绪疗法中，咨询师也需要指导来访者进行无条件自我接受训练，而咨询师首先要无条件接受来访者。合理情绪疗法认为，人天生就有很强的自我评估的倾向，对自我的评价很可能过分概括化，会因为自己某些不好的行为而全面否定自我。所以咨询师需要使来访者形成这样一种思维：应该谴责的是行为而不是人（就事论事，而不是就人论事）。

◆ 鼓励技术：鼓励技术可以增进咨询师和来访者之间的联系，因此鼓励技术经常被视为维持咨询关系的一部分，其中需要运用会心技术。该技术通常要求多个人和一定的情境，在增进人际关系方面有特殊作用。"会心"是指心与心的沟通和交流，会心不仅是一种治疗技术，还是一种生活方式。它关注人与人之间的关系，是一个基于开放和真诚的方法，强调关注当前的自我意识、自我责任和身体意识，是一种教育和再创造的方法。（思想工作强调良好的官兵关系。）

（3）行为技术。

行为技术主要用于辅助认知技术的开展。行为技术主要有强化角色扮演、消除羞耻感训练和技能训练等。行为技术一般同认知作业技术结合使用。

1）强化技术的实施主要是通过在给来访者布置的家庭作业中附带来访者喜欢的一些事物、行为或者任务，增加其积极主动完成家庭作业的动力。

2）惩罚技术同强化技术类似，区别在于惩罚的实施是在来访者未能完成家庭作业或规定的任务时，规定其实施不喜欢的行为或接受不喜欢的任务。

3）角色扮演要求来访者和咨询师找出具体的情境，一般由来访者扮演自己，而咨询师扮演来访者叙述的另外一个人。一般情况下，来访者心中已经有特殊的剧本，会期望在扮演中发生一些事件等。角色扮演也可互换进行，由来访者扮演咨询师的角色。角色扮演之后，咨询师应和来访者一同对扮演过程中的一些非理性信念进行讨论、驳斥和取代。

4）消除羞耻感训练：这是合理情绪疗法的特殊技术之一。埃利斯认为，羞耻感是造成情绪障碍的主要原因之一。人们进行了令自己感到羞耻的行为之后，往往倾向于自责，然后引发一系列难过、后悔、不安等情绪，继而将这种对行为的羞耻感进一步概括化到对自己的羞耻感，开始自我否定。埃利斯在 1968 年开展了消除羞耻感训练，训练使来访者对于那些通常得不到大众认可的行为感到羞耻，却不会因此贬低自己，对自己的人格也不会感到羞愧。消除羞耻感训练的关键是使得来访者停止对自我人格做出概括化的不正确的评判。（军队是高度统一的，也是特别崇尚荣誉的，必须具有一定的羞耻感，这样才能更自觉形成军人特有的品德和修养。当然，对于一些生活中的习惯、习俗等细节，则不必贬低自己，例如睡觉打呼噜可能会以引起别人的反感，但是自己不必觉得低人一等，抬不起头。）

技能训练主要是针对来访者缺乏的一些工作技能、社会技能进行特别训练，例如鼓励其参加一些培训或者练习一些沟通技巧等，以提高自信心。

3. 注意事项

使用合理情绪疗法时，咨询师应注意以下几点：

（1）合理情绪疗法不是放之四海而皆准的，有一定适用范围，对那些由于非理性认知而造成情绪困扰（如自卑和抑郁）的来访者比较适合。简言之，来访者的问题基本上要与认知有关，而不是与遗传、生物化学、器质性障碍有关。来访者还需具有一定的智力、文化水平和领悟能力，而且希望改变自己的信念并为之努力。

（2）运用这种方法之前，要向来访者直接或者间接地解释 ABC 基本理论，让其领悟到非理性信念与情绪困扰的关系，这样才会取得好的效果。

（3）合理情绪疗法的风格通常是积极而主动的，如果来访者抗拒治疗，咨询师最好不要使用被动的方法，而应认真分析他们抗拒的原因，并想办法克服。

（4）咨询师本人可能也有一些非理性信念，因此，咨询师也应不断与自己的非理性信念进行辩驳。

（5）合理情绪疗法通常不会分析来访者的童年，而是把分析的焦点放在目前的问题上，除非来访者的非理性信念与早期经历有关，并且他们的自我挫败的情绪行为也是早期生活形成的。

（三）对合理情绪疗法的评价

合理情绪疗法吸收了前人心理治疗的经验和研究成果，整合了其他心理治疗的重要元素，不仅吸收了精神分析的潜意识动机和防御机制等理论、阿德勒疗法中的教导原理、行为主义疗法中的家庭作业等技术，还积极吸收了罗杰斯的五条件积极关注理论以及格式塔疗法中的一些实用技术。60 余年的发展历程，合理情绪疗法在国际心理咨询与治疗界均有广泛的影响，至今兴盛不衰。

1. 贡献

合理情绪疗法从心理统一体出发，强调认知、情绪、行为三者之间的相互作用。这种心理的系统论观点是比较科学和实际的，因此，合理情绪疗法的科学依据比其他疗法更为扎实。合理情绪疗法是其他认知行为疗法理论的先驱，尤其对贝克的认知疗法和梅肯鲍姆的认知行为矫正法形成深刻影响。通常情况下，改变认知比改变情绪和行为简单，费时短。由非理性信念构成的认知扭曲容易造成多种重要的情绪和行为的功能丧失，纠正来访者的非理性信念就能使这些情绪和行为功能恢复，相比之下，仅仅改变情绪或者行为则没有这种影响力。

合理情绪疗法简单易学，既可以为咨询治疗师所用，也可以为普通人所理解和掌握。家庭作业的使用，可以减少来访者的依赖性，巩固治疗效果。一般说来，合理情绪疗法治疗师在选择治疗策略方面是折中主义者，他们不会拘泥于固定的技术，且有自己的个人风格。

合理情绪疗法强调个体和家庭、集体及其他系统的关系问题。由于合理情绪疗法本身反对僵化思考，因此它能够较好地被不同的文化和群体接受。它鼓励个人和群体发展自己的兴趣，制定目标准则等，只要不强迫自己或者他人绝对遵守即可。

2. 局限

咨询师在治疗中很难保持"价值中立"，容易在矫正非理性信念的同时使来访者接受自己的价值观念，而封闭了来访者解决问题的内在潜能。在合理情绪疗法的 ABCDE 治疗模式中，充分体现了咨询师的主导作用，但对于来访者的主体作用则有所忽视（在思想工作中，领导干部必须发挥主导作用，当然也不能忽视基层官兵的主体作用）。此外也可能因为咨询师展现价值观的方式过于强烈，来访者不得不接受（这正是思想工作在价值观的影响与塑造方面所要做的）。而且，不同文化背景的来访者可能对"依赖"有不同的理解，有些来访者可能倾向于让咨询师为其做出决定。埃利斯甚至认为，即使来访者被动，表现出反感情绪，咨询师仍应坚持积极主动的导向。

埃利斯把提高人的认知放在核心地位，因此与非理性信念辩论的技术是合理情绪疗法的核心技术。辩论对提高认知具有重要作用，但对于大多数来访者而言，很多非理性信念不仅包含认识问题，还伴随着情感问题。所以，有时候咨询师虽然解决了来访者的认知错误，但是来访者经常口服心不服，因为虽然解决了信念上的认知障碍，但并没有解决信念上的情感障碍。虽然在治疗实践中，合理情绪疗法尽力避免单纯使用认知疗法，兼用了情绪疗法和行为疗法，但在辩论中，咨询师一般难以兼顾。（思想工作一直在强调"晓之以理，动之以情"。）

总之，合理情绪疗法与其他疗法相比，尽管其理论与实践依然有进一步完善的必要，但是在理论上与实践上确实有许多独到之处，因而成为当今心理治疗领域中的一个强势疗法。

三、贝克认知疗法及其在思想工作中的运用分析

认知疗法（Cognitive Therapy，CT）是建立认知过程影响个人情绪和行为在的理论假设基础上的一种积极而直接的治疗方法。如前所述，广义上的认知疗法包括埃利斯理情行为疗法（合理情绪疗法）、贝克认知疗法、梅肯鲍姆认知行为矫正等。人们也常常习惯于将贝克认知疗法简称为"贝克疗法"或"认知疗法"。

1976 年，贝克出版的《认知治疗与情绪障碍》一书中，首次提出"认知治疗"这一术语。1979 年，他出版了《抑郁症的认知治疗》一书，更加全面、系统地阐述了贝克认知疗法的理论基础、治疗过程及其相关技术的应用。20 世纪

80 年代初期,西方精神病学界和心理学界掀起了认知治疗研究和应用的热潮。1988 年,贝克总结了认知疗法的本质:"认知疗法是一种短期疗法,主要是用于治疗抑郁和焦虑而发展起来的。它现在也用于治疗人格障碍、饮食障碍和其他类型的问题,这些都是过去心理治疗难以治愈的。它以这样的一种心理病理观为基础:人们消极的情感和不良的行为是不恰当的、习惯上的解释方式而导致的。它还基于这一概念——抑郁和焦虑的人对他们自己和他们的处境有着歪曲的认识。"(所以思想工作的首要任务是挖掘出官兵的思想根源,在改变思想认识基础上改变行为。)

1943 年雷米在卡尔·罗杰斯的指导下获得哲学博士学位。他在贝克研究的基础上,进一步发展了贝克的理论及其认知疗法。如果说贝克理论所关心的是错误的认知过程以及在这个过程中所产生的错误观念,那么雷米理论则主要强调这些错误观念的存在状态,即这些观念是以什么样的顺序和方式表现出来并发生作用的。二者的研究相辅相成,相互影响,到后来已经很难予以区分。因此,许多学者喜欢将后期的贝克认知疗法称之为贝克-雷米认知疗法。

雷米也认为,错误的认知信念和认知过程是导致不适应情绪和行为的根本原因。由于受到罗杰斯的影响,雷米把自我概念作为心理治疗研究的中心问题。1943 年,他在俄亥俄州立大学完成了博士论文,当时的研究焦点就是咨询会谈中的自我参照。在雷米的理论中,错误观念主要是指错误的自我概念,即个体对自我的不正确或不适当的评价。1978 年,雷米开始从事认知治疗的研究与实践。雷米认为,错误观念不是独立存在的,而是以群集的方式表现出来,并阐述了边缘观念与中心观念、表层观念与核心观念的关系。每一个错误观念的群集都对应着一类情绪障碍,而且这些错误观念都有特定的句式,大多数都是以"我"为主语,比如,我怎样、我如何、我应该、我怎么会等。雷米进一步具体而详尽地描述了错误观念的"中心-边缘"结构及其与各种情绪障碍的关系,这有助于咨询师确定治疗目标,按一定的顺序和层次揭示并纠正各类错误观念。

贝克-雷米认知疗法是一种整合性的心理疗法,它吸收了很多不同心理治疗的思想和技术。贝克-雷米认知疗法不仅让来访者学会"正向性思维"的过程,而且它还展示了现实主义思维的力量,即我们能在多大程度上认识现实。(这是与思想工作相重合的,思想工作也会引导官兵"认识现实",适应环境。)

(一) 贝克认知疗法概述

1. 贝克简介

艾伦·贝克,1921 年出生于美国罗得岛州的普洛维登斯。他人生中一度对很多事情都感到恐惧和焦虑,如对血的恐惧、对隧道的恐惧和对公众演讲的焦虑等。也正因为如此，他得以结合自己的经历来理解和发展自己的治疗理论。贝克毕业于布朗大学，并于1946年在耶鲁大学取得精神病学的博士学位。最初，他想努力验证弗洛伊德的抑郁理论，但他的研究结果不支持他的假设，于是他放弃了精神分析方法，并且发展了一种治疗抑郁的认知疗法。他发现抑郁者经常有"认知歪曲"，这种歪曲的认知信念在具体情境中激活了抑郁模式。

此外，贝克还创立了贝克治疗和训练研究所，成功地将贝克认知疗法应用于抑郁、广泛性焦虑、惊恐障碍、酗酒和药物滥用、进食障碍、婚姻与关系问题以及人格障碍患者的治疗之中。他还在临床实践中编制了很多量表，包括贝克抑郁量表（BDI）、贝克绝望量表（BHS）、贝克焦虑量表（BAI）、贝克自杀意念量表（BBS）以及贝克少年量表等。其中贝克抑郁量表是测量抑郁程度最常用的量表之一。贝克的理论得到了临床实践的证实，他也因为该疗法的有效性而在美国心理学领域享有盛誉。

2. 基本假设

贝克认知疗法是在研究和治疗抑郁的过程中发展起来的。贝克发现抑郁症患者存在着较为典型的认知歪曲，他在前人研究的基础上，吸收了认知心理学，尤其是信息加工理论的研究成果，提出了情绪障碍两层次认知模式。贝克认为，人们的感觉与行为取决于他们如何建构经验，适应不良（即个体不能正常适应工作和生活环境）的情绪与行为都源于适应不良的认知。认知是情感和行为的中介，情绪困扰和不良行为与歪曲的认知有关。心理困难和障碍总是以对现实的歪曲理解为基础的，如果从一个片面的角度去判断现实或推测未来，就会导致适应不良。例如：抑郁症患者大多对自己、对外部世界和未来都持消极态度，抱有偏见，认为自己是失败者，认为将来毫无希望。焦虑症患者则对现实中的威胁持有偏见，过分夸大事件的后果，面对问题，只看到不利因素，而忽视有利因素。（我们的思想工作对象，也经常会出现以片面的、习惯化的、主观成见的方式看待问题。）

贝克认知模型的理论假设主要有以下几点：

（1）信息加工的能力和对环境的认知方式对个体的适应和生存有重要意义。

（2）人类知觉水平会加强信息加工的有效性和适应性。

（3）信息加工的一个基本作用是对现实的构建。

（4）信息加工是作为情绪、行为、个人经验的心理成分的指导原则。

（5）认知作用是由较低层次的刺激驱动加工过程与较高层次的语义加工过程互动产生的。

（6）认知结构至多只是对环境的大体反应。

（7）"意义"是由环境和内部基本结构的不断相互作用发展而来的。

（8）信息加工系统的意义决策结构包含不同程度的激活阈值。

（9）信息加工系统有两个主要目标：一个是有机体目标，另一个是结构目标。

（10）心理障碍是由于信息加工系统的特定意义产生结构的激活过度或激活不足。

（11）意义产生结构的改变是人们信息加工转变的关键。

（这些假设启发我们，人的认识过程是有规律的，按照这些规律开展思想工作能够取得更好的效果。而我军之所以长期以来取得了思想工作的实践成果，就是在历史唯物主义和辩证唯物主义的指导下，我军的思想工作方法自觉不自觉地符合了人们的认识规律。）

3. 咨询目标

贝克认知疗法的主要目标在于帮助来访者克服认知的盲点、自我欺骗和不正确的判断，改变其认知扭曲或不合逻辑的思维方式，从而缓解症状。来访者需要学会以新的思维和行为来面对现实，从情感水平上体验理性的、合乎逻辑的思维方式的重要性，并将这些新思维应用到行为上。通过认知治疗，来访者可以成为自己的认知治疗师。（所以官兵可以自己教育自己。）

贝克认知治疗的重点在于矫正来访者的思维歪曲。发现、挖掘来访者异常或歪曲的思维方式并加以分析、批判，继而用合理的、现实的思维方式代替错误的加工方式，是治疗心理障碍的有效途径之一。贝克认知疗法的策略就是帮助来访者重建认知结构，其形式是积极主动的、结构化的并且是短程的。

思想是行为的先导，要改变人的行为，首先要改变人的思想。从贝克认知疗法的策略来看，人的思想认识方式是可以改变的。

4. 基本理论

（1）信息加工。

信息加工理论是贝克认知疗法的理论基础，该理论认为人们的情绪、行为由其对事件的认知所影响和决定，个体形成经验的方式取决于他们是如何感知外部世界的。贝克认为，心理障碍的产生并不是刺激事件诱发的结果，而是由歪曲的认知加工或错误的思维方式促成的。

根据信息加工心理学的观点，人脑是一个信息加工系统，它可以对表征信息的物理符号进行输入、编码、储存、提取，不同加工阶段由不同的认知结构来完成。信息加工系统主要由四部分组成，即感受器、效应器、加工器、记忆装置。其中加工器是整个信息加工系统的控制部分，它决定着信息加工的目标、计划及计划的执行。在编码系统中，已有的知识经验和认知结构决定着个体对刺激信息的选择和理解。一般来说，不同的人对相同的事物会产生不同的看法（在同一片蓝天下，在同一个单位、在同样的工作生活环境下，却有着不同的思想和行为表现，有的积极、有的消极，有的正确、有的错误）。神经系统异常、精神创伤同样会导致歪曲的认知和思维方式。尽管信息加工的方式对心理障碍的形成起着重要作用，但贝克并不认为扭曲加工是心理障碍产生的唯一原因，而认为认知和生理的、社会的因素共同造成了人的心理障碍。

（2）自动思维。

自动思维是贝克认知疗法中的核心概念。（通俗地理解，"自动思维"大意是习惯化的、高度自觉的思维方式。）贝克指出，错误想法常以"自动"的方式出现，即这些想法、信念总是不知不觉突现在脑中，因而不容易被意识到。自动思维有负性自动思维和正性自动思维之分。"负性"指的是这些想法总是和不愉快的情绪有关。负性情绪可是对过去经历的消极体验，也可以是对目前生活的消极感知，还可以是对未来的消极预期。不仅精神病患者有自动思维，正常人也都有。但正常人有时会对自动思维做出现实检验和积极的反应，而精神病患者则不会有这种批判性的检验。情绪障碍的发展使得这些负性自动想法更加频繁和强烈，形成恶性循环。常见的负性自动思维如下：

1）二分法思维：按照非彼即此的观点看待事物。例如，没有成功就意味着失败，任何事情如果表现不完美就是失败。

2）过度概括化：把特殊事件看成生活的一般特征，而不只是众多事件中的一个。例如，根据配偶一次粗心的反应，就推断其不够细心，尽管在很多场合配偶都表现得很细心。

3）选择性提取：注意力聚焦在复杂事件的一个方面，而忽视其他相关方面。例如，只注意工作表现中的一个消极评价而忽视大量的积极评价。

4）优势打折：与个体的消极观点相冲突的积极事件不值一提。例如，不相信来自朋友、亲人的积极反馈，而觉得他们只是出于礼貌才这么做的。

5）读心术：在没有证据的情况下，个体臆断别人对自己的反应是消极的。例如，"我知道他认为我是白痴！"尽管他人表现得很友好。

6）预测未来：个体相信有什么坏事可能会发生，尽管目前没有什么证据。例如，"我就知道他想要离开我"，之后表现得好像确实是真的一样。

7）灾难化：认为可能会发生的消极事件是无法忍受的灾难，而不能正确看待。例如，想着"天哪，我要是晕倒怎么办"，而没有考虑虽然晕倒可能令人不愉快、令人为难，但并不是极度危险的。

8）轻视：认为积极的特征和经历是真的，但是没有价值。例如，"我的工作是很好，那又怎样呢，我的父母都不重视我。"

9）情绪推理：臆断情绪反应是真实情况的必然反映。例如，因为感觉没有希望，所以真实情况一定是没有希望的。

10）应该陈述：用"应该""不得不"的陈述来提供动机和控制行为。例如，"我不应该恼火，她是我母亲，我不得不听她的。"

11）贴标签：给别人或自己贴上一个总的标签，而不具体情况具体分析。例如，认为"我是失败的"而不认为"这次我失败了"。

12）个性化：把外部事件的原因归于个人，而不考虑其他因素。例如，臆断管理者的不友善行为是对当事人的反应，而没有考虑到管理者是因为家人去世而不安的。

不同的心理障碍有不同内容的认知歪曲。上述各种自动思维方式，在具体的案例咨询当中，会以具体的方式出现，在方式及其数量上都有个案差异。为此，咨询师需要针对具体个案，给予具体甄别。自动思维有两种形式：语词形式和视觉形式。这两种形式也可以同时出现，如一个在外散步的人看到消防车往他家的方向走，他可能出现了语词形式的自动思维"我家一定着火了，我得赶快回去"，同时还有视觉形式，如头脑中出现自家房子被熊熊大火包围的景象。识别和矫正自动思维是认知治疗成功的关键。

抑郁症来访者的负性自动思维或想法可以归结为"认知三联征"，即患者消极地看待自我，认为自己有缺陷、能力低下，因此总产生不愉快和无用感，甚至认为自己缺乏获得愉快和满意的本能；消极地看待周围环境，对自己要求过高，似乎在实现生活目标的道路上有不可克服的障碍；消极地看待未来，对未来悲观失望，缺乏对未来的憧憬。这种消极的认知方式来源于抑郁症患者潜在的认知图式。抑郁症患者这种认知结构的形成源于童年期的经历。

（3）核心信念。

刚开始，贝克强调驳斥来访者的"自动思维"，因为这些自动思维导致情绪反应，而不是驳斥他们的非理性信念。近几年来，贝克认知疗法也开始重视对非理性信念的矫正，强调亲身体验强烈情绪的治疗技巧。核心信念是个人关于自己最核心的观念，它通过影响中间信念而引发自动思维。关于核心信念，贝克理论与雷米理论的侧重点不同，前者强调错误的认知过程及这一过程所产生的错误观念，后者则主要强调这些错误观念的存在状态，即这些观念的表现顺序、方式及作用机制。雷米认为，来访者表现出来的错误观念主要是对自我的不正确或不适当的评价，即错误的自我概念。（思想工作要挖掘思想根源，批评与自我批评要触及灵魂，也是为了找到"核心信念"，评价"核心信念"是否存在错误或偏见。）

雷米进一步提出了"中心-边缘"模型。他认为，每一组群集中了各种错误的自我评价，有些是基本的、主要的，支配着那些较为次要的观念。如果来访者那些主要的错误观念没有改变，而只是放弃那些表面的、次要的错误观念，那么他们的情绪困扰和行为障碍就很难真正消除。治疗的目的在于揭示并改变这些基本的、中心的错误观念。但是治疗的突破口应该是边缘的、表层的错误观念，因为只有解决了这些错误观念，才能逐步靠近中心、深层的错误观念，从而揭示并改变它们。

因此，尽管自动思维看上去是自动出现的，但其背后往往隐藏着一定的信念，一旦这些信念被确认，就可以进一步预测自动思维。从童年开始，人们就已经对自我、他人及世界形成了一定的信念。这些信念逐渐演变成为核心信念，它们是根深蒂固的、整体的，并且在认知中起主导作用。而自动思维是在特殊情境下产生的表层认知，介于两者之间的则是中间信念，包括态度、规则和假设，如图5-1所示。

为了适应环境，个体需要以协调一致的方式组织他们的经验。在与外界的互动过程中，他们的信念可能会发生一些功能性的改变而产生一些功能障碍性信念。情境可以诱发出自动思维，而自动思维也可以影响一个人的情绪和行为。认知治疗就是要帮助来访者去修正那些不切实际的信念、假设和自动化思维。（思想工作也要改变官兵不切实际的想法、猜疑、个人成见和偏见。）

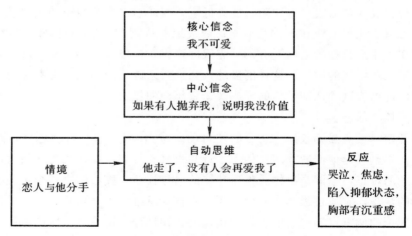

图5-1 雷米的错误信念结构示意图

（4）认知图式。

认识图式形成于生命的早期体验，在生活过程中不断习得而成，包含最基本的信念和设想。而贝克认知疗法基本建立在"自动思维—中间信念—核心信念"的认知图式基础上。图式同信念、假设和态度一样，直接影响我们的行为，为我们认识世界提供信息。同时，在我们与他人、环境的互动中，图式不断地得以构建和强化。图式的广度、诱发力、活动力和驱动力决定了我们接受和应对外部世界和外在环境的方式和程度。（简单说，认识图式就是人们认识事物的、分析问题的模式、方式和方法。）

个体是如何看待世界的，以及他们对人、事件和环境有什么重要的信念和假设，这就组成了他们的认知图式。人们根据图式来指引新信息的加工，预测事件的未来发展，给事物赋予某种意义。基本的认知图式主要有两种：积极的与消极的。积极的认知图式可以让个体适应环境，消极的认知图式则导致个体出现不适应。（积极与消极的认知图式大概对应着我们常说的一个人是乐观主义的还是悲观主义的。）人们的有些图式是僵硬的、极端的，因而就表现为功能失调性态度。有些图式在一些情境中适应，到了另一些情境或许会出现不适应。贝克把产生功能失调性障碍的"需要"归成三类，即成就需要、接纳需要和控制需要。这些图式是人们处理、解释、评价情境的基础，成为支配人们行为的规则。

贝克认为，人们通过早期生活经验建立起来的图式具有相当的稳定性，它存在于潜意识范畴内，很少为人们的意识所盘查。情绪障碍来访者的这种深层的认知更容易出现问题。人们童年或早期经验形成的图式决定着他们对事物的评价，成为支配行为的"教条"。一旦这些图式为某种诱发事件（挫折、逆境）所激活，就会有大量的负性自动想法产生，进而上升到意识，导致抑郁、焦虑和行为障碍。这些不健康的情绪、行为又和负性的认知相互作用，形成恶性循环，使得问题持续加重。

认知脆弱涉及人们在遭遇心理危机时的易感性特质，其根源在于人格结构的脆弱性。认知脆弱性还体现了贝克的忧郁性格观。他认为性格可以分为社会依赖型和自主型：社会依赖型的人如果感到孤立，缺乏社会支持，则有可能导致抑郁；而自主型的人如果在成就方面遇到挫折，不能完成较高的成就目标，就容易悲观、失望、情绪低落而导致抑郁。

（5）认知歪曲。

认知歪曲就是个体信息加工过程中出现的逻辑错误和非理性思考，正是这些歪曲认知导致了情绪困扰与不良行为。可以看出，认知歪曲的种类与埃利斯的非理性信念有些相似。常见的认知歪曲形式有以下 7 种：

1）主观推断：缺乏事实根据，大多通过主观臆想进行推断，如"灾难化"思维。

2）选择概括：不能全面地看待事物，并且根据对事件的某一方面细节的了解形成结论。最常见的是只关注失败的事件，只关注自己的错误和弱点，觉得自己一无是处。

3）过度概括：将由一个偶然事件得出的一种极端信念迁移到其他情境之中。

例如一次咨询失败后，认为自己再无法胜任咨询工作。

4）夸大缩小：经常会夸大或者缩小一个事件或一种情境的意义。例如对小错误的过度认知和对大错误的"无所谓"心态。

5）个性倾向：个体毫无根据地将外界事件同自身联系起来。有这种倾向的人喜欢自我反思，而且经常将事件的原因归结为自己的错误。

6）错贴标签：根据自己片面的想法来描述一个人和定义一个人的本质。

7）极端思维：认为世界非"黑"即"白"，用"不是/就是"的标准对事物进行分类。例如认为人只有好坏之分，一旦给人贴上了"坏"的标签，就认为他永远是坏人了。

（二）贝克认知疗法的操作要求

贝克认知疗法咨询师通过帮助来访者评估认知过程，辨认扭曲认知与功能障碍性信念，并通过双方的积极合作，使来访者学会分辨自己的想法和现实之间的差距，进而了解认知对情绪和行为的影响力。咨询师协助来访者认清、观察并监控自己的想法与假设，特别是那些负性自动化思维。在来访者了解了负性自动想法如何影响自己后，接着便验证这些表层认知和纠正核心信念。整个过程包括检查来访者的情况、制定会谈章程、进行苏格拉底式对话、布置家庭作业以及获得反馈。最后，帮助来访者学会以实际的、正确的认知去取代扭曲的认知，学会改变那些功能障碍性信念与假设。

1. 步骤

在治疗过程中，咨询师要不断将来访者的信息按认知模式加以归类：情境、自动思维、信念和反应。弄清楚这些信念是如何在特定情境下产生自动思维及情绪困扰和不良行为，协助来访者发现认知扭曲或逻辑错误，通过反复"诘难"来访者，使其改变负性自动思维，放弃原有的错误认知，建立正确认知。在治疗中后期，咨询师还要对来访者在治疗早期获得的知识进行评估，评估咨询目标的实现，在适当的时候对来访者进行鼓励和肯定。

（1）建立关系。

在所有认知行为疗法中，贝克认知疗法更强调良好的咨询关系是提高咨询疗效的必要条件。咨询师应热情，真诚，有同理心。在治疗互动的过程中，咨询师应获得来访者的信任。因为只有信任咨询师，来访者才能果断说出他们的想法。这个阶段，咨询师除了和来访者建立真诚、信任的咨询关系外，还要耐心解释治疗的目标、方法和程序，激发来访者主动参与治疗的欲望。治疗师要让来访者对于治疗有一定的正确认知，消除治疗的神秘色彩。（心理咨询师自己都希望消除对于心理咨询的神秘感，所以我们也应该正确对待心理咨询，消除对于心理咨询望而却步的神秘感，增强对思想工作功能和作用的自信。）

（2）确定咨询目标。

确定目标之前，咨询师应先了解来访者对咨询的期望，包括咨询的次数、时间安排等。目标应是咨询师和来访者共同商定的。克服来访者当前的问题或烦恼，减轻他们不愉快的情绪是贝克认知疗法的一个直接目标。贝克认为，负性自动想法和功能障碍性信念以及形成它们的扭曲的加工方式是情绪困扰产生的重要原因。因此，咨询的主要目标便是识别和矫正来访者负性自动思维，核心信念，并使他们形成正确的认知方式。咨询师一般不期望来访者的人格有重大的转变或重组。因为是短程的、限时的结构性咨询，咨询目标应该具体化。具体化有助于目标的实现，并加速治疗的进程。确定咨询目标后，还应相应设置日程来实现它。

（3）确定问题。

这个阶段咨询师要全面搜集来访者的背景资料，评估他们当前的问题，列出关键问题。从这些问题和事实来发现和了解来访者的想法、信念和认知过程。咨询师可以向来访者列举出认知歪曲的形式和表现，帮助他们提高认知水平和矫正错误思想。这个阶段主要运用提问和自我审查两种技术来促使来访者对他们的问题进行体验和反省。运用这两项技术时，应把焦点放在具体的问题和可见的事实上。

1）提问：认知疗法的一个主要技术特点便是苏格拉底式提问。苏格拉底式提问是一个持续的探求理由、假定和不断诘问的过程，把思维的中心集中在某个想法或概念上，最后弄清楚来访者是怎样通过思维来构建整个世界的概念。

咨询师通过提出一系列的问题，让来访者认识到自己的认知错误，对自己的自动思维、信念产生怀疑，并能主动加以改变。苏格拉底式提问通常可以用来询问观点、澄清疑问、引出证据、追溯起源、明确暗示或结论等，典型的提问方式如"你可以作进一步的详细说明吗？""你认为主要问题是什么？""你似乎正在假设……""你是如何得出这一结论的？""是什么让你有这样的想法？""如果那样的话，还有可能发生其他的什么事？"等。（这里的"提问"技术完全可以移植运用到思想工作，而且事实上，思想工作也在这样做。）

2）自我审查：自我审查是指来访者对自己所述看法进行仔细地体验和反省。来访者的情绪困扰和不良认知大部分都与过去的经验有关，通过对过去经验的体验和反思，他们就更容易发现自己认知过程的不合理和不合实际之处。而且，自我审查能够让来访者注意到过去被他忽略的经验。这也是启发来访者主动寻找不良认知的过程。咨询师还可以通过心理测试量表帮助来访者更好地明确问题，如使用贝克绝望量表（BHS）、自动想法问卷（ATQ）等。（"自我审查"是"对过去经验的体验和反思"，这与"思想汇报"或某个人挨批评时写"个人检查"，有着异曲同工之处。）

（4）检验表层错误观念。

表层观念是来访者对自己的情绪、行为以及诱发事件所做的直接、具体的解释。通常，这些解释都是错误的，但来访者有时候并不这样认为。贝克认为，来访者产生困扰是因为他们无法识别出这些不适应想法、信念产生的自动化过程。认识并矫正认识歪曲、错误思想的一个方法是检验支持和不支持某种错误假设的证据。咨询师鼓励来访者把这种信念当作假说看待，设计方法来调查、检验这些假设。来访者可能会发现，绝大多数的时间里他的这种歪曲认知和错误思维是不符合实际的。检验表层信念这一过程不仅可以帮助来访者认清事实，还能发现来访者对事件的认识歪曲和消极片面的态度。咨询师可以通过建议来访者做一项与他对问题的解释相关的活动，以帮助他们发现自己的解释是否正确，从而推翻原有的解释。咨询师也可以设计一种情境，这种情境与来访者的问题及他们对此问题的解释有关，来访者可以扮演其中某一个角色（设身处地，推己及人），这样来访者就可以对自己观念的现实性、逻辑性进行观察，从而更清楚地看待自己的问题。

（5）纠正核心信念。

清楚来访者的负性核心信念后，咨询师就开始设计一个新的、实际的、更有效的信念去替代错误的核心信念。例如，可以让来访者采纳新的功能性的信念——"我是个具有积极和消极特征的有价值的人"，代替错误的核心信念——"我没有任何价值"。矫正错误的自动思维和纠正核心信念是贝克认知疗法最重要的两个环节。在这两个环节中，咨询师要关注来访者的情绪变化，并与来访者探讨这种变化。仅仅识别并矫正负性自动思维还不够，还不能完全缓解症状。贝克认为，很多来访者常常将自己的想法当成事实，而没有意识到这只是一种假设。核心信念往往与自我概念有关的命题相联系。关于矫正错误的自动思维和纠正核心信念的具体技术将在后面讨论。

（6）进一步改变认知。

鲁斯认为，"信念"无法被证实，重建概念和领悟都可能导致认知转变。认知可以影响情绪和行为，同样情绪和行为反过来也会影响认知。要进一步改变认知，还可以通过情绪体验和行为强化来进行。具体技术在后面讨论。

（7）巩固新观念。

矫正了来访者的负性自动思维和功能失调性信念后，还需要让他们学会将在咨询室所学到的新观念和新行为方式应用到实际生活中去，并使他们学会自我调节。贝克认知疗法通常会根据来访者的特定问题以及咨询关系的程度布置不同的家庭作业。家庭作业不仅可以帮助来访者学习新技能，同时也促使他们去检验其信念的真实性与有效性。家庭作业是治疗过程的延续。这个阶段，治疗师的工作在于帮助来访者掌握、使用和练习新学习的观念，反复练习和应用理性的反应方式，以取代功能障碍性思维。家庭作业既有行为作业，也有认知作业，还可以让来访者阅读与贝克认知疗法有关的书籍。（思想工作要求官兵信守诺言，说到做到，把思想认识的改变落实到行动上，落实到行为的变化上。）

2. 具体技术

（1）确认情绪的技术。

强烈的消极情绪是痛苦的，可能会妨碍来访者的认知，使其不能够有效地思考并解决问题。在咨询过程中，消极情感与消极认知很可能产生混淆，因此，确认情绪对于咨询的顺利进行有重要的作用。此外，不恰当的行为也将进一步加深情绪困扰。如恐惧障碍患者常采取安全行为以逃避恐惧刺激，而这种逃避行为事实上加剧了他们对特定刺激的恐惧情绪。

咨询师把患者提供的资料按认知模式加以组织分类：①处境；②自动思维和信念；③反应。很多时候，来访者会混淆思维和情绪。咨询师可以根据会谈的进展情况、咨询目标和咨询关系来确定解决这些混淆的时间和方式。例如，咨询师可以在会谈进行过程中让患者明确思维和情感，也可以到会谈结束之后，再对此前的问题予以讨论和确定。除了解决思维和情绪的混淆，对于情绪种类和强度的评定也很重要。（谈心也要首先搞清楚当事人所说的，是情绪冲动的"气头话"，还是深思熟虑的"真心话"。）

一些来访者能够很好地确认自己的情绪，但也有一些来访者对自身情绪并不了解，这时，可以采用消极情绪清单，让来访者进行选择。在评定情绪等级的时候，可以结合百分等级进行评估，如果来访者对于数字不敏感，或者对于感觉程度把握不足，咨询师可根据来访者的实际情况量身订制情绪程度表。

（2）识别与矫正自动思维的技术。

在识别自动思维之前，咨询师可以先给来访者讲解自动思维的特征及其对情绪和行为的影响。通常识别自动思维可以用以下方法：

1）直接提问：针对某个事件或问题，请来访者直接说出对回忆出来的情绪体验和事件的看法，如"你当时心里正在想什么？"如果来访者在咨询中出现强烈的情绪反应或情感发生变化，咨询师要立即询问来访者心里想的是什么以引出自动思维。

2）心理想象或角色扮演：如果通过简单的问答不能引导出自动思维，咨询师可以让来访者想象特定的情境，鼓励他们用现在时态尽可能详细地描述。如果直接询问和心理想象还不能引导出自动思维，咨询师可以创建一个相似的情境，和来访者一起扮演。演完后并提问："这一情境对你意味着什么？"（思想工作过程中，干部骨干经常会和谈心对象一起分析某个问题，或列举事例让谈心对象分析，以便发现或确认谈心对象的思维习惯和认识问题的方式方法。）

3）利用评估工具：咨询师可以使用心理测试问卷，如自动思维问卷

（ATQ）来识别来访者的自动思维。另外，也可以通过安排一些行为作业并记录同时出现的想法来发现来访者的自动思维。（干部骨干要全面掌握所属人员的性格特点、爱好特长，观察了解人员的言谈举止、行为方式。所谓"一撅尾巴就知道要拉什么屎"，这是话糙理不糙，其意思就是因为熟悉了部属的相当于"自动思维"的思维习惯，所以知道在某种情境下，他们会说什么、做什么。）

识别出来访者的负性自动思维后，就要开始对其进行矫正。通常矫正来访者的负性自动想法，并不是直接采取说服的方法，而是采取"协同检验"的方法，即治疗师把来访者的负性自动想法当作一种假设加以检验。来访者的这些负性自动想法大多不能得到证据的支持，甚至有相反的证据出现，因而来访者的认知会发生一定的转变。（在思想工作中，这就是说当事人的情绪闹错了，把事情想错了。例如，本来大家都愿意帮助他，他却以为大家都歧视他。一旦得知大家帮助他的事实之后，他一般会恍然大悟，甚至羞愧难当。）

一般检验负性自动思维有两种主要方法：

1）言语盘问法：这个方法跟合理性情绪疗法与非理性信念辩论的一些方法有些类似。具体提问的技术有证据支持法、优劣分析法、逻辑分析法、重新归因法等，常见的提问包括：你这样想有什么证据吗？是否有其他的解释？这些解释又有多少现实可能性？你这种想法在逻辑上是不是出了什么错误？你这样想有什么好处和坏处？（这些做法在思想工作中也是常用的。）

2）行为检验法：这是通过设计行为作业来检验来访者负性自动思维的可信度，可以单独使用或与苏格拉底式提问同时使用。在设计行为作业之前，咨询师首先必须明确要检验的自动思维是什么以及支持和反对这种自动思维的证据。（基层部队官兵工作、生活在一起，干部要坚持"五同"，做到身在军中、兵在心中，随时随地了解掌握所属人员的思想动态和行为表现，这就为干部发现官兵的"负性自动思维"也就是认识事物的思维习惯和与之相关的行为方式创造了条件。）

（3）识别并矫正信念的技术。

贝克认为，心理障碍的深层次原因是来访者的认知图式。只有改变这些功能失调性信念，才能比较彻底地消除情绪困扰和不良行为。要矫正来访者的错误信念，首先得识别出他们的信念。识别信念要比识别自动思维更复杂，因为这些信念通常是隐藏的，有时来访者还不能清晰地表达。虽然错误信念比负性自动思维更难识别，但是可以从一些基本特点对它们进行区分。这些信念一般不符合人类经验的真实性，阻碍目标实现，容易引发消极情绪，不能激发出积极的行为表现。一般可以使用以下技术来识别信念：

1）通过自动思维识别信念：有时候自动思维本身就是一个信念，比如来访者一次考试失败，出现的自动思维是"考试都考不好，我很无能"。"我很无能"

本身就是一个核心信念。通常识别出自动思维后，咨询师通过盘问追根法，也能很快找到来访者的信念。

2) 垂直下降法：也称"盘问追根法"，这是一种了解来访者内心深处潜在的担心和顾虑的有效方法。使用时，咨询师要持续询问有关想法的问题。例如，"如果她拒绝你，那对你意味着什么？""如果她不喜欢你，那又意味着什么？""如果你很让人讨厌，那会发生什么？""如果没有人会喜欢你，那么它又意味着什么？""如果你基本上是没有吸引力的，那又意味着什么？""如果你将永远一个人过，又意味着什么？"（又比如，"如果你不能入党，那对你意味着什么？""如果你到时候复员了，那又意味着什么？""如果没有给你安排工作，那会发生什么？""如果下岗了，那么它又意味着什么？"最后引出的信念就是该士兵比较自卑，不相信自己通过努力能够找到工作。）使用垂直下降法可以很快地引出来访者的信念，但这经常会遇到来访者的阻抗。一般在咨询关系很好的情况下使用。

3) 归纳共同模式或主题：因为核心信念可以引发一系列中间信念（规则、假设、态度）和许多自动思维，所以咨询师也可以通过寻找这些中间信念和自动思维的共有模式或主题来识别核心信念。如来访者陈述"如果我不是最好的，我就失败了""每件事情都必须做得完美""细节是很重要的""我必须在掌控之中"等，那么他可能的一个核心信念是"我不能被超过"。

4) 利用信念问卷：咨询师也可以使用贝克的功能失调性态度量表或绝望量表来识别来访者的信念。

识别出来访者的错误信念后，咨询师就要对其进行矫正，与来访者一起检验信念的真实性。矫正自动思维的方法同样可以用来矫正信念，如行为检验法、言语盘问法等。另外，还有以下技术可以用来矫正信念：

1) 认知连续体：对自己、他人以及事物的评价是一个连续体，如果来访者出现明显的二分思维，咨询师可以用认知连续体方法来矫正来访者的信念。使用认知连续体时，先让来访者在认知的两极标上事件或评价，然后协助他们按一定的百分率在中间标上相应事件，最后请来访者在这条数轴上标出自己的位置。做完之后，来访者一般不会再把"自己"放在两端。

2) 理性-情绪角色扮演：当来访者理性上知道该信念是功能障碍性的、片面的，而情感上或心理上仍然"感觉"它们是真的时，这个方法尤其有效。咨询师设计一种特殊情景，先请来访者扮演其情感上强烈认可的功能障碍性信念的"情绪"角色，对其提供理论指导，同时咨询师扮演"理性"角色，然后再互换角色。扮演过程中，咨询师和来访者都必须以第一人称"我"来说话。

3) 核心信念作业表：如果来访者已经知道自己的信念在某些方面是不准确的，也相信自己能够矫正错误的信念，并且已经建立良好的咨询关系，咨询师就可以使用核心信念作业表来矫正信念（见表5-4）。

表 5－4　核心信念作业表

```
旧的核心信念：_____
现在你多大程度地相信旧的信念？（0～100％）_____
    这个星期你相信它的最大程度是多少？（0～100％）_____
    这个星期你相信它的最低程度是多少？（0～100％）_____
新的信念：_____
现在你多大程度地相信新的信念？（0～100％）_____
反驳旧的核心信念                利用再组织
支持新的信念的证据：            支持旧的信念的证据：

_____        _____

_____        _____

_____        _____
```

（显然，人员的思想汇报与这个表格的内容设计有些相似之处。因为思想汇报要"见人见事见思想"，要从正反两个方面进行分析总结。）

在识别和矫正核心信念的时候，经常会用到语义分析技术。深层错误观念往往表现为一些抽象的与自我概念有关的命题，比如"我毫无价值"等，它们并不对应具体的事件和行为，也难以通过具体的情境加以检验。这些自我概念往往是通过类似"主—谓—表"的句式结构来表示，语义分析技术通过对这些句式进行语义分析进而认识这类错误的自我概念。来访者常见的表述有"我是失败者""我是有缺陷的人""我不胜任""我被人遗弃""我必定被人拒绝""我不可爱"等。通过对这些表述语义进行分析，可以发现后面的表语所描述的都是主语"我"的整体性质。根据语义学的理论，这样的句子显然没有什么逻辑意义，因为主语"我"应包括与"我"有关的各种客体或与"我"有关的各种行为。例如，可以说"我做的那件事失败了"，但不能说"我的头发""我呼吸"都是失败的，所以"我失败了"这句话并没有多少意义。咨询师可以利用语义分析技术纠正来访者对自己或他人的绝对的、错误的评价。通过这种语义分析和转换，咨询师就可以引导来访者把代表他深层错误观念的无意义的句子转变成具体的、有特定意义的句子，使他学会把"我"分解为一些特定的事件和具体行为，并在一定的社会参照下来评价它们。（就事论事，具体问题具体分析。）

（4）其他认知行为技术。

其他认知行为技术包括家庭作业、去中心化、问题解决、重新归因、焦虑或抑郁监控、分级任务以及积极自我陈述 7 项技术。

家庭作业是贝克认知疗法的一个重要环节。家庭作业可以帮助来访者更好地参与咨询并改变信念,也有助于咨询师收集信息并检查进度,从而巩固治疗效果。家庭作业完成得好,还可为来访者提供自我教育的机会。布置作业前,咨询师应自问:家庭作业是否对来访者有利,是否有助于实现咨询目标。

在贝克认知疗法中,常见的家庭作业如下:

1)MP 技术(掌握和愉快评估技术):此法常与日常活动计划结合应用。针对不同的来访者,设计"日常活动计划"。M 指调控、掌握,P 为愉快、欢乐。根据来访者的日常活动评价 M 值和 P 值(0~5 分制,0 表示很容易或无愉快,5 表示难度最大或非常愉快),并用书面形式记录下来,依计划行事,调整进度。在动机得到强化后,成功的自信心及愉快感也由此增加。咨询师和来访者共同制订出一些来访者能完成的活动,每天每小时都有活动。活动的难度、要求可以随着来访者"症状"的减轻而提高。这项技术既可以帮助来访者有效利用时间,做些有意义的事,改变他们的心境,同时还可以起到检验认知歪曲的作用。

2)三栏笔记法:具体做法是让来访者在笔记本上画两条竖线,分出三栏,左边一栏记录自动思维,中间一栏记录对自动思维的分析(有些可能是正确的,但大部分都是认知歪曲),右边一栏记录理性的思维或重新分析。三栏笔记法可以培养来访者积极的思维习惯,教会来访者积极自我对话。

去中心化是使来访者改变"自我中心"的思维方式。很多来访者往往认为自己的言行备受别人的关注,容易"自我中心",对周围环境的变化极为敏感。咨询师可以通过"换位思考"或"真实记录"的方法来帮助他们改变这种"中心化"思维,排除自我中心。忽略周围人的注意,来访者可能会发现很少有人注意自己的言行。

问题解决技术是使来访者掌握生活中解决问题所必需的技能。很多来访者除了有心理障碍或情绪困扰之外,有的还缺乏问题解决技能,他们大多还有一些生活中的实际问题需要解决。在会谈中,咨询师也应协助来访者设计问题的解决方案。在解决问题的过程中,来访者可以同时检验他们的信念。(解决思想问题与解决实际问题相结合。)

重新归因是帮助来访者重新找出刺激事件的原因。很多来访者对情境、事件和自身的情绪行为反应存有歪曲的认知或不准确的归因。受认知图式的影响,来访者经常忽略某些明显的、重要的信息,咨询师可以帮来访者重新寻找真实原因。但有时候来访者的归因未必不适当或遗漏其他信息,只是这种归因本身就会导致情绪困扰,咨询师也可以协助来访者做出"积极而健康"的归因(误归因法)。例如,来访者因一个老同学没有跟他打招呼而耿耿于怀,觉得自己被忽视了,没有价值了。咨询师可以提供另外一些解释,如"那个老同学可能当时没看见你""他确实看见你了,可他当时有急事来不及跟你打招呼""他可能后续要专门找你，所以现在先不跟你打招呼"等。（这与思想工作的思路和用语是一样的。）

焦虑或抑郁监控是通过事实来改变认知的一种技术。咨询师可以给来访者布置描绘心境状态的曲线记录式家庭作业。许多慢性甚至急性焦虑症来访者往往认为他们的焦虑会一直不变地存在下去，但事实上，焦虑的发生是被动的、波动的，常因活动的改变而有所改善。咨询师鼓励来访者对焦虑或抑郁的水平进行自我监控，让他们认识到情绪的波动性，增强抵抗焦虑的信心，从而控制或消除焦虑或抑郁情绪。（写日记也有类似的作用。）

分级任务类似于系统脱敏。这种技术使用化整为零、化大为小的策略，让来访者循序渐进，逐步完成一系列力所能及的小任务，最终完成大任务。通过自身强化来增加成功机会的练习，克服来访者拖沓的习惯，提高面对应激情景的信心。等级任务安排看起来有点类似于分级暴露法。比如来访者想在课堂上发表意见但心里又十分害怕，咨询师可以这样安排等级任务：①课后向同学提问；②课后向老师提问；③在课堂上提问；④在课堂上回答问题；⑤在课堂上发表意见。在每个任务之前、之中或之后，咨询师可以跟来访者一起讨论各种应付技术，如放松练习、识别和矫正自动思维技术等。

积极的自我陈述就是来访者将自己每天所做的积极的事情记录下来，并且用语言的形式不断进行自我强化。来访者通常会把现在的自己与"病前"比较，或与看起来比自己更好的人比较，这样就容易忽视或低估甚至忘记现有的积极信息。这类来访者常见的自动思维有过度谦虚、以偏概全、管状视力（视野狭隘，只见事物的消极方面）。咨询师要改变来访者将目前状态与理想状态或过去状态相比较的自动思维，尽量使来访者关注最近所取得的成就与进步。来访者可以通过积极的自我陈述和自我评价来进行自我强化，提高自我满意度。常见的积极陈述有"我想我能""我做得很好""太好了，我控制住了自己的焦虑情绪""不管结果怎样，这个阶段我努力了，我取得进步了"等。积极的自我陈述有助于来访者发现积极的信念。（写日记、写思想汇报、写决心书、写演讲稿、写心得体会都可能起到类似的作用。）

3. 注意事项

在整个咨询过程中，咨询师需要注意以下几点：

（1）咨询师不仅要协助来访者转变自动思维，也要纠正他们的核心信念，并督促他们从行为上改变。

（2）在整个咨询过程中，咨询师要逐渐将改变认知的任务转移给来访者，并把取得的进步归功于来访者。

（3）咨询师要不断评估咨询过程，并将咨询小结反馈给来访者，鼓励他们继续识别、矫正负性自动思维和功能失调性信念，增加他们的信心。

（4）当布置家庭作业时，咨询师必须考虑特定的来访者的特点，考虑他们能做些什么家庭作业，而且要确保来访者理解作业的基本原则并征得他们的同意。因为有些来访者可能无法完成书面的家庭作业。

（5）咨询师和来访者都应避免将矫正信念和矫正人格混淆起来，治疗的目标不是重塑人格，而是改变错误信念对他们的影响。

（6）咨询师可以和来访者一起做咨询小结或复习以前的咨询过程。

（三）贝克认知疗法与合理情绪疗法的异同

1. 相似点

贝克认知疗法的基本理论与埃利斯合理情绪疗法有许多相似之处。在理论上，二者都论证了认知因素对个体情绪行为的影响，贝克的自动思维概念是埃利斯理论框架的重要延伸。二者都是主动的、指导的、有时间限制及有结构性的疗法。贝克和埃利斯都认为改变认知是改变情绪困扰与行为不良的一个重要途径，而且对于协助来访者了解与放弃自我挫败认知的目标也是一样的。

贝克认知疗法也采用了合理情绪疗法的一些认知技术，如对信念的真实性检验、合理情绪想象技术以及进行认知练习。贝克认知疗法和合理情绪疗法一样，同样吸收了很多心理治疗的方法与技术，如借鉴了以人为中心的探问技术，借用了行为疗法有关咨询结构、日程安排、布置家庭作业等方法，与非理性信念的辩论技术则直接来源于合理情绪疗法。与合理情绪疗法一样，贝克认知疗法也借用相当多的行为治疗的技术。这些技术包括果断训练、行为练习、布置家庭作业、放松训练、社会技能训练以及书籍阅读治疗等。

2. 不同点

合理情绪疗法是一种洞察性疗法，强调通过对非理性信念的辩论来改变非理性信念。贝克认知疗法的理论点是人们的感觉与行为取决于他们如何建构其经验，强调"协同检验"。合理情绪疗法往往具有较强的指导性、说理性与面质性；相反的，贝克认知疗法强调协助来访者自己去发现（思维方式上的）扭曲加工，比合理情绪疗法更具有结构性。

合理情绪疗法重在促进来访者去发现教条主义与绝对性的思维方式，并通过一系列技术加以改变、减少。贝克基本上不用"非理性信念"这个词，他认为功能障碍性信念之所以有问题，并不是非理性，而是因为它干扰了正常的认知过程。贝克认为，人们经常使用一些不实际的规则，错贴标签、解释与评估情境，或不适当地使用规则。

在咨询关系上，埃利斯认为咨询师扮演指导者的角色，并不看重友善的咨询关系，而贝克认知疗法则强调治疗关系。贝克认为积极合作、和谐友善、信任的治疗关系是贝克认知疗法的基础，他比较同意以人为中心疗法所提出的三个"核心条件"：真诚温暖、同理心、无条件关注。贝克致力于与来访者建立起合作气氛，并认为这是产生疗效的必要条件。埃利斯基本上否认了个人成长史的重要性，而贝克能够将这些概念恰当地整合在一起。贝克认为，来访者的早期经验能够影响其认知模式，但他也认为挖掘过去经历并不总是最重要的。

（四）贝克认知疗法的应用与评价

1. 应用

贝克认知疗法是在研究、治疗抑郁症的基础上发展起来的，对轻中度抑郁症及非精神病性抑郁很有效，对于治疗焦虑障碍也有较好的疗效。一般认为，内因性抑郁或精神病性抑郁，需配合药物治疗。目前贝克认知疗法已应用到儿童辅导、药物滥用、婚姻困扰、焦虑异常、技能训练、压力管理以及保健问题等领域。

就目前认知疗法的应用趋势而言，贝克指出认知疗法可以适用于各种心理障碍。该领域的专家指出，贝克认知疗法的临床治疗范围包括一般性的焦虑异常、惊恐障碍、恐怖性强迫症、偏头痛、慢性疼痛、酒精依赖、药物成瘾、社交性恐惧症、慢性疼痛、创伤后压力异常、自杀行为、饮食异常、性心理障碍、边缘人格异常、自恋人格异常，对多动性行为障碍和冲动性行为等问题也有较好的疗效。

2. 评价

（1）贡献。认知治疗的出现，缓解了精神分析和行为疗法的对峙局面，使心理咨询从只强调情绪或行为发展到重视认知。尽管贝克认知疗法在发展初期遭到精神分析疗法与行为疗法的挑战，但现在已经成为一种主要的心理治疗体系。贝克认知疗法借用了很多疗法的技术和理念，这对于心理治疗方法趋于整合和灵活多样的应用起到了一定的推动作用。同时，其他很多心理疗法也都受到了贝克认知疗法的影响。

贝克认知疗法的优点是治疗次数有明确的限制、疗程较短，许多心理障碍经过12～20次的治疗后症状就会减轻。贝克认知疗法重视实证研究，借助量表等工具，同时注重验证假设和分析资料，使得治疗效果得以重复验证，并令人信服。这在一定程度上促进了贝克认知疗法的推广。

认知疗法的贡献之一是强调发展出一套要领性的工具作为了解来访者世界观的方法，即对个案详细概念化。贝克在理论上的主要贡献之一是将个人的经验带到能进行科学探讨的领域。

（2）局限。在理论上，贝克认知疗法的概念过于抽象，无法由经验直接证实，忽视来访者过去经验和社会环境的重要性，过于强调正面思考的力量，只在于减少症状，忽视了对人格问题的处理，过于依赖认知技术，操作过程有点儿机械化。

与合理情绪疗法一样，贝克认知疗法被认为不够重视治疗中的情绪因素，不鼓励在情绪上再度去体验创伤事件。也有批评者指出，贝克认知疗法过于重视现在，而忽视过去。不重视探索潜意识的冲突，尽管他们也认为来访者目前的问题通常是由早期经验所造成的。不过贝克认知疗法已经尝试去解决此类问题，因为对核心信念的成功探索，发展了对于过去经验与信念之间关系的探索技术。

贝克认知疗法的使用对象有较明确的限制。对于那些年龄太大或太小、智力和受教育水平较低的来访者不太适合。另外，与大多数疗法一样，贝克认知疗法对咨询与治疗师的技能要求较高，必须经过严格的专业技能训练才能发挥应有的疗效。

第六章　心理咨询技术在谈心中的运用

　　心理咨询是心理学理论的直接来源和实践运用，是定性分析与定量分析相结合的研究方法，形成一系列规范化、标准化、程序化的方法和技术。学习、了解和借鉴这些方法和技术，对于提高以经验积累为主要发展途径的思想工作的科学化水平，具有直接意义。本章所涉及的是心理咨询的常用技术，均可移植运用到思想工作的谈心活动中，以增强谈心的效果。

　　咨询与疏导技术以语言运用为主要工具，而思想工作中的谈心也以语言运用为主要手段，两者之间是有重合的，心理咨询技术可以用在谈心中。这就如同交通工具，车是一样的车，路是一样的路，但是坐在车上的人，有的是去上班，有的是去购物，有的则是去旅游。也就是说，工具或者技术基本是一致的，只是用在了不同的场合，但是车发挥的作用都是一样的——提供交通便利。当然，不同的用途需要稍加改装或调整配置。心理咨询的技术运用到思想工作中也是如此，所以本章没有进行更多的比较研究论述。

一、倾听技术

（一）倾听的作用

　　会谈是心理咨询的基本形式和手段，会谈是两个或两个以上的人之间的信息交流。会谈中的信息主要有两种：一是认知性的，一是情感性的。认知性信息主要包括事实、行为、观点和意见等，可以称之为内容。情感性信息主要包括心理感受、情绪和情感等，其共同特点是体验。信息传递的方式也有两种：言语的和非言语的。

　　会谈不仅仅是交流信息，还是会谈双方一种具有特殊意义的人际关系。对于心理咨询人员来说，每一次咨询都是一次会谈，并通过会谈来达到影响和帮助来访者的目的。有效的会谈是需要技巧的，所以要提高咨询效果，就必须要掌握会谈技术和技巧，其中倾听是非常重要的技术。

　　倾听是心理咨询的第一步，是建立良好咨询关系的基本要求。倾听并不是简单地听，它是全身心地投入、专注地听。倾听的习惯和态度比倾听的技巧和技术更为重要，但是在现实生活中，很多人愿意说不愿意听，习惯于说不习惯听。咨询师对当事人的谈话不但要"听话"还要"听音"，要借助各种技巧，真正"听"

出对方所讲的事实、所体验的情感以及所持有的态度。倾听既可以表现出对来访者的尊重，同时也能使对方在宽松和信任的情况下诉说自己的烦恼。倾听时，咨询师要认真且设身处地，并适当地表示理解，不要有偏见，不做价值评价。（思想工作的目的是树立官兵正确的"三观"，要从小道理讲到大道理，所以"价值评价"是不能放弃的。）

（二）倾听的技术

1. 充分运用开放式提问

在倾听时，通常使用"什么""怎样""为什么"等词语发问，让来访者对有关问题、事件做出较为详尽的反应。这就是开放性提问，这样的提问会引出当事人对某些问题、思想、情感等的详细说明。在使用开放性提问时，应重视把它建立在良好的咨询关系上，只有来访者信任咨询师了，他才会在提问时做更详细的回答。另外，要注意提问的方式、语调，不能太生硬或随意。

2. 恰当运用封闭式提问

这类提问的特征是以"是不是""对不对""有没有""行不行""要不要"等词语发问，让来访者对有关问题做"是"或"否"的简要回答。咨询师使用这种封闭式的提问，可以收集信息、澄清事实真相、验证结论与推测、缩小讨论范围、适当中止叙述等等。回答这些问题，只需一两个字或一个简单的动作，如点头或摇头等，简洁、明确。但过多使用封闭式提问，会使来访者处于被动地位，压抑其自我表达的愿望与积极性，来访者会产生沉默和压抑感及被审讯的感觉。所以采用封闭式提问要适度，并和开放式提问结合起来。（当需要谈心对象就某些问题明确表态、查寻某些问题思想根源、核实某些关键情况的时候，可以采取此提问方式。）

3. 善于运用鼓励和重复语句

这种方法指直接重复或仅用某些词语如"嗯""讲下去""还有吗"等，来强化来访者叙述的内容，并鼓励其进一步讲述。重复来访者叙述中的某些话语或内容，是鼓励对方的一种主要方法。鼓励与重复除了可以促进会谈继续外，另一个重要作用就是引导来访者的谈话朝着一定方向深化。表面上看起来，这是一种很简单的技巧，然而正是这一简单的技巧，使咨询师得以进入来访者的内心世界，展现出对来访者的关注和理解。（例如：我感觉你的想法主要是因为对提干人选推荐程序还不完全了解，存在着某些误会。既可表达对对方的理解，又可以把话题引向解决问题的方向。）

4. 准确运用释义

释义就是说明，就是咨询师把来访者谈话内容及思想加以综合整理后，用自己的语言反馈给来访者。释义时最好是引用来访者谈话中最有代表性、最敏感、最重要的词语。释义使得来访者有机会再次剖析自己的困扰，重新组合那些零散的事件和关系，深化谈话的内容，更清晰准确地做出决定。同时，也有助于咨询师确认一些关键的信息与线索，为会谈的深入打下坚实基础。

具体化和归纳也是某种释义。具体化指咨询师协助来访者清楚、准确地表述他们的观点、所用的概念、所体验到的情感以及所经历的事件。（谈心时，用简洁、准确的语言归纳谈心对象可能凌乱的讲述，帮助他们理清思路。）归纳指咨询师把求助者的言语和非言语行为包括情感综合整理后，以提纲的方式再对来访者表达出来。

5. 有效运用情感反应

情感反应与释义十分接近，区别在于释义是对来访者谈话内容的反馈，而情感反应则是对来访者情绪情感的反馈。咨询师把来访者的情感反应进行综合整理后，再反馈给来访者，如"你对此感到伤心""这事让你很不愉快"等。情感反应最有效的方式是针对来访者现时的而不是过去的情感，如"你现在很痛苦""你此时的心情比较好"。另外，在运用这一技术时，要及时准确地捕捉来访者瞬间的情感体验，并及时进行反应，使来访者深切体验到被人理解的感觉，此时咨询可能就朝着更深入的境界迈进。

6. 避免倾听时容易犯的错误

初学心理咨询的人不愿意倾听、不重视倾听、喜欢自己不停地说，这是惯常的错误。除此之外，易犯的错误还有急于下结论、轻视来访者的问题、不认真倾听，干扰、转移、中断来访者的话题，对来访者话题做道德或是非的评判，不适当地运用参与技巧，如询问过多、概述过多等。

二、面质技术

（一）面质的定义

面质，又称质疑、对立、对质、对峙、对抗、正视现实等，指咨询师当面指出来访者自身存在的情感、观念、行为矛盾，促使其面对或正视这些矛盾的一种语言表达方式。咨询师实施面质的目的并不在于向来访者说明他说错了什么话或做错了什么事，而是像一面镜子，映照出来访者自身存在的矛盾。由于心理防御机制的作用，有些来访者不愿意承认自己的无能或失败，在谈及自身的问题时显得躲躲闪闪，不肯正视现实。面质的目的就在于协助来访者认识自我，鼓励他们消除过度的心理防御机制，正视自己的问题，从而使问题得到妥善的解决。美国心理辅导专家伊根指出：面质已日益成为心理辅导的核心部分，它促使来访者发现自身言行中的种种自我挫败的表现，并努力加以克服。面质的意义不在于否定对方、贬低对方、教训对方，而在于开启对方、激励对方，使对方学会辩证地看待当前所面临的问题。因此，在心理咨询中运用面质是非常必要的。（深入谈心时，要想让对方深刻认识到自己的思想问题，需要进行讨论、辩论或驳斥，晓之以理，说服对方。）

（二）面质的目的

（1）协助来访者对自己的感受、信念、行为及所处境况等进行深入了解。

（2）激励来访者放下自己有意无意的防卫心理、掩饰心理，面对自己、面对现实，并由此产生富有建设性的活动。

（3）促进来访者实现言语和行为的统一、理想自我与现实自我的一致。

（4）促进来访者明确自己所具有而又被自己掩盖的能力与优势，即自己的潜力资源，并充分发挥。

（5）咨询师的面质是对来访者在面质方式方法上的一种示范，以便将来来访者有能力跟他人或者自己进行面质。而这是来访者心理成长的重要部分，也是健康人生所需学习的课题。

（三）面质的意义

（1）有利于澄清来访者情感、观念以及行为上的矛盾，使咨询师把握来访者的真实感受。有些来访者存在有意无意的防卫心理或者对自己的情感、观念感受比较模糊，因此在咨询过程中可能出现前后的言行或情感不一致。这时，咨询师需要使用面质使来访者明确自己的言行或情感。只有这样，才能进行下一步的咨询。

（2）有利于来访者认识到自己对人、对事的理解和要求相对于现实之间的差距，促使其自我思考，勇敢面对现实，从而改变原有的行为或认知。有些来访者在认知上存在误区，不愿承认现实，喜欢躲在自己的精神世界里，不敢承认自己与现实的差距。逃避虽然使他的自尊心暂时免于受打击，但是从长远来看有可能会给他带来更大的伤害，这个时候就需要使用面质。

（3）有利于来访者认识到自己认知方式与思维方法的误区，消除其认知方式中的某些片面性与主观性。正如认知疗法的主要代表人物贝克所说："适应不良的行为与情绪，都源于适应不良的认知，因此，行为矫正疗法不如认知疗法。"可见，来访者在认知方式与思维方法上存在的误区，会造成行为及情绪上的问题，但是来访者却认识不到这种误区，这时就需要应用面质，使其意识到自身的问题所在，从而加以改善。

（四）面质的对象

1. 言语与言语之间

来访者前后说话存在矛盾的地方，不通过质询澄清会影响问题的确定和解决。

2. 非言语与非言语之间

来访者肢体语言之间所存在矛盾的地方，不通过质询澄清会影响问题的确定和解决。

3. 言语与非言语之间

来访者说话与肢体语言之间存在矛盾的地方，咨询师认为有必要予以澄清的。

（五）面质的步骤

1. 仔细观察来访者，确定矛盾或含糊信息

咨询师没有必要对来访者所有陈述中的漏洞全部指出来，这样做尤其在咨询初期咨询关系还没完全建立起来之前，是相当有风险的，会因此影响来访者继续陈述的意愿，可能让来访者对陈述本身感到拘谨或紧张，来访者感觉自己不是在自由陈述，而是受到另外一个人的严密挑剔和监视。通常情况下，只有当咨询师认为有必要时，才对来访者的陈述予以质询和纠正。

2. 用陈述句将矛盾内容表述出来

咨询师使用自己的语言对来访者的言语及非言语过程中矛盾的地方予以质疑。

3. 评估质询效果

来访者对质询所做出的言语和非言语的反应是对咨询师质询效果最好的评估。

（六）面质的注意事项

1. 以事实为前提

在使用面质技术时，一定要以了解到的事实为前提，只有在矛盾的事实存在时才可以使用这个技术。

2. 避免个人发泄

面质的目的是促进求助者人格统一，促进其成长，所以应当以求助者的利益为重，不可将面质作为咨询师发泄情绪乃至攻击对方的工具或者方法。

3. 避免无情攻击

有些咨询师并不是在诚恳、理解与关怀的基础上应用面质，而是把面质当作展现自己智慧和能力的机会，完全没有考虑到来访者的感受，一味地使用面质，致使来访者陷入尴尬的境地。

4. 要以良好的咨询关系为基础

面质所涉及的问题，对于来访者来说可能有应激性，可能导致危机出现。咨询师的尊重、温暖与真诚是非常重要的，良好的咨询关系会给来访者以心理支持，而充满理解和真诚的面质会减轻有害或者危险成分。

5. 可用尝试性面质

一般来说，在良好的咨询关系没有建立起来之前，应尽量少使用面质。如果不得不用，可用尝试性面质；如果来访者在面对面质时，故意避开，这时就不要继续问下去，以免产生难堪或恐慌。

三、反应技术

反应技术包括内容反应和情感反应，所反映的是来访者言语和非言语行为表达的主要思想和情感，点头、微笑或专注地倾听、简洁的词语本身就是一种最好的反应。

（一）内容反应

内容反应又称为释义或说明。咨询师把来访者的主要言谈、思想，加以综合整理后，再反馈给来访者，使来访者有机会再次来剖析自己的困扰，整合那些零散的事件和事件之间的关系，深化谈话的内容。

1. 示例

来访者："我和女朋友已经相爱半年了，情投意合。可我父母不赞同，反对我在大学期间谈恋爱。我很苦恼，不知怎么办好。"

内容反应："你认为你和女朋友彼此相爱，可父母认为在大学期间谈恋爱不好，反对你们，是这样吗？"

这样，既可表达对对方的理解，又可以把话题引向解决问题的方向。

2. 功能

（1）让来访者有机会再回顾自己的叙述。

（2）可以对来访者所叙述的内容归类、整理，找出重要内容。

（3）咨询师可以评判自己的理解是否准确。

（4）向来访者传达这样一种信息：咨询师在认真地倾听来访者的叙述，并了解来访者的意思。

（5）把话题引向重要的方向。

3. 注意事项

（1）这一技术可以使用在任何阶段。

（2）咨询师所做的内容反应，应与来访者所叙述的内容一致。

（3）尽量用自己的语言，不重复来访者的话。

（4）语言简洁、明了，口语化。

（二）情感反应

情感反应是指咨询者把来访者语言与非语言行为中所包含的情感整理后，反应给来访者。（思想工作要能感受谈心对象的内心世界，能够理解他的痛苦、悲伤，分享他的幸福。）

1. 示例

来访者："我和女朋友已经相爱半年了，情投意合。可我父母不赞同，反对我在大学期间谈恋爱。我很苦恼，不知怎么办好。"

情感反应："你父母不同意你在大学期间谈恋爱，你很痛苦，也很茫然，是这样吗？"

如果包含了一种以上的情感，咨询师应把不同的情感反映出来。比如，上例中咨询师对来访者说："你刚才的言行似乎表明，一方面你对相识不久的女朋友有好感，另一方面，似乎对父母还有些不满，是这样的吗？"

2. 功能

（1）协助来访者觉察、接纳自己的感觉。

（2）促使来访者重新拥有自己的感觉。

（3）使咨询师进一步正确地了解来访者，或使来访者更了解自己。

（4）有助于建立良好的咨询关系。

3. 注意事项

（1）这一技术可以使用在任何阶段。

（2）所做的情感反应要准确反映来访者的感受，与来访者所要表达的情感一致。

（3）不仅反映来访者言语所表达的情感，更要反映非言语传达的情感。焦点放在此时此刻正表现的情感上。

（4）对来访者的各种情感都要注意到并给予反应，否则就会让来访者感到你对他有偏见，不重视他，没有真正地理解他的感受，缺乏共情。

四、情感表达技术

（一）情感表达的定义

情感表达技术就是咨询师通过面部表情、语言声调表情和身体姿态表情等方式将自己的情绪、情感及对求助者的情绪、情感等，告知求助者，以影响求助者。情感表达技术的作用是通过情感的表达，促进求助者的探索和改变，促使咨询顺利进行。咨询师的情感表达既可以针对求助者，也可以是针对自己的，或针对其他的事物。情感表达和情感反应完全不同，前者是咨询师表达自己及对求助者的喜怒哀乐，而后者是咨询师将求助者的情感内容整理后进行反馈。

（二）情感表达的目的

正确使用情感表达，既能体现对求助者设身处地的理解，又能传达自己的感受，使求助者感受到一个活生生的咨询师形象，了解咨询师的生活态度。同时，咨询师的这种开放的情绪分担方式为求助者做出了示范，易于促进求助者的自我表达。

（三）情感表达的作用

咨询师做出情感表达，其目的是为求助者服务的，而不是为做反应而反应，或者为了自己的表达、宣泄，因此其所表达的内容、方式应有助于咨询的进行。咨询师的情感表达既可以针对求助者，例如，"看到你经过三次咨询，已经找到了自己的问题所在，而且已经发生了明显的改变，我为你的变化感到高兴。"此时咨询师明显地通过情感表达，对求助者进行鼓励。有时情感表达也可以是针对咨询师自己的，例如，"如果我能够以全旅第一的成绩考上军校，我也会非常高兴。"但是，咨询师应该注意，一般只对求助者做正性情感表达，例如，"我很欣慰你做出了积极的选择"，而不能做负性情绪的表达，例如，"你虽然明白了自己的问题所在，但经过五次咨询，你仍然不能主动解决问题，我很生气。"这样的情感表达只能阻碍咨询而不是促进，当然，为表达共情时的负性情感表达除外，例如，"听到你如此惨痛的遭遇，我也为你感到难过。"咨询师通过情感表达，理解了求助者，表现出共情。

（四）非语言情感表达方式

人的情感表达主要有三种方式：面部表情、语言声调表情和身体姿态表情。

1. 面部表情

面部是最有效的表情器官，面部表情的发展在根本上来源于价值关系的发展，人类面部表情的丰富性来源于人类社会关系的多样性和复杂性。人的面部表情主要表现为眼、眉、嘴、鼻、面部肌肉的变化。

（1）眼：眼睛是心灵的窗户，能够最直接、最完整、最深刻、最丰富地表现人的精神状态和内心活动。它能够冲破习俗的约束，自由地沟通彼此的心灵，能够创造无形的、适宜的情绪气氛，代替词汇贫乏的表达，促成无声的对话，使两颗心相互进行神秘的、直接的窥探。眼睛通常是情感的第一个自发表达者，透过眼睛可以看出一个人是欢乐还是忧伤，是烦恼还是悠闲，是厌恶还是喜欢。从眼神中有时可以判断一个人的心是坦然还是心虚，是诚恳还是伪善。

正眼视人，显得坦诚；躲避视线，显得心虚；乜斜着眼，显得轻佻。眼睛的瞳孔可以反映人的心理变化：当人看到有趣的或者心中喜爱的东西时，瞳孔就会扩大；而看到不喜欢的或者厌恶的东西，瞳孔就会缩小。目光可以委婉、含蓄、丰富地表达爱抚或推却、允诺或拒绝、央求或强制、询问或回答、谴责或赞许、讥讽或同情、企盼或焦虑、厌恶或亲昵等复杂的思想和愿望。眼泪能够恰当地表达人的许多情感，如悲痛、欢乐、委屈、思念、温柔、依赖等。

（2）眉：眉间的肌肉纹理能够表达人的情感变化。柳眉倒竖表示愤怒，横眉冷对表示敌意，挤眉弄眼表示戏谑，低眉顺眼表示顺从，扬眉吐气表示畅快，眉头舒展表示宽慰，喜上眉梢表示愉悦。

（3）嘴：嘴部表情主要体现在口形变化上。伤心时嘴角下撇，欢快时嘴角提升，委屈时撅起嘴巴，惊讶时张口结舌，愤恨时咬牙切齿，忍耐痛苦时咬住下唇。

（4）鼻：厌恶时耸起鼻子；轻蔑时嗤之以鼻；愤怒时鼻孔张大，鼻翕抖动；紧张时鼻腔收缩，屏息敛气。

（5）面部：面部肌肉松弛表明心情愉快、轻松、舒畅，肌肉紧张表明痛苦、严峻、严肃。

一般来说，面部各个器官是一个有机整体，协调一致地表达出同一种情感。当人感到尴尬、有难言之隐或想有所掩饰时，其五官将出现复杂而不和谐的表情。

2. 语言声调表情

语言本身可以直接表达人的复杂情感，如果再配合以恰当的声调（如声音的强度、速度、声调、旋律等），就可以更加丰富、生动、完整、准确地表达人的情感状态，展现人的文化水平、价值取向和性格特征。

判断人的说话情绪和意图时，不仅要听他说些什么，还要听他怎样说，即从他说话声音的高低、强弱、起伏、节奏、音域、转折、速度、腔调和口误中领会其"言外之意"。语言交谈能够沟通思想，促进相互了解，语言的声调使语言本身具有更多的感情色彩，从而显露出人的思想、感情和意向的微妙之处，而这非词汇所能完全表达的。根据语言声调的不同特点可以判断人的情绪状态和性格特征，以下说法可供参考：

悲哀时，语速慢，音调低，音域起伏较小，显得沉重而呆板；激动时，声音高且尖，语速快，音域起伏较大，带有颤音；说话语速较快、口误又多的人被认为地位较低且又紧张；说话声音响亮、慢条斯理的人被认为地位较高、悠然自得；说话结结巴巴、语无伦次的人缺乏自信，或者言不由衷；男声如果带有气息声，被认为较年青、富有朝气、富有艺术感；女声如果带有气息声，被认为美妙动人、富有女性味；平板的声音被认为冷漠、呆滞和畏缩；喉音使男性显得成熟、世故和老练，判断力强，但使女性失去魅力；女中音和男低音代表暴躁气质；女高音和男高音多属于活泼型的人；急剧的变调对比表达暴躁气质；音调的抑扬婉转显露活泼的天性，表明气质温和柔顺；旋律可以表达人的欢乐与苦闷、希望与企盼。

3. 身体姿态表情

人的情感状态、能力特性和性格特征有时可以通过身体姿态自发地或有意识地表达出来，从而形成身体姿态表情。当人处于强烈的兴奋、紧张、恐惧、愤怒等情感状态时，往往抑制不住身体姿态的表情变化。演员就经常通过夸张的身体姿态来有意识地表达角色的情感变化。

人的身体姿态表情是丰富多样的。正襟危坐可知其恭谨或紧张，坐立不安可知其焦急慌张，手舞足蹈可知其欢乐，捶胸顿足可知其懊恼，拍手时可知其兴奋，振臂时显得慷慨激昂，握拳时显得义愤填膺，搓手不停时表示心中烦躁不安。轻盈的脚步可看出心情愉快，沉重而不均匀的脚步表明处境不佳，迟缓的脚步表明心事重重，铿锵有力的脚步表明勇敢与坚强。昂首挺胸表明自信与自豪，点头哈腰表明顺从与谦恭，手忙脚乱表明心情紧张，全身颤抖又冒虚汗表明心虚、害怕。

五、自我开放技术

（一）自我开放的定义

自我开放，亦称自我暴露、自我表露，指咨询师说出自己的情感、思想、经验与求助者共同分享，或坦率地说出对求助者的态度、评价等，或开放与自己有关的经历、体验、情感等，是心理咨询能够继续深入进行的必要条件。它与情感表达和内容表达十分相似，是二者的一种特殊组合。（谈心过程中，沟通和交流应是双向的。干部骨干也应向对方坦诚地说出自己的苦恼或类似的经历，包括袒露自己的过失和不足。）

（二）自我开放的作用

（1）它能够使来访者感到咨询师也是个普通人，也有普通人的七情六欲，从而更加信赖咨询师；使来访者感到有人分担他的困扰，促进来访者的自我了解和自我认识，同时有助于来访者的自我接纳。

（2）它能够使来访者从咨询师身上感到温暖、信任和通情达理，增加咨询师对来访者的吸引力，提高来访者对咨询师的认同感，强化来访者对心理咨询的兴趣，有利于咨询师与来访者之间建立互相信任的咨询关系。

（3）咨询师的开放行为可以给来访者树立一个榜样，使来访者表现出更多的自我开放。当咨询师向来访者做出一定程度的自我开放时，常常能引导来访者相同水平的自我开放；如果来访者做出一定程度"开放"而没有得到咨询师相应的反馈，来访者的"开放"积极性会受到抑制。

（三）自我开放的形式

1. 咨询师把自己对求助者的体验感受告诉求助者

若咨询师的感受是积极、正面、赞扬性的，则为正信息。它能使求助者得到正强化，使求助者愉悦和受到鼓励。但传达的正信息须是实际的、适度的、真诚的，否则会适得其反。例如，"我很高兴，你能坦率，主动谈……""你这次没让××陪你来，这很好"。正信息能够让来访者的行为更积极，促进良好咨访关系的建立和巩固。

若咨询师对来访者的感受是消极、反面、批评性的，则为负信息，它可能会产生负作用。例如，"你没有完成作业，我很失望，我想也许你有你的原因。""你迟到了20分钟，我有些不愉快，或许有你的原因，能讲讲吗？"负信息也是一种真实的反应，不过为了保持良好咨询关系，促进来访者的自我开放，需要及时进行必要的鼓励和表扬。

2. 咨询师暴露与求助者所谈内容有关的个人经验

这种自我开放应比较简洁，因为目的不在于谈论自己，而在于借自我开放来表明自己理解并愿意分担求助者的情绪，促进其更多地自我开放。咨询师的自我开放不是目的而是手段，应始终把重点放在来访者身上。

（四）自我开放的注意事项

（1）必须建立在良好咨询关系基础上，有一定的谈话基础。若过于突然，超出来访者的心理准备，会让来访者感到不适应。

（2）自我开放的内容、深度、广度都要与来访者谈话的主题相关，并要适可而止。内容要实事求是，情感反应与内容有关并掌握一定的限度，高于/低于内容都对来访者不利。

（3）咨询师自我开放是手段，不是目的，始终应将重点放在来访者身上。咨询师自我开放的次数不宜太多，否则会给来访者造成负担。时间不可太长，否则就会使来访者感到咨询师的心理也不太健康。

（4）双方的自我开放应遵循"等级相当"的原则，咨询师的态度应是真诚的。咨询师不可借助自我开放的机会批评来访者对问题的感受和行为反应。

（5）必须避免咨询师成为咨询的主角，把话题转向咨询师。不可喧宾夺主，更不应以自己的长处来反对来访者的短处。

（五）自我开放的示范

（1）增进彼此的信任感。咨询师应主动开放，通过自我开放给来访者亲密的情感反应和自我开放信心。例如：咨询师如果是烟瘾康复者，帮助他人摆脱烟瘾时可以说，"我很理解你，因为我也有过类似的经历。"

（2）鼓励来访者进一步吐露探求问题的欲望。例如："你在与我交谈时，我能感觉到你小心翼翼地选字眼。我还发现你也在拖延和你交谈的某些问题，也许是我的想象，你看我想的对吗？"

（3）对来访者产生示范作用。例如："你这时的感觉让我想起自己……时候，那时感觉……这种感觉与……"

（4）协调来访者获得一些启示。例如：来访者对丈夫的忘恩负义很恼火，又很无助，恨！咨询师："听了你的谈话，我想到我和我的亲人相处时，经常看不到他们的优点，不知你是不是也有这样的情况？"

（5）让来访者领悟到咨询师的平凡，消除神秘感。

咨询师："我在高中时因为打架被开除……，一切都完了……，我家因此搬了家，换了地方上高中……"

来访者："对你有影响吗？"

咨询师："当然，不过我想知道你的事对你有什么影响？"

六、应对阻抗技术

（一）关于阻抗的定义

阻抗的概念最早由弗洛伊德提出，他将其定义为患者在自由联想过程中对于那些使人产生焦虑的记忆与认识的压抑，因此，阻抗在传统的精神分析学说中是所有精神防御机制的总和；人本主义的罗杰斯则把阻抗看作个体对于自我开放及其情绪体验的抵抗，其目的在于不使个体的自我认识与自尊受到威胁；有些行为主义心理学家把阻抗理解为个体对心理咨询心存疑虑，对改变行为心存抵触，或者个体感到改变自己的行为存在着各种困难。

阻抗对于心理咨询过程具有深刻的影响。由于阻抗本质上是来访者对于心理咨询过程中自我开放与自我变化的抵抗，因此，只要是进行深入的心理咨询，只要是触及内心情感的心理治疗，都会遇到来访者程度不等的阻抗。可以说，阻抗是深入心理咨询和治疗的、不以人的意志为转移的必然现象，对心理咨询的进展起着潜在的深刻的影响，而对于阻抗的认识往往是心理咨询突破的开端。

（二）产生阻抗的原因

心理咨询的过程，就是一个阻抗的产生与冲破阻抗的过程，其产生原因有以下几个方面。

1. 回避痛苦

求助者在咨询过程中都会产生某种变化。成长中的变化总要付出代价，总会伴随着消除旧有的行为习惯，建立新的行为习惯的痛楚。在咨询过程中，来访者往往期望毫不费力地发生奇迹般的变化，在这种心理支配之下，由于对成长所带来的痛苦没有心理准备，往往易产生阻抗。这时，来访者可能会希望放慢改变的步伐，或停止改变旧行为、建立新行为的行动。这是在心理咨询深入的过程中，来访者表现出阻抗的深层原因。瓦解自己过去相信的东西是痛苦的，而建立新的信念和价值观也是很艰难的过程。即使是心理最坚强的人，改变旧的行为、建立新的行为的过程也会给他带来心理上的冲突和焦虑。而对于那些本来心理就不易平衡的人来说，这一过程的痛苦程度会更为严重。

2. 获取利益

来访者一方面因失调的行为感到焦虑，另一方面寻求帮助的积极性却并不高。看来，阻抗的产生源于失调的行为，而失调的行为恰恰填补了某些心理需求的空白，也就是说症状源于获益，来访者因失调的行为等症状的出现而缓和了内心的冲突，这种不愿放弃好处的理论上叫作"直接获益"，来访者本人是意识不到的。另外，来访者由于具备症状而得到周围人的关怀、照顾，甚至得到经济上的好处，这样的获益被称为"间接获益"，对此，来访者并非完全不知情。如果接受帮助使症状消失，可能直接导致失去这种获益，并且还要面对充满矛盾与冲突的现实社会，来访者当然会对治疗自觉或不自觉地进行阻抗。

3. 掩盖冲突

阻抗的产生，更为隐蔽的原因在于来访者企图以失调的行为掩盖更为深层的心理冲突。例如，有些被称为酒鬼的人，其饮酒过度只是表面的行为问题，其实是为了掩盖解脱不了的心理矛盾，比如工作上的失败，婚姻中的不幸，对以往行为的内疚、悔恨，等等。如果咨询仅从表面问题入手，未能触及根本问题，咨询必然会遭到某种程度的抗拒。

4. 别有动机

来访者有各种各样的求助动机，其中有些来访者会带着抗拒咨询或对抗咨询师的动机。第一，有的来访者只是想得到咨询师的某种赞同，或者并非为了改变自己或解决已有的问题，而是为了证明自己是对的，而别人应该受到批评或惩罚。他们把心理咨询看作讨伐他人、给自己寻求同盟者的过程。第二，有的来访者只是想证实自己的与众不同或咨询师的无能。这种类型的来访者在咨询中困难重重。第三，有的来访者并无发自内心的求助动机，他们并非自愿来访，可能只是与他们有重要关系的人，如上司、父母、配偶等认为其有心理问题，应该去做心理咨询，他们是在各种压力下前来咨询的。这时，咨询往往难于进行或只是流于表层。

（三）阻抗的表现形式

治疗程度上——沉默、寡言、赘言；

治疗内容上——理论交谈、情绪发泄、谈论小事和假提问；

治疗方式上——为自己的行为辩护，健忘，顺从，控制话题，最终暴露等；

治疗关系上——讨好、诱惑治疗者，或企图通过请客、送礼等方式控制心理咨询关系。

还有以下两方面也是常见的阻抗表现形式：

第一，不认真履行心理咨询的安排，包括不按时间前来咨询、借故迟到早退、不认真完成咨询师布置的作业、不付或延付咨询费等，这些行为均对咨询的顺利进展带来阻碍。迟到是反映阻抗较为可靠的指标，由于迟到，来访者往往要解释迟到的原因并道歉，从而观察咨询师的态度和反应。这样十多分钟的时间就过去了，造成了不必要的浪费。咨询师需要帮助来访者认识其迟到的含义，并进一步了解阻抗产生的原因。有的来访者取消预约或在预定时间不来咨询且事先不通知咨询师，这通常是极为严重的阻抗。不遵守时间的动机常包括恐惧和怨恨。如果在咨询中期来访者减少咨询次数，往往表明来访者此时已处于困境，或者可能是咨询师的期望过高所致。

第二，诱惑咨询师指来访者通过引起咨询师注意其言行、装扮等来影响心理咨询的进程，并加强自己在心理咨询中的地位。例如，有的来访者对咨询师产生兴趣，就会通过自身的刻意打扮，或大讲自己的有趣经历试图引起咨询师对自己的关注。这种密切私人联系的做法，是为了达到控制咨询关系发展的目的。

（四）应对阻抗的策略

1. 解除戒备心理

咨询师不必把阻抗问题看得过于严重，似乎咨询面谈中处处有阻抗。如果咨询师采取戒备态度，就可能会对来访者产生不信任，从而影响面谈的气氛与咨询关系。过分强调阻抗的结果，可能会把来访者当成咨询中的竞争对手，其结果就是，咨询师的"成长动机"与来访者的"阻抗动机"将会使面谈变成一种争夺输赢的对抗。即便发现了阻力所在，也不能认为来访者有意识地给咨询设置障碍。要做到共情、关注与理解，尽可能创造良好的咨询气氛，解除对方的顾虑，使其能开诚布公地谈自己的问题。

2. 正确地进行诊断

咨询师正确的诊断有助于减少来访者阻抗的产生。来访者最初所谈的问题，可能仅仅是表层的问题，而对其深层的问题，咨询师若能及时把握，将有助于咨询的顺利进行。作为咨询师，要善于弄清来访者的不信任与咨询阻抗的区别，还要善于弄清来访者的暴躁、退缩等人格特征与咨询阻抗的区别，进行正确的阻抗诊断。

3. 以诚恳助人的态度应对

在心理咨询过程中，一旦确认来访者出现了阻抗，咨询师应把这种信息反馈给求助者。反馈时，要从帮助来访者的角度出发，并以与对方共同探讨问题的态度向对方提出来访者的阻抗。绝对不能把来访者的阻抗当成故意制造事端来对待。（谈心时要有耐心，相信精诚所至、金石为开。）

4. 调动来访者面对阻抗的积极性

应对阻抗的主要目的是通过解释阻抗，了解阻抗产生的原因，以便最终超越破解阻抗，使咨询取得实质性进展。这里的关键是要调动对方的积极性，使之能与咨询师一同寻找阻抗的来源。

5. 把阻抗的解除与移情的处理结合起来

移情的出现对咨询师是很大的挑战，对移情的处理和解释也是咨询师的重要治疗技术。移情对治疗是至关重要的，也是在分析学里最难掌握的技术。有意识的直接阻抗容易克服，而间接的阻抗常以移情的方式表现，阻抗的解除还必须与移情的处理结合起来进行，要让来访者知道他/她的这些表现是未成熟的心理的再现。只有在妥善地处理好移情以后，才能最后破除阻抗使来访者得到领悟，症状消失。（关于"移情"，详见本书第 25 页。）

6. 咨询师应该有一个健康的人格和开放的心态

咨询师要知道自己并没有什么真正需要刻意防御或者在来访者面前去掩饰的，和来访者一起去体验人生的烦恼和痛苦，使来访者知道他并不是孤独的，至少有一个人将他或她与更多人的体验联系在一起。

多数情况下，沉默是由来访者引起的，主要包括几种类型：怀疑型（不信任咨询师）、茫然型（不知道谈些什么，想说的很多却不知从何说起）、情绪型（出现气愤、恐惧、羞愧等激烈情绪而产生沉默）、思考型（求助者在体会咨询师所说的话）、内向型（个性原因）、反抗型（常出现于被动来咨询的求助者）等。若发现来访者吞吞吐吐时，应给予鼓励和必要的保证；若求助者用沉默表示气愤、恐惧、羞愧等情绪，咨询师要及时发现，寻找原因，采取抚慰、宣泄等方法平复他们的情绪；若因为咨询师不当引起的，应主动道歉；若是来访者的个性原因导致的沉默，咨询师应以极大的热情和耐心加以引导；若是求助者不愿咨询引起的沉默，咨询师必须注意处理的方式。一般有两种情况：一是来访者对别人让他来咨询存在不满，并将不满转移到咨询中，这种沉默可以慢慢打破。二是对咨询本身存在偏见，求助者不愿配合。这时，咨询师先要保持镇静，不要让急躁不安扩大沉默时的紧张气氛，而是要给予来访者不慌不乱、沉着冷静的印象，使他们感受到一种可信、可靠的力量。

第七章　团体心理咨询在思想
政治教育中的运用

　　会心团体治疗（Encounter Groups Therapy）也称交朋友小组治疗，由罗杰斯所创。它是利用集体的力量来帮助人矫正一些适应不良行为及心理障碍，以提高适应能力的一种心理治疗方法，是自我发展治疗①和团体治疗的一种形式。"会心"是指心与心的沟通和交流。会心不仅是一种治疗技术，还是一种生活方式。它关注人与人之间的关系，是一个基于开放和真诚的方法，强调关注当前的自我意识、自我责任和身体意识，是一种教育和再创造的方法。会心团体由8～18人组成，一般由背景或问题相似的人组成，参加者年龄在15～75岁之间，几个月内定期聚会，每次活动时间大约2小时，试图通过创造适当的人际环境，使团体成员最大限度地发挥个人潜能，消除心理障碍，以达到自我实现的目的。

　　20世纪五六十年代，会心团体在西方国家得到普及和发展，70年代反思成功与教训，80年代进入西方社会的日常生活。20世纪60年代，在美国留学的日本学生又将会心团体介绍到了日本，之后，日本成为会心团体实践最火爆的国家。80年代后还出版了《会心团体》《团体精神疗法入门》等一批著作。

　　会心团体强调直接感受与体验，重视参加者此时此地的情感，鼓励成员主动开放自己，认为参加者在团体中能发生一些行为改变。每个成员都应受到其他成员真诚的看待，并从他人那里得到关于自己的积极的和消极的反馈。罗杰斯认为，小组的主要目的在于劝说人们去掉平时社交时的假面具，毫无防御地表达自己最深刻的情感，理解和发现真实的自我，从而增加个体的自信和个人的独立性，促进个人的成长。会心团体过程也是个体自己内在的"会心"，因为成员对其他成员的接受和反应在很大程度上反映了对自己的接受和反应。

　　一般情况下，团体心理治疗由多名治疗师主持，治疗对象为多名具有相同或不同问题的成员，治疗以聚会的方式出现。在治疗期间，团体成员就大家所共同关心的问题进行讨论，观察和分析有关自己和他人的心理与行为反应、情感体验和人际关系，从而使自己的行为得以改善。团体心理治疗的主要特色在于随着时间的进展，团体成员自然形成一种亲近、合作、相互帮助、相互支持的团体关系和气氛。这种关系为每一位患者都提供了一种与团体其他成员相互作用的机会，

---

　　①　自我发展治疗是以人为中心，着眼于调整自我的结构与功能的一种非指导式治疗，其基础是人本主义心理学的自我发展观，具体方法则有多种。

使他们尝试以另一种角度来面对生活，通过观察分析他人的问题而对自己的问题有更深刻的认识，并在他人的帮助下解决自己的问题。团体治疗强调：心理问题、行为问题、行为障碍及各种适应问题是在人际交往中，或特定的社会环境下产生、发展和维持的，那么解决这些问题就必须通过集体关系的功能来实现，这一点是团体治疗所依据的最重要的理论思想。因此，各派团体治疗都十分强调群体关系的重要性。

【比较分析】　"会心团体"虽然与部队这个"团体"不是一回事，但是仍然有相似之处。首先，两者都是人的集合体；其次，"部队"是一个政治化、社会化的概念，它富有传统，强调忠诚、责任与荣誉，对其中的成员有着特殊的影响塑造作用，"部队是个大熔炉""部队是个大学校"的习惯说法都体现了这一点。另外，"战友，战友，亲如兄弟，同吃一锅饭、同举一杆旗"，战友之间朝夕相处，感情密切，相互之间有着深刻的影响。这都说明，部队这个"团体"有着明显的教育功能，其中各种实践活动对于个体的习惯、作风、心理、思想和意志品质都会产生影响，在一定程度上或某些方面，发挥了"会心团体"促进成员发展进步的作用；"会心团体"的一些方法也可以引用到部队的教育活动中来，以强化部队这个"团体"的教育功能。

一、团体心理咨询概述及其与思想政治教育的关系

（一）基本假设

会心团体注重的是团体成员间彼此的直接互动及其所表达的动力状态。虽然在不同的人、不同的团体运作之下，团体的进行会有不同的应用规则，但实际上也存在一些共同的假设，了解以下这些假设对于我们理解会心团体治疗有重要作用。

（1）人都有一种对真实、亲近关系的渴望。在这种关系中，任何感受与情绪都可以自由地表达出来，而不用担心与压抑；深层的经验包括失望、决裂都可以分享出来而无须恐惧。

（2）只要促动员（主持人、咨询师）能在团体中营造出一种在心理上觉得安全的气氛，人们自然就能自由地表达自己，并且会减少防御心理。

（3）在这样一种心理上有安全感的气氛下，一个人就能对他人说出自己的感受及想法。

（4）在一个能表达真正感受、能互相信任的气氛中，一个人就能更进一步地接纳自己的全部，包括生理的、心理的和精神的。

（5）只要一个人能减少自我防卫所造成的限制，那么他在态度行为、工作方

法、管理过程以及人际关系上就有可能改变，而不会使他人觉得受到威胁。（当一个人对自己不自信、对环境不信任，就会与环境隔离以求安全感，形成自我封闭。"减少自我防卫所造成的限制"就意味着打破这个封闭，而且此时的人际关系是建立在自信和互信基础之上的，所以"不会使他人觉得受到威胁"。）

（6）在人与人交流的机会增加之际，每一个人都会更加了解别人对自己的看法，以及自己在人际关系中所产生的影响。

（7）在这样一个自由及交流更多的情况下，新的主意、新的看法及新的视野就会出现，这时改变就成为一件受欢迎的事，而不会使人觉得有压力。

（8）一般而言，在团体内所学习到的这些经验，会暂时或永久地改变及转化成员与配偶、子女、学生、下属、同事甚至领导的关系。

（9）团体领袖对团体的观念及行事风格，对于团体的进行及体验有很大的影响。

【比较分析】　　基层连队，这个成员之间朝夕相处的团体，会部分地存在或形成以上团体功能假设，尤其是一个风气好、讲民主、团结一致、积极进取的单位更会如此。一个单位的风气好不好，要看班子好不好；而班子好不好，首先要看主官的作风和表率作用好不好。《亮剑》里说，一支部队，主官的性格就是这支部队的性格。这充分体现了"团体领袖"对团体的影响作用。当然，部队这个"团体"又的确不能等同于"会心团体"，只能说有部分相似或相同之处，而最大的不同在于："会心团体"一般是"陌生人群体"，相互之间主要是为了完成治疗任务而形成的朋友关系，而部队这个团体则是"熟人社会"，相互之间既生死与共、休戚相关，又存在着复杂多样的利益关系，其中不免会有利益纠葛或冲突。所以在部队这个团体，其成员不太可能像在会心团体那样"自由地表达自己"。

（二）基本理论

罗杰斯认为，会心团体的运作一方面以格式塔心理学和勒温的团体动力学为基础，另一方面则建立在以人为中心理论的运用上。

1. 格式塔心理学

格式塔心理学强调整体性研究，认为人类是一个整体，其行为并非由作为个体的人决定，而是取决于这个整体的内在特征，个体及其行为只不过是这个整体过程中的一部分罢了，因此认为行为主要由行为所处的环境决定和调节。

2. 团体动力学

20世纪30年代末，勒温把个体行为的心理场应用于社会问题的研究，提出了团体动力学理论。团体动力学主要研究团体的气氛、成员之间的关系、团体领导作风等。从整体论、动力论的原则出发，勒温将团体视为一个动力整体，团体中任何一个部分的变化都会引起其他部分的变化，部分与部分或团体成员之间具有相互依存关系。也就是说，团体的特性是由成员间的相互关系决定的，成员活动依赖于其他成员的活动。

根据实验研究，勒温得出一个结论："无论是训练领导能力、改变饮食习惯等，如果首先使个体所属的社会团体发生相应的变化，然后通过团体来改变个体的行为，这样做的效果远比直接去改变一个个具体的个体更好。"会心团体借鉴了勒温的敏感训练小组的方法与技术。

3. 以人为中心理论

以人为中心理论认为，如果咨询师能够为来访者提供一种安全的谈话氛围并鼓励来访者进行自我探索，使来访者感受到自己被真挚、诚恳地接受，那么就能够促进来访者的个性发生改变，产生自我成长的自然过程，而且这种改变会是明显的、持久的。

【比较分析】　从以上关于"会心团体"基本理论的简要阐述来看，心理学领域关于团体行为的理论认识完全可以作为我们重视和加强部队整体作风养成、精神面貌和内部关系建设的理论依据。

（三）活动原则

1. 自愿原则

参加会心团体的成员来去自由。参加会心团体并不意味着有心理障碍，目的是寻求更多的快乐、真诚、自我接受和自我负责。如果没有准备好进入会心团体，或者害怕揭露自己的隐私，或者害怕对团体产生依赖，那么可以不用去参加。每个成员不仅有参加的自由，也有退出的自由。

2. 坦诚性原则

不管是对团体其他成员还是对自己都应该诚实和坦率，这对自身的成长是关键的。掩饰自己的感受和思维，会导致机体高度紧张以及对自身的全神贯注，将耗费大量的精力和机体能量，这不利于个体发挥潜能、消除心理障碍并达到自我实现的目的。

3. 自我决定性原则

会心团体的活动不受咨询师或主持人指导，而由成员们自己决定。每个成员都要为自己的选择和行为负责。在团体中，成员可以选择抵御他人或者开放自己，揭露或者隐藏自己。成员自己做出选择，同时也要对自己的选择负责。咨询师要为小组成员发挥潜能、学会自我负责、解除心理问题创造条件。

4. 自由交流性原则

会心团体提供了一个背景，成员之间可以自由和完全地感受自己和他人。团体过程提供了一个安全的气氛，成员可以抛弃某些防御和面具，开始准确地了解自己，并与他人自由地交流。通过自由交流可以促进和培养个体对人际交往的意识。

【比较分析】 部队的思想政治教育以集中教育为主，以其他多种形式的教育为辅。在集中教育时，必须按照计划安排，全员参加而非个人决定，以保证人员、内容、时间和效果的四落实。其他的配合性教育活动，则鼓励积极参加，此时可体现一定的自愿原则，通过官兵的自我决定来提高官兵参加教育的积极性和主动性，达到自我教育的目的。坦诚交流和自由交流在经常性思想教育中也是提倡的，并且是教育过程能够充分互动、具有吸引力和感染力的表现。

（四）基本目标

会心团体的目的不仅仅为了治疗，更是为了促进个人的成长，包括了解自我、增强自信、寻求有意义的人际关系等。罗杰斯认为，会心团体能使团体成员发生建设性的变化，促使成员更加开放地接受自己，从而增加自信和个人独立性。

1. 解决心理上的问题，克服心理障碍

团体内的每一名成员都被其他所有成员真实地看待，通过从其他成员中得到关于自己的肯定的和否定的反馈，感受到真诚、亲切、温暖和信赖，并改变自己适应不良行为，感到生活更有意义。参加会心团体能让成员从紧张的生活和心理应激中摆脱出来，找到精神寄托和帮助，从而克服心理障碍。

2. 扩大人际沟通，改善人际关系，增强自我意识和责任感

团体成员通过从其他成员对自己的积极关注和尊重中培养对自己的尊重和信心，从而感受到自己存在的价值，增强自我意识和责任感，并增强人际交往的技能。

二、团体心理咨询在思想政治教育中的运用分析

（一）策划衔接好团体成员关系的发展阶段

在团体形成时期，成员一般比较焦虑、紧张、惊慌，坐立不安，一段时间后，才能找到自己的定位，开始敢于与他人交流。然后，大家尝试着表达自己对他人的感受和对事物的态度，慢慢地建立真实的沟通。在这种团体中，认识其他成员的深度要远远超过任何工作上或社交上的人际关系。

1. 第一阶段：相互接受阶段

团体开始活动时，新成员总会有陌生感和怀疑感，从而产生沉默或兜圈子，主要有迷糊的沉默、观望的沉默、倦怠的沉默等。在人际关系形成前，这些沉默会成为参加者较大的心理负担。在这个阶段，咨询师或主持人首先应该做的是与大家讨论参加团体活动应遵守的规则。咨询师应始终保持亲切自然的态度，善意友好地说明交友团体的目的、希望和要求，并对团体的性质和典型经验等进行介绍，之后可让成员进行简单的自我介绍。

在团体建立的初期，一般会用鸡尾酒会式的态度来介绍自己。罗杰斯认为，在任何团体建立的初期，咨询师均应该做一些帮助个人表露内心自我活动安排，譬如建议成员画自画像或者说一些话，帮助大家快速地熟识起来。咨询师应善于疏通成员的抵触情绪，使其产生安全感和交流的愿望，促使其以真诚的态度说话。成员之间的互相表露会促进相互了解，也会逐渐打破抵抗和混沌的状态，从而使团体从相互接受阶段进入相互信任阶段。

2. 第二阶段：探求理解阶段

在这一阶段，参加者对自己有了一定的定位，也有真诚的流露，相互能听到真实的理性声音。团体成员开始谈论自己的心理困惑和问题，并试图获得其他成员的帮助、分析和指导。在自我探求中，成员动摇了旧的自我，获得了力量。在倾听他人的评论中，获得自我认识的能力。这种相互理解有助于人际关系的深化和个体的心理成长。有时当两个人的思维方法不一致而又处于同一心理水平时，可能产生对立情绪。这时咨询师要善于运用自己的角色、人格力量化解矛盾，创造轻松、宽容、相互信赖的气氛，巧妙地组织一些游戏和活动，借此消除成员的防御心理。这个阶段也要强调尊重团体成员的独立性和自由思考，允许不同意见的存在。

3. 第三阶段：成长变化阶段

到了这个阶段，团体气氛和谐、亲密、真诚、信任，整个团体出现了强烈的共存感和无所不谈的局面。成员会感觉到一种即便是与他的另一半或家人也未曾体验到的亲密与接近感，因为在团体内，成员会分享得更深，也更全面。此时，团体成员间会相互开些玩笑，能坦率地表露自己，如实地回答别人，相互信赖感大增，开始关心其他成员，愿意倾听彼此的意见。他与内在的自己以及其他成员有更深的相知。成员能够达到身心两方面的放松和愉悦，在相互理解的氛围中结束。当然也会有一些团体气氛不热烈、不和谐，谈话的内容达不到一定深度，往往在不了了之的气氛中结束。

【比较分析】　相对来讲，新兵入伍的前两周内，新兵之间的关系类似第一阶段，属于相互接受期。"咨询师应始终保持亲切自然的态度，善意友好地说明交友团体的目的、希望和要求。"这是会心团体的做法，对于新兵训练是有借鉴和参考意义的。新训是严格、严厉甚至某些内容和项目是严酷的，但是总要有一个过渡阶段，虽然这个阶段可能很短暂，但是仍然要有。在此期间，干部骨干应该简洁明白、"善意友好"地介绍部队的规定和要求，让新兵知其然，还要知其所以然，防止沿袭老办法、土经验，摒弃那种先给新兵一个"下马威"，搞得他们晕头转向，挨了斥责还不知为什么的做法。毛泽东早就说过，"革命要靠自觉，不能靠强迫命令，我们的战士是最懂道理的人。只要把道理讲清楚，他们就会自觉地遵守纪律，勇往直前，所向无敌。"另外，"对团体的性质和典型经验等进行介绍，之后可让成员进行简单的自我介绍"的做法也值得借鉴。所谓"团体性质和典型经验"类似于新兵到达以后（或者下连以后），向他们介绍部队光荣历史和英雄人物，给他们提供在团体中模仿和效仿的对象，即让他们知道这个团体是什么样的，也就意味着作为这个团体的一员，他们自己将会是什么样的，应该是什么样的。

新训期间大致也会经历第二阶段"探求理解期"，而第三阶段"成长变化期"则相当于我们常说的连队是一个大家庭，是新兵下连后，再次短暂经历前两个阶段后在服役期间的主要生活过程。

（二）团体咨询的典型做法及其在思想政治教育中的运用分析

会心团体在上述的发展阶段和步骤中，使用的技术可各不相同。一般常见的有以下六种方法。

1. 自我描述

让每位成员想出最能描述自己的三个形容词并将其写在纸条上，然后把所有的纸条混合在一起，由团体谈论每张纸条上所描述的是怎样的一个人。

2. 定睛对看

让两个成员相互凝视对方的眼睛1～2分钟（目光注视表示自信及诚恳）。让两者尽可能多地相互交流，然后再评述他们的感情。

3. 盲人散步

把所有团体成员分成双人小组，将其中一个人的眼睛蒙上扮演"盲人"，另一个人领着他四处走动，增加其对周围环境的敏感性。只能用手势动作帮助"盲人"体验各种感觉。增加"盲人"敏感性的另一种方法是设法让他只依靠触摸来传递思想和感情，然后互换角色，重复一遍。罗杰斯认为，盲人散步是帮助一个人面对自立态度的有效方法，可以用于培养"信任"的活动中。

4. 信任练习

让团体成员围成一个圈，轮流举起每位成员，并进行绕圈传递。或者采用信任背摔项目，即让一位成员站在 1.5 米的高台上，双手被绑，身体笔直地向后倒下，倒落在其他成员用责任铸成的"长城"之上。信任背摔可以增强团体间的相互信任和理解；克服心理障碍，增强自信心，战胜恐惧；增强个人责任感、自我控制能力；学习换位思考；通过身体接触打破大家的隔膜，增强团队的凝聚力。但需要注意的是，要保证成员的安全，做好保护措施，并请专门人员负责。

5. 热座

将团体的座位排成一个圈同时留下一个空座位，并且该座位靠着咨询师，即为"热座"。然后团体中的某位成员坐在"热座"上，其他人就此人对自己造成的影响给予真实的反馈。

6. 正负反馈

这种方法与"热座"技术类似，给予团体成员反馈，但不同的是，事先会对反馈的类型进行规定，以正负反馈中的一种为主。

【比较分析】　思想政治教育要在课堂教育的基础上，开展形式多样、丰富多彩的教育活动。要运用好军营文化熏陶，注重加强部队特色文化建设，完善文化活动中心，开展官兵喜闻乐见、健康向上的文体活动，陶冶官兵情操，建设富有浓郁战斗气息的军营文化，营造健康向上的军营政治环境和文化氛围。团体心理咨询的一些活动，尤其是一些生动活泼的游戏类活动可以引入教育当中，使官兵在身心愉悦的活动过程中得到感悟、受到启发，而且这种在实践中形成的认识更为真实、可靠和持久，能够取得较好的教育效果。事实上，"信任背摔"早已引入我军的日常心理素质拓展训练之中，"踩报纸""分组抱团"等其他的一些团体心理咨询项目也引入文化活动当中，受到部队官兵的欢迎。

（三）注意事项

开展会心团体治疗时，咨询师或主持人需要特别注意以下事项：

（1）注意来访者的特点，因为会心团体治疗不是对任何人都适用的，对于那些情绪高度紧张，特别是与自我评价或人际关系有关的严重应激者，进入朋友团体可以加剧他们的情绪紊乱，造成忧郁、退缩和信心丧失。因此，要仔细为患者筛选治疗程序和选择合格的促动人，以减少这些问题。

（2）咨询师首先要经过一定的训练，有一定工作经验，注意在活动中运用心理学相关知识，保证团体沿着健康方向发展，提高讨论内容的高度和深度。发言时，观点要明确，结论应清晰，言语简洁，使参加者易于理解。

（3）咨询师本人要有自我探索、自我追求的精神，能发现新的自我，与成员真诚相处，在认知和情感两个方面都能坦率地表达自己，能够毫无保留地将自己的缺点、弱点、矛盾等在团体中暴露出来。这是对咨询师最起码的要求，如果咨询师闭锁自己却要求团体成员坦诚交流，那将是困难的。

（4）咨询师要善于听取不同经历、不同背景的不同言论，信赖参加者发自内心深处的情感和感受，启发参加者尊重别人。如果在治疗过程中，团体的成员显露出通常情况下不在别人面前透露的态度和情感，咨询师应给予鼓励和帮助。

（5）咨询师应把握团体活动的中心主题和方向，掌握正确的价值取向和判断标准，引导团体成员讨论有治疗作用的话题，并在团体成员赞成的情况下开展一些相关主题的活动。

（6）如果夫妻双方都参加会心团体，需要处理的问题会比较多，比如一方产生了很大改变而引起另一方的恐惧。咨询师在接受夫妻档时，要特别谨慎。

（7）咨询师不需要事先计划，尽量让团体自然而然地发展。任何事先的计划是否采纳，应该由团体成员来决定。

（8）咨询师应避免对团体进展进行评论，或对成员的行为动机进行解释，因为这些评论会使团体成员过于在意自己，产生一种被审查的感觉。咨询师也不要将自己的问题带入团体成为大家的焦点，而忽略其他团员。

（9）有些团体在咨询师的引导与帮助下，虽然完成了各个阶段，但探讨内容缺乏充实感和深度。咨询师必须总结原因，探索解决问题的办法，以便在以后的工作中吸取教训。

三、对团体心理咨询的评价

（一）应用效果

会心团体可以运用于不同的人群和组织，如大学、企业、教会、各种政府组织和教育机构等，参加对象可以是正常人，如主管、大学生、护士、社会工作者和教师等，也可以是有心理问题的人。另外，吸毒者、犯人也可以参加，甚至治疗师也可以参加。

会心团体对于克服孤独感、自卑和不安全感，促使人格朝健康方向发展具有重要效果。研究表明，它不仅对克服心理障碍、发挥个人潜能、促进自我实现和心理健康有重要作用，而且在改革学校教育、改善人际关系、提高管理效能等方面也有重要意义。

（二）基本评价

1. 贡献

罗杰斯曾将会心团体描述为20世纪最具意义和最具威力的社会发明，还有专家将会心团体看作一种新的生活方式。会心团体从动力学角度弥补了"一对一"心理咨询的不足，扩展了咨询环境，增加了咨询的生态学效度。由于是团体治疗，成员关系是平等的，在一定程度上扩大了咨询对象，推动了全民心理健康运动。会心团体有助于及早发现和治疗心理问题，将疾病消灭在萌芽状态。

美国人本主义心理学创立者之一的布根塔尔在总结会心团体治疗经验时曾指出："在人际关系日益疏离甚至失去人性的工业社会里，会心团体是'使人际关系重新具有人性'，'通往自我实现的一条大路'，也是'针对当代生活的隔绝而进行的一种文化尝试'。"研究证明，会心团体有助于自我知觉、自我负责，训练处理人际关系的技巧，增进对团体动力的理解和凝聚力。

2. 局限

会心团体治疗从一创立起，就在社会上广泛应用，取得较好的效果和社会的肯定。但在应用和实际操作中，也有它的不足和局限。因为毕竟这是人为建立的团体，有些成员回到原来的环境会"故态复萌"，回到过去那种"无感情"的角色。比如，团体中个体经常会发生行为的变化，但是这些变化没有持续性，很快又变回以前的习惯。参加会心团体治疗的经验并非生活的主要方式，对某些成员来说，会心团体只是偶发事件。如有成员反映，在团体中确实感受到了温暖、接受和爱，但是以同样的方式与群体外的成员相处，却比较困难。比如，有专家通过回顾 100 个会心团体的控制研究，提出会心团体中最明显的一致变化是自我概念的变化，其他特征的变化并不明显，甚至不是治疗本身造成了这些变化。（在思想政治教育工作中，课堂教育和主题教育是不可替代的主渠道，其他活动是在此基础上的拓展和丰富。如果没有了集中的主题教育、理论灌输，其他的教育活动也就成了无源之水、无本之木，即使生动活泼，那也仅仅就是流于形式的游戏而已，本质上严肃的政治教育也就成了纯粹的娱乐活动。这是我们必须要明确防范的，不要为了刻意创新、为了形式好看而舍本求末。）

会心团体也有潜在风险。例如，成员在团体聚会时开放地展现自己之后，但他所提及的问题没有得到相应的处理。由于团体交流中留给个别成员的时间有限，深层次的心理问题常常不能解决。因此，很多成员在离开团体之后，还得去求助一对一的心理咨询以处理具体的心理问题。（集中教育和个别谈心相结合。）

参加会心团体也存在着引起潜在心理伤害的紧张。罗杰斯曾提出，会心团体中成员之间的亲密接触会使团员之间产生温暖、积极和爱的感受，但是这种爱有时带有"异性相吸"的成分。如果团体中没有处理好这种关系，在成员中就会产生影响，并且对他们的婚姻产生威胁。

四、启示

人类的生活方式总是离不开群体关系。人在出生后，首先与家庭群体共处，在不断成长的过程中先后学会与邻居、同学、同事等许多不同的人相互交往，其中与许多生活中重要人物（如父母、配偶、老师等）的交往经验对个体的成长有更重要的影响。个体的各种心理活动也离不开人际关系，在与他人及社会环境的相互作用过程中通过社会化的学习，逐步形成对周围环境中的事物以及对自我的认知体系，他们的情绪与行为反应也总是指向环境中一定的人和事，人格的形成与发展也不能脱离与他人和环境的相互作用而存在。团体治疗创造了一种与患者的现实经验紧密相连的集体关系，也为每一位患者提供了实实在在的学习场所。在这种治疗中，患者可以依据自己与他人所形成的特殊群体为参照框架，更为真实地观察、分析和描述自己的问题，并调动自己在实际生活中与人交往的经验，通过与其他患者的相互作用，在别人的帮助下，更有针对性地做出生活的适应和改进。

军队的重要特点之一就是具有强烈的群体性和集体性。基层思想工作面向全体官兵，同时又要依靠他们一起来做。广大官兵既是工作的对象，又是工作的重要依靠力量。开展思想工作，必须坚持群众路线，尊重官兵的主体地位和首创精神，动员、组织广大官兵积极参与，汲取群众的智慧和力量，把基层政治工作开展得生动活泼、扎实有效。

我们也常说连队是个大家庭。实践证明，一个作风良好、团结友爱、积极向上、充满活力的基层营连，能够给予该单位的官兵积极乐观、健康稳健的心理影响，有效减轻和排除某些官兵出现的不良情绪。古人云："近朱者赤，近墨者黑。"在一个优秀的集体中，少数或个别官兵因训练强度、工作任务、环境条件、立功受奖而出现情绪波动、心理失衡，当看到其他战友情绪稳定、一如既往时，也会受到积极影响而正确对待，从而回归平常心。

在一个团结友爱的集体中，当某个人出现情绪波动或遇到困难挫折的时候，战友们会主动及时地给予热情温暖的关心帮助和安慰劝导，有效化解他心中的苦恼甚至是心理危机，使他感觉到自己被其他人所接受，找到团队归属感。在一些单位，经常开展"一帮一、一对红"活动，互帮互学，在事实上起到了心理学意义上的"团体支持"的作用。

思想工作量大面广，随机性强，应坚持群众路线，充分发挥群众的作用，调动连队广大官兵参与到工作中来，形成"人人做、做人人"的良好局面。"众人拾柴火焰高"，要建好思想工作骨干队伍，充分利用好思想骨干与普通士兵身份接近，能够听到真话、摸到实情的优势，增强群体团聚性，群策群力开展思想工作，避免政工干部"唱独角戏""孤军作战"。

总之，一个优秀的集体，内部客观存在着熏陶、浸润、同化的作用，这本身就是一种潜移默化的经常性思想教育。

第八章　来自基层部队的案例分析

一、心理咨询视角下的思想工作案例分析

案例 1：刘指导员的"三味药"

某连战士小张，因为打架受到了处分。没过几天，小张又住进了医院。刘指导员知道此事后，觉得小张住院住得蹊跷，于是，多方进行调查。从连队卫生员和医院提供的情况看，小张确实患了感冒，并有发烧的记录；从他老乡那里得知，不久前小张的父亲得了一场重病，住院花了不少钱，家庭生活很困难，未婚妻嫌贫爱富，也写来"吹灯信"；从班长那里了解到，这次受处分之后，小张也有些想不通，使感冒"加重"，住进医院后"病情"也不见好转。刘指导员弄清了小张患"病"的基本情况，又分析了小张的性格特点：小张入伍以来，争强好胜，不甘落后，训练、工作都有一股子拼劲，性格有些急躁，一遇到挫折，思想容易波动，情绪低落……

经过深思熟虑，刘指导员为小张尽快"出院"开出了三味"药"。

第一味药是"固本强心剂"。刘指导员在去医院看望小张的时候，没有过细地询问小张的病情，却出人意料地提起本连战士小孙在前一天下午被批准入党的事。小张听后漫不经心地说："小孙入党跟我有什么关系。""可人家是同你一块入伍下连的呀！而且刚下连时你比他干得好，入团比他早，可现在你却自己瞧不起自己，破罐子破摔……"刘指导员这一席话触到了小张的痛处。还没等指导员说完，小张的脸涨得通红："指导员，我不是想破罐子破摔。常言说人往高处走，水往低处流。我也想好好干，也想加入党组织，可我——"刘指导员见小张的内心又燃起希望之火，于是趁势鼓励他正确对待处分，在哪里跌倒从哪里爬起来，干出个样子来，用实际行动证明自己不是熊包。刘指导员的话深深打动了小张的心，"指导员，我这就跟你回连队去！"小张边说着边收拾东西。

小张出院后，刘指导员又开出第二味药是"父子连心丸"。他亲自给小张的父亲写了一封信，祝愿他早日康复，并同时寄去全连官兵捐献的 3000 多元钱，作为帮助解决家庭经济困难的一点心意。

刘指导员开的第三味药是"婚恋顺气通"。他几次找小张谈心，帮助他正确对待婚恋中的挫折，立志干出一番事业，以此赢得姑娘的真正爱情。

刘指导员开的几味药果然奏效。年底，小张被全连同志一致推选为优秀团员并光荣地加入了中国共产党。

[案例启示] "头痛"有时也需把"脚"医

人们常说"头痛医头，脚痛医脚"。但是，按照中医理论，人的身体中有经络相连，脚上也有治疗头痛的穴位，所以"头痛"可以用"医脚"的方法治疗。

"头痛医脚"的方法是创造性思维的一种，在思维学上将其称为转向法，就是从事物之间的内在联系出发，当思考问题的思路在一个方向受阻时，便马上转向另一个方向。经过转向，用常人意想不到的方法解决问题，直接获得创造性思维成果和创造性的方法。

唯物辩证法认为，事物是由多方面、多层次构成的复合体，事物的发展也都会受到各种各样因素的影响，具有多种发展的可能性。在现实生活中，工作对象的思想问题的成因，往往也都是由多种原因造成的，这在哲学上叫一果多因。因此，做这类人员的思想工作时，如果因循守旧，"头痛医头、脚痛医脚"往往不会有什么好的效果。这时，倘若我们转换一下思维方式，采取中医"头痛医脚"的治病方法，反而会有"药到病除"之良效。本案例中的刘指导员在做小张的思想工作时，正是巧妙地运用了"头痛医脚"的治疗方法，全面分析病因，采取了用"固本强心剂""父子连心丸""婚恋顺气通"非常规"药方"治疗小张的"感冒"，取得了较好的效果，很值得我们思考和借鉴。

【编者短评】 从某个角度看，可以认为刘指导员运用的"非常规"思维取得了实效。深入分析案例，我们还可以得出这样的结论：积极肯定、热情鼓励是思想工作的主调，这样做，有利于找到打开士兵"心结"的那把钥匙。不过，从思想工作疏导方针的要求来看，摸准脉搏、启发自觉而不是强迫命令他出院，这样做本就是思想工作应该坚持的原则。因此，从这个角度讲，刘指导员在工作中遵循了思想工作的基本规律和要求，又是"符合常规"的。刘指导员充分尊重士兵、关心士兵，启发小张自信自强，促进他的成长和进步，从心理咨询的角度看，这是符合人本主义心理学原理的，体现了"以人为中心"心理咨询的基本策略。

案例 2：后进战士为何旧貌换新颜？

一向自由散漫的二期士官小李最近一段时间变化特别大，工作干劲十足，班排战友见了他都直翘大拇指。这难得的变化，其中缘由只有指导员心里最清楚。

原来，小李来自苏南经济发达地区，家庭条件比较优越，在平时对自己的要求不严格，上课学习不认真，训练劳动当观众，还经常在连队出点小"纰漏"，很多战士对他看不顺眼。干部批评他，他两眼瞪着发愣，根本听不进去；骨干帮助他，他也爱理不理。有的同志说，这样的兵别指望他能成器了，要教育好他真是"难上难"，只要他平时不捅"大娄子"就行了。

新指导员任职之初便感到：小李之所以没有转变，主要还是思想工作没做到位。经过细致的谈心了解发现，原来小李自打入伍起，很多同志就对他有偏见，认为他的家庭条件好，比较傲气，喜欢摆阔。小李也曾努力想同大家融入一起，也想表现得好一些，但总感到很难。再加之小李曾因为顶撞干部被通报批评过，久而久之，一些干部也对小李放弃了。了解到这些情况后，指导员主要从三方面入手，加强转化。第一方面是"架心桥"，加强经常性的谈心，同他沟通，联络感情，取得信任，并掌握了他的第一手资料。第二方面给他"敲警钟"，既肯定他上进的思想觉悟，又指出其自身存在的主要问题，并鼓励他积极上进。第三方面就是给他"搭舞台"，有意安排工作让他负责，并对他的每一点进步进行大力表扬，增强了他的信心和工作积极性，同时也让大家看到小李身上的优点，进而逐渐改变了大家的看法。渐渐地，小李能够更加严格地要求自己，训练成绩提高了，在战士中的威信也提高了，同志们都说小李变了一个人。

［案例启示］　对后进战士要一视同仁

在一段时间内，一些基层干部总感到"兵难带"，在这些战士中，有的不听指导、顶撞领导，有的工作消极，甚至打架斗殴、私自离队。一些干部之所以对帮助后进战士缺乏信心，畏难发愁，主要是对他们的心理特点研究不够。一般说来，后进战士既有自尊心，又存在着自卑感。他们最怕别人不尊重自己，瞧不起自己，十分计较他人对自己的态度、言辞。这些战士既有上进心，又缺乏自信心。当有了成绩得不到表扬，要求进步得不到支持时，容易产生"进步无望，再干也白搭"的消极思想。这些战士往往缺乏健康的感情，却很重义气。对干部和周围战友的感情淡薄，甚至产生戒心和对立情绪，但与自己的同乡却无话不说。这些战士虽有较重的积习，但多数脑子聪明，反应较快。搞清楚后进战士的积极面和消极面，不用一成不变的观点看待他们，扬其长、克其短，才能促其向好的方面转化。

从本案例可以得出这样的启示：

首先，做好后进战士思想工作的前提是对他们一视同仁。后进战士与其他战士相比，只有进步快慢之别，没有本质的区别，只要基层带兵人把后进战士与其他战士同样看待，设身处地地替他们着想，政治上关心他们，生活上体贴他们，主动亲近，耐心教育，用温暖疏通感情，用真情换取信任，用道理启发觉悟，后进战士是能够逐步转变的。

其次，必须循循善诱，精雕细刻。后进战士的心理经常处于矛盾之中，在转化过程中出现反复是正常的。遇到这种情况，应冷静分析原因，坚持耐心说服教育，真正做到思想反复一次，工作深入一步。要善于挖掘和培植积极因素，发现他们身上的"闪光点"，引导他们把进步的愿望转化为进步的行动。对他们，既要入情入理地讲大道理，也要讲一些做人的道德情操、荣辱界限、是非标准、家庭亲友的期望，以及改正缺点的方法等，一步一步地帮助他们前进。

第三，要发动群众进行帮助。战士们朝夕相处，彼此之间最了解，容易产生共同语言。发动群众做后进战士的工作，有时能起到干部起不到的作用。在帮助后进战士的过程中，要特别注重尊重他们的人格，平等待人，友好相处，为他们的转变创造良好环境。如果对后进战士歧视、讽刺、挖苦，不仅无法帮助他们逐步转变，相反，还可能激化矛盾，导致事故案件的发生。

【编者短评】　指导员工作方法得当，体现了人本主义心理学的原理要求和马斯洛关于人的自我实现的心理需要理论的具体运用，也在一定程度上体现了团体心理咨询的作用。

案例3：小杨真的转变了

2008年8月，某部四站连新任指导员在上任前就听说本连有个难调理的兵，上任的第一件事就是去找老指导员、连队干部和思想骨干了解这一情况，得知这个战士是冷氧站的小杨。他性格内向，虽曾是连里的喂猪能手，但是因去年没有立功，觉得连队对他不公平，就放松了对自己的要求，自暴自弃，上半年不但不干工作，还与地方人员乱拉关系，发生了写血书、酗酒、跳渔塘等问题。大家说："这个兵是瞎子的眼睛——没治了。"

这个兵真的没治了吗？指导员相信人心都是肉长的，只有尽不到的心，没有带不好的兵。经过认真分析，指导员决定首先帮助小杨理顺情绪，树立正确的得失观。指导员找小杨谈心时说："我到连队时间不长，情况还不熟悉，对连队建设，还请你多提意见和建议。"入伍以来，小杨还是第一次听到连队干部这样推心置腹地和他谈话，这样尊重他。顿时，这个啥也不在乎的战士，心灵受到了很大的震撼。指导员乘机对他说："听说你对去年没立功想不通？"小杨说："是有些想法。"指导员接着说："想立功，是有进取精神的表现，并非是坏事，但干工作一味只想立功，未必是件好事，而且没有立功就闹情绪，放松了对自己的要求，那就更不应该了。"指导员接着跟他一起分析了为什么没有立功的主客观原因，并鼓励他说："主观努力是立功的关键，只有坚定信心，克服自身不足，工作才能得到大家的肯定，我们不能为立功而干工作。你去年工作不错，本应该保持和发扬，但你只因没有立功，今年就变了样，是很危险的。"通过这样多次的谈心教育，小杨有了明显的进步，人不往外跑了，还主动到炊事班帮厨。对他的点滴进步，指导员及时在军人大会上给予了表扬。

为了防止小杨思想上出现反复，指导员和支委们平时都注意对他在感情上多一份投入，思想上多一份引导，生活上多一份关心，工作上多一份支持，人格上多一份尊重。一段时间之后，连队官兵都说小杨变了。此时，指导员又找他进行了一次长谈，为他鼓劲，为他把好前进的方向。在指导员耐心细致的帮助下，小杨真正赶上了队，复员离队的前一天，还和冷氧站几名战友一起维修设备直至深夜。

[案例启示]　精诚所至　金石为开

这是一个艺术地使用语言，做好因不能正确对待立功问题而自暴自弃战士的思想工作的成功案例。在实际工作中，同样是解决战士的思想问题，有的人磨破嘴皮也谈不拢，有的人寥寥数语，战士就变得心平气和。究其原因，除思想感情因素外，主要是能不能掌握语言艺术。作为指导员，能够艺术地表达思想，是做好思想工作的基本功。做战士的思想工作，不仅要有强烈的责任感和一颗火热的心，还需要掌握一定的语言表达艺术。通过语言的艺术表达，把战士说笑了、逗乐了、讲服了，使战士思想有新的认识，觉悟有新的提高，这才是成功的。

该指导员的一句"多提意见"，立刻把战士的心拉近了许多。一是话中暗示出对战士的尊重，使战士听后马上意识到自己也是连队的主人，指导员并没有把自己当外人看，战士的心一下子就敞亮了。二是指导员的话是诚恳的、真情实意的，没有"我说你听"的官气，而将战士放在平等的地位上。由于指导员的这种巧妙表达，为他后期做思想工作创造了相当有利的条件，值得每个思想工作者学习和借鉴。

一是要摸准情况。对战士的情况若明若暗，心中无数，谈话只能"概略瞄准"。只有摸准了战士思想问题的来龙去脉，谈话才能切中要害。在处理入党、提干、立功受奖等敏感问题上，干部一定要有公心，要用"一把尺子量长短"，对所有战士要一视同仁，不能厚此薄彼，否则，问题就会来"敲门"。在本案例中，战士小杨产生思想问题的根源在于他认为领导不公正，该给的奖励没有给自己。摸准了这一情况，谈心就可以有的放矢了。

二是要选好突破口。与战士谈话，要预先有所准备，针对他的思想症结，选择谈话的内容和方式，这样才能把话说到点子上，才能发人深思，给人以启迪，甚至能一语铭刻在心，终身受益。

三是要策略灵活。交谈时要灵活掌握客观情况，注意言当其时，言合其地，使交谈主体与客体的思想感情双向交流，达到共振共鸣。谈话的时间和内容要视情而定，有的三言两语可以说清楚，有的需坐下来长谈才能解决问题，有的可以一次谈通，有的要进行多次才谈得拢。

四是要有诚心，对战士不能虚情假意。俗话说："交友之道，以诚为先。"干部对战士只有敞开心扉，才能成为战士的"知心人"，战士才能对干部讲心里话，反映真实思想。

此外，人总是生活在期望之中的，为后进战士设置一个高期望值的情境，大家都来关心、支持、引导、鼓励、尊重、帮助后进战士，形成良好的帮教氛围，也是至关重要的。在本案例中，小杨之所以发生了较大的转变，与这一点也是分不开的，这也是本案例中值得肯定的做法。

【编者短评】 该案例中的小杨情绪焦躁，行为不适，出现了较为明显的心理问题，连队通过富有成效的思想工作解决了他的思想问题，同时也解决了他的心理问题。具体来看，该连队的思想工作中包含了"人本主义""尊重""自我开放""改变认知"等心理咨询的基本概念和方法。

案例4："朽木"也能精雕成材

某部导航连指导员到任的第一天，就有几名同志向他介绍战士小贾的情况，说小贾经常不假外出、私自下馆子喝酒、军容风纪不整，曾因酗酒滋事在连军人大会上做过检查，是连里有名的"大错不犯，小错不断"的后进战士。一名帮助教育过小贾的骨干说："此人是出了窑的砖——定型了。"

小贾的情况，让指导员感到棘手，也让指导员认识到，要想带出一个过硬的连队，就必须人人过硬，不能让一人掉队。经过反复思考，指导员决定从创造良好的帮教氛围入手，坚定骨干的信心。在召集思想骨干开会时，指导员说："小贾虽然毛病多一些，但干活实在、不要滑。只要大家不歧视他，能够用长容短，就一定能以长克短。"几名骨干一致赞同，达成了共识。

骨干发动起来之后，指导员开始了解小贾的想法和家庭状况，注意他的言谈、情绪和行为的变化。指导员找小贾谈心，耐心地说："你来当兵不是不想干好，而是因为受了挫折就失去了信心。"这话触到了小贾内心的痛处，小贾很悲观地说："可是现在我的名声不好，也只好混两年算了。对了，你不知道吧，我在连军人大会上做过检查。"指导员说："那都是你过去的事，人活着不能老是沉溺于往事之中。混来混去，只能是耽误了自己。"小贾说："我也不想这样做，就是怕自己的毛病改不了。"

经过这样多次的谈心，指导员不仅得到了小贾的信任，而且促使小贾的思想有了变化。根据这一情况，指导员接着帮他纠正喜欢往外跑的习惯。正课时间，指导员有意识地和他一起工作、劳动，一有空闲就找他下棋、打扑克。几名骨干也极力配合指导员的工作，经常找小贾聊天。当指导员获悉他的母亲和姐姐都很关心他的成长进步时，就写了一封信，请他们一道做小贾的工作。不久，他姐姐分别给连队和小贾写了信，嘱咐小贾要听领导的话，把工作干好，不要让父母牵挂……慢慢地，小贾改掉了自己的毛病，干工作更是任劳任怨。一天，他主动找指导员说："指导员，如果没有您，也就没有我今天的进步。今后我要再给连队抹黑，就是对不起您。"

见小贾有了这么大的进步，指导员打心眼儿里高兴。指导员及时给予表扬，鼓励他继续努力。后来在定向业务人员少、工作量大的情况下，小贾一人承担值班任务，保障全年飞行，未发生一次误时、误事，年终受到嘉奖，成为保障飞行训练的先进典型。

[案例启示]　**没有教育不好的战士**

这是一个做好后进战士思想转化工作的成功案例。做后进战士的思想转化工作，就如同根雕艺术，需要仔细观察，认真思考，要下慢功夫、长功夫，一点一点地精心"雕琢"，才能达到预期的目的。

基层干部的一项重要职责就是处理各种矛盾、协调内部关系、调动各方面的积极性，使每个同志心情舒畅，同心协力地投入工作中去。叫响"不让一个战友掉队"的口号，发动骨干团结互助，对后进战士不歧视、不嫌弃，不以调出、提前退伍等办法卸包袱，挖掘他们思想的"闪光"点，满腔热情地帮助他们赶队，为他们创造一个积极、和谐、友善的成长环境。在这个案例中，有以下经验可供借鉴：

一是要弄清问题实质。要全面调查，用历史的、辩证的、发展的观点，深入细致地分析，弄清后进战士真正的思想问题及症结，进而"对症下药"。对后进战士千万不能下"出了窑的砖——定型了"的结论，对后进战士上进的愿望、悔改的表现，更不能抱有"动机不纯""三分钟的热度"等形而上学的偏见。如果在思想感情上总是与后进战士处于对立的状态，甚至放弃教育转化工作，将是极其错误的。

二是要关心体贴。后进战士更需要感情的温暖，党支部"一班人"对后进战士既不能嫌弃，更不能当"包袱"。干部、骨干要以深厚的兄弟情、战友爱主动亲近、关心，使后进战士真正感到领导的关怀和同志们的信任。情感沟通了，相互信任了，工作就好做了。

三是要做战士的知心人。充分了解战士，真正做到"知兵"，这是带好兵的前提。孟子说："人之相识，贵在相知；人之相知，贵在知心。"只有准确掌握官兵的内心真实想法，才能做到心中有数，对症下药。

四是要启发自觉。后进战士分辨是非的能力弱，在做转化工作时，应注意针对其思想问题的实质，在由浅入深地讲清道理、耐心说服的基础上，启发自觉，逐步解开思想疙瘩。必要时与其家庭建立联系，共同做好战士的思想转化工作。

五是抓好反复。由于后进同志的思想问题具有一定的"顽固性"，在转化过程中出现反复是在所难免的。对此要正确对待，做到反复一次，工作更深一步，这样多次做工作，必能取得良好效果。

【编者短评】　小贾身为军人却经常不假外出、军容风纪不整，这说明小贾在个性心理的倾向性方面存在着社会行为适应不良的问题。通过全面、细致、耐心、热情的思想工作，这个问题得到了彻底的解决。连队思想工作的做法符合人本主义心理学的要求，体现出了行为主义治疗方法和团体、家庭疗法的作用。

案例 5： 他为何能够振作起来？

一天傍晚，某部机务连队战士小张和小赵到营门外的小卖部买烟，因烟价较贵就与店主讨价还价。这时，店内一名正在打麻将的地方青年，没好气地说："妈的，没钱就别买。"小赵的脾气火暴，一点就着，气呼呼地回敬了一句："你嘴巴放干净一点。"俩人你一言我一句地争执起来，突然这名地方青年拿着一把水果刀直奔小赵而来，小张急忙上前阻拦，却被这青年用刀将手掌划破，于是便和小赵一起与地方青年打了起来，还打坏了店内物品，后被在场的群众拉开，店主找到了部队。

在研究如何处理时，有人说小张平时表现不错，曾三次受过嘉奖，可以从轻处理。但指导员和中队长坚持取消小张的年度党员发展计划。

小张辛辛苦苦干了两年，这下感觉全完了。他整天闷闷不乐，工作打不起精神，周围的一些战友也为他抱不平。指导员想：如果小张的思想弯子转不过来，对战友的影响也很大。于是决定先打"外围战"，从小张身边的分队长、机械师开始，逐个谈心、交换意见，希望他们对小张多鼓励、多正面引导，帮助小张正确认识自己的错误。

之后，指导员找到小张比较要好的几位老乡，恳请他们帮助做工作，"不能眼看着一起入伍的老乡，栽了跟头爬不起来。你们是小张的好友、同乡，应该鼓励和帮助他从哪儿摔倒就从哪儿爬起来。"

"外围战"打完了，效果还真不错，小张的精神状态好多了。指导员开始主动接近小张，让他把心里话倒出来，"以后我干得再好也没用了。"指导员说："犯了一次错误不等于就不行了，只要你振作起来，勇敢地面对现实，摆脱这种错误的想法，就会有前途的，中队的官兵才会看得起你。"指导员耐心地劝他放下思想包袱，鼓励他好好工作。

一周后，在检查飞机时，小张发现了二级压缩器叶片出现打伤裂纹的重大故障，避免了一起可能发生的事故。支部当日研究给小张报请三等功，并召开军人大会宣布支部的决定。当会场上响起了热烈的掌声时，小张的脸上也露出了喜悦的笑容。

[案例启示]　赏罚分明，严慈有度

这是一个做好因不能正确处理军民矛盾而受到严肃处理的战士思想转化工作的成功案例。

在战士小张因为与地方群众打架斗殴而被取消党员发展对象资格后，一度灰心丧气，失去了前进的信心，指导员及时做工作，使他能够重新振作起来，这是一个做好思想工作的成功案例。该单位在这个问题的处理上，有很多可取之处：一是在处理军民纠纷的问题上，能够坚持原则、秉公办事、严肃纪律，对犯错误

的战士不迁就，根据问题的性质做出适当处理是非常重要的，起到了惩前毖后、教育他人的作用。二是在做该战士思想工作时，注意针对周围同志有为小张抱不平的错误认识时，指导员策略性地采取了先打外围的"迂回"工作方法，做疏导工作，可谓把工作做到了点子上。三是赏罚分明，歪风邪气有人抓，好人好事有人夸，营造了扶正祛邪、积极向上的良好氛围。

新形势下，部队所处的社会环境和军营环境都发生了很大变化，战士与社会交往逐渐增多，军地之间的纠纷也有所增加，这就需要基层政治干部满腔热情、耐心细致地搞好预防军民纠纷教育，同时加大对官兵的管理力度，对违反群众纪律者要严肃处理。

赏罚分明扬正气，善于化消极因素为积极因素。当战士犯了错误时，要敢于批评，大胆纠正，同时思想工作也要及时跟上。教育的方法和时机要讲求灵活性。什么时候批评，什么时候暗示，什么时候鼓励，都要掌握好"火候"，只有这样才能将工作做到点子上。该单位在战士小张发现重大装备故障后，中队党支部积极向上级反映，为小张请功，这样就做到了功过分明，为连队营造了积极向上的氛围。

这个案例启示我们：带兵须爱兵，人所共识，但爱的方法各有各的不同。该指导员带兵，对违纪者毫不留情，坚决处罚，但又不是罚过了事，而是处罚之后仍能给人以出路，以真诚帮助使战士重新站起来。这种严慈有度，并把两者有机结合起来的工作方法，可谓爱之有方、爱之有道，值得借鉴。

最后要说的是，地方青年持刀奔向小赵，小张勇敢地上前阻拦，是值得肯定的。而且，这件事首先应通过法律途径解决，依法认定双方的责任，然后部队再进行相应的处理。如果属于正当防卫，小张的行为就是见义勇为，应该受到表扬。

【编者短评】 小张"整天闷闷不乐，工作打不起精神"，这是情绪出了问题，如果不能得到及时的疏导，就有可能演变为更为严重的抑郁、焦虑等情绪和心理问题。指导员通过正确的思想工作方法，使小张重新振作起来。思想工作取得了成效，也有效地防范了心理问题的发生。

案例 6：他的转变说明了什么？

战士小张是 2006 年入伍的农村兵。新兵训练一结束，当宣布他被分配到警卫连当警卫战士时，他一听就火了，当场就表示不愿意。战友们把他领回班里，他依旧想不通。当天晚上，小张气呼呼地找到副参谋长要求重新分配工作。副参谋长把他送回连里，他又去找连长、指导员"说理"，坚决要求调离警卫班。连长、指导员对他做工作，他听不进去。小张回到班里以后，饭也不吃，觉也不睡，什么工作也不干，并发誓"不给重新调换工作死也不干！"

小张的行为，很快就传遍了全团，引起了许多同志的议论，有的说"小张这个兵是'秃子的脑袋——没（发）法'，还不把他送回去，留在这里干啥！"还有的说"小张是一块臭肉坏了满锅的汤，留在部队没好"，要求把他立即处理回家。一时间，小张成了全团有名的后进战士。他为什么不愿当警卫战士？原因究竟在哪里呢？

杨指导员通过与小张谈心了解到，小张离开家乡之前，他的亲友叮嘱他"到了部队一定要好好干，争取分配个好工作，将来回到地方也好找工作"。小张带着这种到部队寻找"出路"的思想来到了军营。部队的现代化技术装备，使他眼花缭乱，心里暗自高兴："这下可好了，没有白来。"训练期间，他劲头很足，吃苦精神强。训练就要结束时，小张很想当一名汽车驾驶员，万万没有想到让他去站岗，用他自己的话说："竹篮打水一场空。"小张好像受了当头一棒，感觉理想、前途全完了。看着和自己同期入伍的战士，有当卫生员的，有当汽车驾驶员的，还有当操纵员的，个个都比自己强，小张感到没脸见人，更没法写信告诉家里。

通过谈话，杨指导员感到小张不是无药可救，关键在于如何教育和引导。俗话说，"浇花要浇根，治病要治本"。为了治好小张的"思想病"，杨指导员做了以下三点安排：

一是召开思想骨干会，统一思想认识。针对小张的问题，发动思想骨干认真分析小张产生思想问题的原因，并制订具体的帮带方案。

二是用正确的理论武装小张的头脑。根据方案，先后有三名连领导，七名思想骨干和小张进行多次谈心。指导员在找小张谈心时，给他讲"为谁当兵，怎样做人"的道理，讲张思德同志服从革命分配的故事，讲白求恩同志不远万里来到中国帮助中国抗日的共产主义风尚和国际主义精神，讲雷锋同志干一行爱一行，党叫干啥就干啥的成长过程。指导员问他："难道你就不想当先进吗？张思德同志不也是个警卫战士吗？后来调他去陕北烧木炭，不幸殉职。毛泽东同志还写了《为人民服务》一文纪念他，并号召全党学习他全心全意为人民服务的精神。"小张听了这些说："指导员，我错了。"接着，小张把心里话全倒了出来，最后他恳切地对指导员说："我的问题大家能原谅我吗？"杨指导员告诉他："一个人不可能没有错误，但只要敢于承认错误、改正错误就是好同志，大家不会另眼相看，一定会欢迎你的。"一席话，小张终于开窍了，主动向连里写了一份检查，要求组织对他的问题严肃处理，并愉快地参加站岗值班。

三是专人负责，具体帮助。为了使小张尽快摆脱眼下的状态，使其成为一名有觉悟的战士，党支部分工由专人具体负责对小张进行疏导帮助。每次做好事、参加集体劳动时都有意把小张叫上，借此机会和他谈理想、谈前途、谈怎样树立革命人生观等，启发他放下思想包袱，努力做好本职工作，注意表扬他的微小进步。班、排、连的同志还主动从生活上体贴他。他生了病，大家都争着照顾他，使小张感到了革命大家庭的温暖。

功到自然成。经过一段工作，小张开始进步了，他向团支部递交了入团申请书。半年总结时，党支部根据他的表现提出了表扬，并把他调到炊事班工作。到了炊事班后，他积极工作，认真钻研烹饪技术，很快胜任了本职工作。

［案例启示］　引导教育战士是政工干部的职责

这是一个正确处理新战士不能正确对待分工问题的成功案例。杨指导员在解决小张不能正确对待分工的问题中，采取了集体会诊、个别谈心、专人帮带等方式方法，从而解决了小张因入伍动机不纯而不能正确对待革命分工的问题。本案例有以下经验可供借鉴：

一是遇到问题，需要确实弄清问题的症结。对发现和掌握的疑点问题，要认真对待，一查到底，做到不弄清情况、不乱下结论。小张的思想问题情有可原。新战士来到军营，在保卫祖国尽义务这个主旋律之外，都怀着个人的美好愿望，甚至很多人都有自己的"小九九"，设计着个人的"小蓝图"。当个人愿望和部队工作需要发生矛盾时，基层政治干部要做好战士的思想转化工作，讲清当兵尽义务和部队工作行行出状元的道理。

二是要讲究工作方法。基层政治干部，能够不断发现问题，并且有能力解决问题，这才是好干部。相反，发现了问题，却逃避问题，解决不了问题，这不是好干部。做工作要有耐心，要能够反复地做工作，灌输如何对待革命分工的道理，讲清军人的责任与使命，以及为谁当兵、怎样做人的道理。切忌方法简单、粗暴，缺乏耐心。

三是要深入实际、调查研究。随着国家和军队改革的不断深化，官兵的思想问题和实际问题，个人问题和亲属问题等诸多问题交织在一起，情况比较复杂。对此类战士的问题必须多听取各方面的意见，通过各种途径摸清思想动态，才能确保问题解决的准确性。

四是正确解决问题。战士出现过失，做思想工作要动之以情，晓之以理。要用父母心、兄长情与战士沟通思想，决不能采取"哄骗"的方法。同时，思想转化工作是一项持续性工作，要指定专人负责，明确责任，问题不解决不撒手。对确有现实危险苗头的，要果断采取防范措施。在弄清产生问题的原因和症结后，就要根据问题的性质和产生的原因，采取正确的方式方法。充分发挥思想工作骨干的作用，专人负责，具体帮带，有的放矢地做好工作，化消极因素为积极因素，把事故、案件苗头消灭在萌芽状态。否则，即使弄清楚了问题，工作却没有及时跟上，也会出现新的问题，甚至酿成事故案件。

【编者短评】　从案例中小张的表现来看，他有偏执性人格的倾向，可能与童年成长经历中的受宠、溺爱有关。他的转化说明，认真积极的思想工作能够把一定程度的心理问题包在其中给予解决。当然，如果在思想工作中自觉融合运用合理情绪咨询方法，会取得更快捷的效果。从案例的材料本身来看，更多地还是说了大道理，缺乏从战士身边的人和事说起。

案例 7：思想麻痹酿恶果

某部警卫连炊事员李某，探家归队后，对炊事工作不大上心。连队领导虽然找他谈过话，但未弄清他不安心工作的原因。26 日做早餐时，李某给馒头放碱过多，苦得不能吃，大家意见很大。当天上午正好开支委会，在分析思想形势时，委员们都认为要搞好伙食，就得把李某调走，于是做出决定把李某调到警卫班。

中午副连长找李某谈话，批评了他。李某接受不了，便躺上床蒙头睡觉，冒了一句"我没有什么想法，我想死。"副连长听后认为李某说的是气话，并没在意。

晚饭后，副连长告诉李某，党支部决定调他到警卫班，李某表示站不了岗。副连长说："怎么站不了，原来不是站得挺好吗？"晚点名时，指导员、副连长都批评李某在炊事班工作很不负责任，不适合在炊事班工作，宣布调李某到警卫班。

27 日上午，李某在宿舍里写了遗书，中午又不假外出，把装满衣物的大旅行包送到同乡战友处，托其带给父母。指导员认为李某可能想跑回家去，派人把他找回。李某对指导员说："我没有什么问题，不要把我当犯人看待。"

晚上，李某又找本连同乡战士谈话，说在连队干不下去了，想调走，把另一个战士欠自己的 40 元钱要回来，并拿出烟来一支接一支地抽。对此，一些同志看在眼里，却没有一个人向领导反映。

熄灯前，连长看到李某跟在警卫班战士后面到枪室取枪，只认为他要拿枪站岗。次日早上，按规定应把枪交回，但李某没有交回，枪室少了一支枪，无人察觉。李某又将一包书籍、本子放在灶里烧掉，炊事班的同志以为他在整理东西，准备去警卫班，也未在意。之后，李某回去躺在床上不吃饭，中午指导员把饭端到床前，李某也不理睬。28 日 13 时 10 分，李某用枪自杀身亡。

［案例启示］　思想工作要细致入微

作为指导员，要随时掌握所属人员的思想变化情况。发现问题时，及时找战士谈心，确实弄清思想根源，深入细致地做好教育转化工作。原因弄不清，不能随便进行组织处理。没有做通战士的思想工作就宣布将其调整岗位，是不妥当的；连指导员、副连长轮番当众批评小李，没有考虑战士的心理承受能力，给本来就想不开的战士加重了心理负担。同时，战士思想有问题，说过激话，基层干部千万不能不在意。宁可信其有，不能当作无。这是无数次血的教训换来的。在这个案例中，指导员预防工作不深入，没有采取有效的防范措施，没有靠上去做工作，干部、骨干不敏感，骨干作用没有得到发挥，致使事故不可避免地发生了。

这起自杀事故的根本原因是李某性格内向，承受能力差。加上连队干部不熟悉战士的基本情况，没有留心观察战士的细微变化，工作粗糙、方法简单，对现实思想问题没有做到早预测、早发现、早解决。由于方法不当，思想工作被动，而最终导致事故的发生，教训极为深刻。

一是连队干部工作飘浮，没有摸准战士的思想脉搏。当连队干部发现李某不能安心工作时，只是简单地谈了谈，没有做过细的思想工作，没有对李某的言行进行综合分析，没有对李某探家归队后不安心工作的根源进行认真调查，为事故的发生埋下隐患。

二是连队的骨干队伍形同虚设。骨干不会做思想工作，对事故苗头不敏感，同时连队干部缺乏协调性，工作缺乏连续性，没有指定帮带人，没有制定帮带措施，对安全工作麻木。

三是枪弹管理制度没有落实，为事故的发生提供了条件。连队干部缺乏心理学方面知识，李某的一连串过激行为都没有引起副连长的警觉。副连长未将战士问题及时与连长、指导员通气。指导员送饭后战士都没有回应，这也没有引起指导员的警觉。最终，在没有连队任何防范措施的情况下，李某自杀身亡。

这起事故启示我们：

一是在做预防事故工作中，必须狠抓各项规章制度的落实。

二是在发现问题后，要注意调查，弄清事实。如果没有弄清问题可能使得矛盾激化，酿成事故。

三是只有确实弄清问题的思想根源，才能对症下药，采取正确的方法解决问题。教育与管理并用，思想工作与采取控制措施相结合，这是预防事故发生的关键。

【编者短评】　近期以来，基层部队官兵自杀问题有增多的趋势，其原因是多方面的，但是一些单位总是习惯于把原因归结为"自杀人员有严重心理问题"，以为这样可以减轻本单位的责任。然而，心理问题的发生不是偶然的，也是不孤立的，就算是自杀人员有心理问题，往往也是因为所在单位思想工作不到位造成的。自杀者往往有种种迹象表现出来，是其潜意识里在表达自己的委屈、苦闷，有渴求理解和关心的强烈愿望。如果这个连队的干部骨干能够遵循思想工作的制度和要求，给予李某足够的关心和爱护，警惕他的反常言行，并准确找到原因，及时解决，自杀悲剧是完全可以避免的。

案例 8：从碎纸片里发现的问题

一天晚上，某部机务中队司务长小康让炊事员小赵将第二天早晨吃的馒头放进仓库。小赵把这件事忘了，结果馒头被老鼠咬了，影响了第二天的早餐，司务长批评了他。第三天，轮到小赵担任伙房值班，因小赵未能按时起床，耽误了开饭时间，司务长又当众批评了他，小赵气冲冲地回到了宿舍。指导员知道小赵遇事容易想不开，便来到他的宿舍，发现小赵穿戴整齐，眼泪汪汪地趴在桌上写着什么。小赵看到指导员后，赶忙将纸撕成碎片，扔到墙角，转身走了出去。指导员见他神色异常，立即把碎纸片捡起来，又追上小赵，两人慢慢交谈起来。谈了一阵，虽然没有摸清小赵的真实思想，但小赵情绪比较稳定了。指导员这才回到连部，把小赵撕碎的纸片一点一点拼起来，发现里面有这样一段话："再见了妈妈，让儿最后叫声妈妈吧……"指导员立即召开支委会，研究帮助小赵的具体工作计划。党支部委员分别找小赵谈了心，经过多次教育终于使小赵抛弃了轻生的念头，小赵也检查了自己不能正确对待批评的错误态度，愉快地投入了工作。

[**案例启示**]

这是一个成功的思想工作案例，告诉我们要做思想工作的有心人。思想问题有的显于外，有的则隐于内，基层干部骨干必须是思想工作的有心人，要全方位观察问题，具有敏锐的反应力和细致的观察力，善于通过各种细小的事物发现问题，以小见大，一叶知秋，从表面现象看到问题的实质。该指导员就是从碎纸片里发现了大问题，及时恰当地做了思想工作，从而避免了一起可能发生的严重事故。

指导员要具有强烈的责任意识，平时要用心观察兵、琢磨兵，事事处处做体察士兵的有心人，对战士的任何细微变化都不能放过，并从细微变化中发现战士的思想变化。发现问题以后，指导员要及时弄清问题的症结，结合连队实际，根据战士的个性特征，有针对性地做好思想转化工作。只要及时采取正确有效的解决方法，就能避免可能发生的严重事故。

在这个案例中，有以下经验可供借鉴：

一是准确掌握官兵的个性特征。根据不同的性格特点，准确把握官兵思想脉搏，有针对性开展工作，这是做好思想工作的前提。该指导员因为知道小赵遇事容易想不开，所以及时靠上去做细致的工作，从而使问题得到及时解决。试想，如果指导员不关注小赵，结果又会如何？

二是时时刻刻都要做思想工作的有心人。作为一名政治指导员，只要舍得用真心、动真情、下真功，做到知兵如慈母、爱兵如兄长、带兵如严师、真情暖兵心，关心战士像"一团火"，教育战士做"一盏灯"。这样的话，就没有做不好的工作，就没有带不好的兵。

三是实施批评时，一定要注意场合，掌握好分寸，并做好批评后的思想工作。公开批评一个同志，是一件十分严肃且特别慎重的事，决不可草率，必须讲究批评的艺术。干部骨干要结合工作实际，采用因人施教、因地制宜的带兵方法，来做战士的思想工作。"对症下药"才能收到良好的效果。

【编者短评】　由于小赵"遇事容易想不开"，所以"指导员立即召开支委会，研究帮助小赵的具体工作计划"，这样做是适当的。不过也要考虑有时战士说的是气话，在没有进一步了解战士的真实想法之前就召开会议集体研究，也可能搞得满城风雨，反而把小事变成了大事，让战士背上思想包袱。对于此事，会上的详情未知，不过笔者认为，即使会上公开了小赵有"自杀"企图这个情况，但是在做他的思想工作时，也要当作"不知道"，最好不要直接去说"千万别想不开"这样的话，而应该帮助他查找工作出现失误的原因，鼓励他做好以后的事情。同时，也要找合适的机会让司务长跟他沟通，做出必要的解释或道歉，从而使小赵因为温暖而放弃自杀，让他所谓的"轻生念头"消失在无形之中。另外，还要安排外围的观察，做到内松外紧，以防意外。

案例9：弄清半句话　救了一个人

老兵退伍工作开始前，某部汽车连对全连老战士进行了一次思想摸底。指导员找运输班战士小李谈心，小李对指导员说："反正今年我不想走，如果你们硬要我走，我也只好那样了。"指导员心想：小李家中父母年老多病，弟弟智力有障碍，本人曾患过脊椎骨结核病，他不愿意退伍，这是我们已经估计到了的。但他说的"只好那样了"是什么意思呢？当时指导员觉得很费解，问他却又不说。

于是，支部在召开支委会分析思想形势时，对小李说的后半句话有两种看法。一种是小李平时表现还可以，话也说得明白，他本人虽不想走，但连里既然决定要他走，所以他说"我也只好那样了"，不会出什么大的问题；二是小李最近情绪消沉，问题恐怕没那么简单，他那后半句话也许正反映了他复杂的思想，对他决不能掉以轻心。

为了弄清小李的真实思想，支部让一名干部专门做他的工作，找他谈心，但小李还是不肯讲。支部就打"迂回战"，向小李班里的其他同志作调查。一个战士告诉指导员，前几天他和小李一块上卫生队看病，小李曾让医生给他开了几片安眠药。这个情况引起了指导员的警觉。支部又进一步调查，了解到小李最近一段时间曾多次找卫生队医生要安眠药。经过一番细致的调查，支部弄清了小李那后半句话的含义：并不是叫他走他就走，而是叫他走他就要服药自杀。

问题弄清后，指导员对症下药，给他讲人生的意义，讲那些身处逆境仍百折不挠，最后做出巨大贡献的科学家们的事迹，帮助他树立生活的信心。同时，还针对他家的特殊情况，通过组织帮助他解决了一些实际问题。经过一系列细致的思想工作，小李终于讲出了心里话，主动交出了要来的安眠药片。最后，他愉快地退伍返乡。

[案例启示]　思想政治工作要细而又细

这是一个正确运用"三个环节"，成功地预防了因重大利益关系调整而可能引发自杀事件的典型案例。确实弄清是正确解决问题的先决条件。摸清弄准战士的思想底数，切实做到心中有数，是基层连队搞好思想工作的前提条件。要做到确实弄清，必须进行广泛深入的调查研究，决不能凭主观臆想办事。这个案例有以下经验可供借鉴：

一是思想工作要做得早、深、细。指导员在进行思想摸底时，认真细致，善听弦外之音，从正常中看出反常，发现疑点就追根究底，抓住疑点决不放过。遇到难题自己弄不明白，就进行集体会诊，充分发挥集体的智慧，集思广益，有一股咬定青山不放松的韧劲。

二是工作方法要辩证灵活。当正面做工作无效的情况下，采取"迂回战术"，发动群众做调查，最终发现了线索，弄清了问题的根源，对症下药，医好了战士的心病。

三是工作责任心要强。对思想问题突出的退伍对象，干部要分工负责，包干到底，怀着深厚的感情、满腔的热情做工作。同时，老兵的思想问题常常和实际问题交织在一起，解决起来时间紧、难度大。这就需要工作不推不拖、不哄不骗，既要设身处地帮助排忧解难，又要合情合理地进行正确处置。

【编者短评】　本案例的积极启示很多，不过有一点可以探讨。指导员在弄清问题后，"对症下药，给他讲人生的意义，讲那些身处逆境仍百折不挠，最后做出巨大贡献的科学家们的事迹，帮助他树立生活的信心。"这样做是合适的，这些道理也是要讲的，不过，光这样讲，有只讲大道理之嫌。作为一名普通士兵的小李，毕竟与科学家存在差距，没有可比性，落不到实处，不如例举普通人砺志成长、成功的事例，对小李来讲更有示范意义。

案例 10：指导员"真够意思"

2008 年，某部战士小安从一个父母离婚的单亲家庭走进军营。他身高力大，性格倔强，脾气暴躁，在新兵连时就和带兵班长动过手。下连三个月后的一个晚上，小安因打台球与一名战士发生了争吵，并动手打人，还让这名遭到拳脚之苦的战士向他认错。连队干部战士对他的粗暴行为颇为不满，纷纷要求借此机会报上级给予除名。恰在这时，小安来连部找指导员，他对指导员说："今天下午我父亲要来部队，请您不要把打架的事说出来。""指导员，我父母离异后，是父亲把我拉扯大的。他把我送到部队锻炼，希望我能成为有用之人。可现在我又干成这样，父亲知道这件事会很伤心的。"指导员觉得小安的内心深处有改好的思想基础，就答应了他。

小安父亲来部队的那天晚上，指导员只把小安下连后表现较好的方面做了介绍，并希望他能多给小安写信。小安父亲听了很高兴，连忙拉着指导员的手说："感谢部队领导对我孩子的培养教育。"

指导员刚回到宿舍，小安拿着一条烟跑了进来，开口就说："指导员，你真够意思。这条烟，您无论如何都要收下，否则就是看不起我。"指导员思量再三，暂时就收下了。第二天，小安父亲辞行要走，指导员借机到市场买了一袋水果、食品，并把小安送的那条烟放到了水果袋里，临上车时交给了小安父亲。小安父亲对指导员说："我把儿子交给部队就放心了！"

小安父亲刚走，指导员就找小安谈心，专从他的"够意思"切入，交流思想，并对他说："只因打台球这么点小事，就动手打人，这难道是'够意思'吗？全连的同志都在辛辛苦苦工作，为连队争创先进，你却在这里抹黑，难道这也是'够意思'吗？你父亲望子成龙，把你送到部队，又千里迢迢来部队看望你，而你不好好工作，也算是'够意思'吗？你好好想一想，要对得起自己，对得起部队，更要对得起你父亲的一片苦心啊。"指导员见小安眼里含着泪花，深有悔悟之感，就用缓和的语气说："犯了错误不要紧，关键在你的认错态度和改错决心，今后一定要痛改前非。这次你的事在连队影响很坏，要主动向被打的战士承认错误，请求谅解，并在军人大会上作检讨。"小安连连点头。

为了防止小安"旧病"复发，指导员还指定一名支委专门负责帮教，定期找他谈心。从那以后，小安彻底变好了，第二年因工作成绩突出受到嘉奖。

［案例启示］　因势利导是做好思想工作的基本方法

这是一个做好父母离异战士的思想转化工作的成功案例。随着现代社会离婚率的上升，不少父母离异的战士走进了军营。作为基层政治干部，及时了解、准确掌握战士的家庭情况、个性特征、入伍前的表现等，就显得尤为重要，以便有针对性地做工作。这个案例告诉我们：

一是对后进战士的转化工作要有信心。在一定的条件下，后进可以转化为先进，先进也可能变为后进，切不可认为后进战士是"出了窑的砖——定型了"，把他们看扁。作为指导员，如果对后进战士失去信心，认为其不可救药，该做的工作不做，那就是失职。

二是对后进战士要有爱心。任何人都需要感情的交流，都需要感情的抚慰，特别是单亲家庭的战士更是如此。一次真诚的理解、一次感情的交流、一次爱心的抚慰，都可以收到更好的效果。作为一名基层政治干部，既要有爱心，又要掌握爱的艺术。俗话讲，"美不同面，爱不同心。"当我们能够灵活地运用爱的艺术去爱战士时，思想工作会更有实效。

三是观察后进战士要细心。每个人都有自尊心，后进战士也不例外，只不过他们常常忽视了自尊。当他们需要被尊重时，我们应当抓住这一时机，做好思想引导工作。要善于发现后进战士身上的闪光点，把握思想工作的契机，哪怕是微小的进步，也要及时给予表扬和肯定，切不可听而不闻、视而不见，随其自然发展。

【编者短评】 该连队对待后进士兵的"信心、爱心、细心"体现了人本主义心理学以人为中心的基本要求。正是因为该连队的思想工作理念和方法在实践中符合了心理学的科学原理，所以也就能够解决心理问题。从案例提供的材料看，小安成长于单亲家庭，对他的心理成长产生了不利影响。由于没有得到充分的父母双亲尤其是母亲的关爱，所以小安缺乏安全感、自卑，于是反向表现为"性格倔强，脾气暴躁"。这实际上是某种程度上的偏执型人格的表现。小安心理上是有问题的。但是由于连队适当的思想工作，满足了小安"爱和尊重"的需要，弥补了他的心理缺失，激发了他自尊自强的自我意识，人格得到成长。这正是心理咨询远期目标的实现，于是他"彻底变好了"。

案例 11：偷拿公物的问题发生后

一天晚上，某部在放电影时，气象台司机小刘溜回营房，把台里的十几斤机油偷偷拿给等候他的一位驻地老乡。当即被值日员发现，截获了赃物。

问题发生了，怎么办？当晚党支部召开了支委会，决定在确实弄清问题的来龙去脉之前，不惊动小刘，以免发生意外，并派一名委员住到司机班，对其进行控制防范。经过详细调查，支部发现小刘常同驻地附近老乡拉关系，送小件东西，并托他们为其购买天麻、介绍对象等。掌握情况后，教导员主动找小刘谈话，促使他交代了自己的问题。

情况清楚了，该怎样处理呢？一部分同志认为，小刘入伍后，平时不注意学习、作风散漫、纪律松散、领导批评不在乎，这次要严肃处理。当时，小刘的思想压力也很大，他感到事情暴露后，自己的一切都完了。支部认真分析了小刘的问题和现实思想状况，认为他的问题是突出的，发展下去是危险的，要治病救人，但不能一棍子打死。一方面，应严肃批评其错误思想和行为，并给予警告处分一次；另一方面，应该消除其思想顾虑，积极帮助其认错改错。领导多次找小刘谈心，他充分认识了自己的错误，并接受了处分。

处分了，可工作并没有结束。领导和同志们继续在思想上教育他，在生活上关心他，在工作中帮助他。教导员给小刘讲青年人应该具有的理想，应该怎样书写自己的人生，还经常与他聊天、下棋。有一段时间，气象台的车油封停用，为了帮助司机巩固驾驶技术，教导员特意与汽车连联系，安排小刘到汽车教练排带训。领导的信任和关心，使他深受感动地说："我没想到自己犯错误受处分后，领导和同志们会这样热情地关心和帮助我，我再不好好干怎么对得起大家！"

［案例启示］　**要对战士的一生负责**

这是一个正确处理战士偷拿公物问题的成功案例。当基层连队发生小偷小摸问题时，作为基层政治干部，要认真对待，做到不弄清情况不乱下结论。调查时更要讲究工作方法，要尽量缩小知情面，并采取积极稳妥的措施，防止因工作不慎导致矛盾激化，发生意外。这个案例有以下经验可供借鉴：

一是注重调查，弄清事实。作为一名基层政治干部，遇事不惊、处事不乱、有板有眼，是在实际工作中不断积累和总结经验的结果。该连问题发生后，该单位处置得当。首先着手做深入细致的调查，在确实弄清问题的来龙去脉之前，不惊动本人，并指定专人监控，以免发生意外。在掌握真相后，直接与本人谈话，把问题摊开，启发教育，促其醒悟，使其充分认识自己的问题，主动交代所有的问题。

二是实事求是，正确处理。对当事人的问题不夸大、不缩小，不上纲上线，不无中生有，对错误晓以利害，严肃批评，不回避，不无原则地迁就。处理小拿小摸的问题要十分慎重，讲究方式方法。对问题轻微、醒悟较早、能主动交代、认识比较深刻的，一般不宜公开批评或处分；对问题较重、态度不好、不处罚就达不到惩戒本人和教育部队目的的，要酌情给予必要的处分或处罚；对性质严重、屡教不改的，则应根据具体情况报请上级做除名或劳动教养处理。

三是满腔热情地去做当事人的思想转化工作。对受处分的战士，宣布完处分决定只是思想工作的开始，直到各方面的积极性都被调动起来，才算思想工作到位，关键还在于思想上、生活上、工作中的关心帮助。当后进战士发生了违纪问题时，要正确对待和处理，切忌借机整人。战士犯了错误，严肃批评其错误思想和行为是必要的，但要注意掌握政策，注意方式方法。动之以情，晓之以理，消除其思想顾虑，热情帮助其认错改错，讲明任何事物的发展变化都有一个从量变到质变的过程，小偷小摸虽构不成犯罪，但发展下去很可能走上犯罪的道路。

【编者短评】　小偷小摸行为被发现，当事人很容易出现自卑、压抑、焦虑等心理问题，如果问题得不到解决，会愈发严重。本案例中的小刘很幸运，由于连队对他开展了积极正确的思想工作，他顺利走出了可能出现的心理洼地。

案例 12：从"游戏大王"到"精武标兵"

杨某出身富裕家庭，入伍前整日上网玩"魔兽"成瘾，号称"打遍天下无敌手"的"游戏大王"。那时的杨某总感到生活太平淡，只有进入网络世界，泡在游戏中，才有成就感，网络成了他的精神寄托。初入军营，杨某依然迷恋游戏。"班长，你的游戏机能不能让我玩两把？"新兵下连第一天，列兵杨某就向班长提出"特殊"要求。有一次他利用站哨机会偷偷玩 PSP，结果被查哨的指导员"逮"个正着。"人虽然来到了部队，却依然断不了网瘾、游戏瘾，这是他的一个

'心结'。只有解开这个结，才能让小杨从虚拟世界里走出来。""杨某在游戏中表现出来的反应机敏、爱钻研，其实就是他的特长，我们可以引导他将这些特长在训练和工作中发挥积极作用。"连长、指导员和杨某的父亲在电话里一番交流后，初步找到了帮助小杨成长的"良方"。

于是，班长承诺："如果你在比武中夺得名次，我就把游戏机奖给你！"

被班长一激，杨某当即表态："男子汉，说话算数！"

连队根据杨某的爱好、特长，把他分到测地排。测地专业中的计算器操作迅速成为杨某的强项，"只要一摸到计算器操作盘，就感到血往上涌，人变得激动起来。"杨某常常一个人在训练室琢磨计算器的操作使用，研究怎样才能在输入时更准更快。每迸发一丝灵感，就马上进行实践。他发现计算器操作键盘与电脑键盘基本一致，如果经过改进，完全可以实现盲打。可在实际操作中，却远没有想象中的那么简单。由于计算器体积小、手感较差，必须经过长期的专项训练才能达到盲打效果。于是，他每天都要坚持训练上千次，甚至在吃饭时一只手拿筷子，另一只手还在模拟训练。有段时间，他即使闲坐在桌子边，手指也会不由自主地敲打桌面，战友们笑他"走火入魔"。半个月后，杨某熟练掌握了盲打技术，终于达到心到手到的最佳状态。训练中，杨某爱"穷琢磨"，经常冒出一些"新招"，让不可能变成了现实，令身边的战友刮目相看。他先后总结出"结合训练法""联想训练法"等10余项训练方法，提高了连队训练成绩，增强了训练效益。

指挥连是个以技术士官为主体的单位，每次参加上级专业比武考核，士官当仁不让成了"种子选手"。2007年，连队准备参加集团军组织的比武考核，列兵杨某毛遂自荐。面对杨某的非常举动，连队党支部研究后决定把他列在候补名单中。杨某发誓一定要把专业练精，关键时刻能"露一手"。结果，入伍仅8个月的杨某就在比武考核中打破了"后方交汇法"等3项集团军纪录，并荣立三等功一次。2008年9月，他又在比武考核中连破"导线法计算""交汇法计算"等测地计算专业的7项集团军纪录，又一次荣立三等功。

测地兵有句格言："山有多高，测地兵的标准就有多高。"杨某牢牢记住，并做到了。"把训练当成玩游戏一样投入，用心去练，往往效果会事半功倍。"杨某这样总结自己的训练"秘诀"。

班长果不食言，高兴地把游戏机奖给了杨某。杨某捧着游戏机乐呵呵地说："以前一心想打游戏，现在拿着游戏机，又一心想着怎么去破下一个训练纪录！"

［案例启示］　用好网络需要正确引导

网络具有两面性，不能只看消极的一面。网络不是洪水猛兽，能正确面对、合理使用，便可最大限度利用信息时代的科技资源。若缺乏判断能力、无法辨别好坏，势必会深受其害。在开放的社会里，军营是难以完全封闭的。如今的新战士，入伍前都有上网经历，有的新战士网龄很长，宁可饭不吃、觉不睡，也要在网上打游戏、聊天、刷朋友圈。到底该怎样对待新战士中的"网游一族"？案例中的杨某，在两年时间里由一名"游戏大王"转变为"精武标兵"，其故事耐人寻味，其经历给人启迪。

视角一换，感觉就变。网络也能出战斗力，关键看带兵人如何引导。信息网络的出现和发展，促使带兵人的角色和思维都要与时俱"变"，过去认为"不行"的，没准现在不但"可行"，而且效果反而更好。"把训练当成玩游戏一样投入，用心去练，往往效果会事半功倍。"杨某的训练"秘诀"告诉我们：只要善于从战士的"不良"嗜好、习惯和行为中找到"症结"，对症下药，发现"亮点"后扬长避短，引导他们将自身的特长合理、有机地运用到日常训练、学习和生活中，发挥积极作用，就能转化为战士成长的动力，促进部队建设"水涨船高"。

【编者短评】 杨某迷恋游戏成瘾，这本身已经是一定程度上的心理问题了。连队的思想教育工作改变了他，激发了他的潜能，使他像爱游戏一样爱上了训练，克服了游戏成瘾的问题。这正是通过思想工作解决心理问题的成功案例。另外，从思想工作的方法来看，这里有行为主义心理治疗的影子。

案例13：军官梦破灭之后

某部战士小李，入伍后上进心较强、工作积极，一有时间就抓紧学习数理化。军队院校招生，他积极要求报考，但由于工作需要，没有被推荐参加考试。小李怎么也想不通，经常默默发呆，一个人待在宿舍里吸烟。干部找他谈心，他却说："没有时间，也不想谈，谈了也没用。"指导员想，在没有弄清问题的症结前，不能急于求成，而弄清问题必须先稳定他的情绪。于是指导员便找机会接近他，主动关心、安慰他。他不去吃饭，指导员就把饭端到他跟前。同时，指导员做好他周围战友的思想工作，要他们多关心、多安慰小李。在小李的情绪基本稳定后，指导员又找他谈心，进一步启发他，使他慢慢开了口，小李一边哭一边说："我在家只差几分没考上大学，本想到部队有考学的希望，可现在又破灭了。"指导员说："革命战士首先应该当好义务兵，把个人理想与革命需要结合起来。"小李说："这些道理我都懂，可是解决不了我的问题。别人千条路、万条路，可我只有一条死路。"

小李开了口，暴露了思想。连队党支部及时召集思想骨干，分析小李的思想状况和心理特点，研究具体帮助办法，还向他同乡了解详细情况，在进一步调查分析的基础上，弄清了小李的症结。原来入伍前，小李有一个要好的女同学，后来女方考上了大学，小李就自认为要配得上对方只有考军校。指导员不厌其烦地同他多次谈心，首先肯定他入伍后的进步和成绩，又对他在考学问题上的一些表现提出批评。班排的战友们也热情对待他。小李感到领导和同志们是诚心诚意地帮助自己，思想上有了转变，情绪逐渐稳定下来。

小李的妈妈和哥哥来到了部队，连里干部热情接待，介绍了小李入伍后的进步和所取得的成绩，并实事求是地讲述了他在对待考学问题上的表现。小李的妈妈和哥哥都很通情达理。他哥哥说："我们收到弟弟的信，感觉他思想上有了问题，怕出什么事，就赶紧来了。还希望领导对他严格要求。"他的妈妈和哥哥多次和小李谈心，使他开始认识到自己的错误。

指导员又在全连进行了有理想教育，把正确对待考学作为重点，先是有针对性地上课，着重讲清革命战士应怎样确立自己的理想，怎样对待考学，当自己的志愿与工作需要发生矛盾时应怎样处理。又重点对小李进行了个别引导，帮助他分析错误思想的危害及其原因。没几天，小李主动向指导员递交了一份深刻的思想汇报。从此，小李的工作积极性调动起来了，各项工作都很扎实，他还主动帮助被推荐考学的战友复习功课，受到领导和战友们的一致好评。

[案例启示]　要及时解决战士的思想问题

这是一个处理战士不能正确对待考学问题的成功案例。作为基层政治干部，对涉及战士切身利益的敏感问题一定也要敏感，要当作大事来抓，搞好教育疏导，把工作想在前、做在前。发现问题，就必须弄清问题的症结，以便对症下药，做到不解决问题决不撒手，这样才能避免问题发生。战士考学涉及个人切身利益，必须认真对待。本案例启示我们，对于解决此类问题，要增加选拔工作的透明度，这也应该成为基层连队处理考学、入党、提干等敏感问题的一条法则。同时争取家长配合部队做思想工作，从思想和心理上为落选战士"减压"，这样收效会更明显。只要领导诚心帮助、工作到位，落选战士还是会通情达理的。本案例有以下经验可供借鉴：

一是引导战士树立革命的理想和追求。正确处理部队需要和个人愿望的关系，自觉服从组织安排。对个别战士不切合实际的无理要求，要敢于批评，勤于疏导，不能一味迁就、照顾。要教育战士正确处理好考军校与尽义务的关系，把个人奋斗目标纳入革命理想的轨道。在战士中进行人生观教育，讲清立身做人的基本道理，引导落选战士走出思想低谷，不因一时的挫折而一蹶不振，树立战胜挫折的信心。

二是增加选拔工作的"透明度"。进入新时代，战士的民主意识进一步增强。在涉及战士切身利益的敏感问题上搞"神秘化"，往往容易引起猜疑和误解。如果公开选拔的名额、条件和方法，通过民主评议、推荐选拔的方式，确定选拔对象。既有利于群众监督，又有利于给落选战士做工作，会收到事半功倍的效果。

三是积极为落选战士排忧解难、指明道路。落选对于满怀希望的战士来说，无疑是一个沉重的打击。基层政治干部要给予更多的关心、理解和温暖。不责备，不冷落，更不能讽刺挖苦，使他们感受到部队大家庭的温暖。请落选不失志、自学成才的典型现身说法，使他们懂得"上军校不是唯一出路"，明确考学不是人生的"单行道"，人生的道路就在个人的脚下，只要在工作中尽职尽责，就一定能在本职岗位上成就事业，实现人生价值。

四是管教结合，预防违纪问题和事故的发生。凡涉及战士切身利益的敏感问题，都不能忽视预防工作。要把思想教育与严格管理紧密结合起来，本着对落选战士高度负责的态度，切实加强管理，严明纪律，杜绝违纪问题和事故的发生。

【编者短评】　一个有条件、有能力、有基础考上军校的士兵没有被推荐参加考试，受到的打击是非常严重的，很容易引发严重的心理失衡，甚至是危机事件。由于连队开展了富有成效的思想工作，防范了悲剧的发生。不过，就材料提供的有限内容来看，一个参加过高考只差几分、能够辅导其他战友考学的战士，为什么没有被推荐参加士兵高考，材料中没有说明。我们不禁要问，这样合理吗？专业化的心理咨询虽然更为科学有效，但它也不是万能的，我们不能指望用它来治愈一切"疾病"。战士的心理健康不但需要个人的良好素质基础、正常的成长经历和积极的主观努力，还需要一个良好的外部环境。可喜的是，目前基层部队的风气越来越好，风清气正的政治生态已经形成，这为促进基层官兵心理健康提供了积极健康的外部环境。

案例 14：孤僻暴躁的小张认错了

某部战士小张，入伍后作风散漫、工作拖沓，而且性格孤僻、暴躁，谁批评他，就跟谁"记仇"。一次因不参加兵器维护，连长说了他两句，他当即火冒三丈，又吵又骂。事后，连长找他谈话，他没听几句就气冲冲地摔门走了。第二天还"躺铺板"了。

指导员想，像小张这样性格的战士，采取"单刀直入"的方法不行，特别是他刚顶撞了连长，正情绪亢奋的时候。要做好他的思想工作，一不能太急，要采用"冷处理"；二不能太直，要采用"迂回战术"。于是等小张的情绪稳定后，指导员才找他谈心。

在谈话中，指导员还认真观察他的神态、动作，进而分析他的心理活动，恰到好处地抓住时机进行说理。

当时，指导员并没有一上来就批评他，而是跟他拉起了家常。指导员问他最近家里来信没有？情况怎样？有什么困难？身体如何？小张原以为这次他又少不了挨批，本想来个"徐庶进曹营——一言不发"，但一听指导员并没提他顶撞连长的事，而是很随和地拉家常，也就不那么紧张了。他便一一回答了指导员的问话，他说："指导员，我不是不想好，我也想干好，但连长老批评我，我就受不了。"

听了他这句话，指导员便打了一个比方来开导他说，一个人有了缺点、错误，就像一只在江河里航行的船有了洞，漏洞不补，船就要沉没；一个人的缺点、错误得不到纠正，就会使缺点越来越多，错误越来越重，直至误入歧途。批评正像修补船上的漏洞，是爱护，是关心，是好意呀。连长对你的批评，也是正确的，当兵不履行职责，不干工作是合格兵吗？顶撞领导是纪律允许的吗？这些话打动了小张的心。他不等指导员继续往下说，便打断指导员的话说："指导员你不要说了，我懂了，是我错了，请给我纪律处分吧！这几天连长总是批我，我原以为你找我准没好事，但我万万没想到你能这样耐心地给我做工作。指导员，你放心，今后就看我的行动吧！"

小张主动找连长承认了错误，并在军人大会上做了检讨。从此，小张在各方面都有了明显转变。

［案例启示］　巧用"迂回法"　官兵隔膜消

这是一个巧用"迂回法"，正确处理战士与领导之间矛盾的成功案例。

性格孤僻、暴躁的战士，一般感情丰富，虽不服压，但却服情服理。该指导员在交谈中循循善诱，不仅化解了矛盾，也起到了育人的作用。当性格孤僻、暴躁的战士与干部之间发生矛盾时，做工作切莫过急，防止矛盾进一步"升温"。该指导员采用"冷处理"和"迂回法"，因势利导，化解了矛盾，真可谓是方法得当，有以下经验可供我们借鉴：

一是掌握化解矛盾的艺术，把握解决问题的主动权。由于性格暴躁的战士遇事易激动，应先运用"冷处理"的方法平息其"激情"，再用"迂回法"间接地提醒启发，才能真正把握解决问题的主动权。该指导员巧妙运用"冷处理"和"迂回战术"，看似走了弯路，实质上是走了"捷径"。

二是巧妙表达，循序渐进做好思想工作。该指导员没有直接批评战士，而是通过拉家常这种表达方式，既拉近了官兵之间的感情，又没有我说你听的官气，把战士摆在了平等的地位，为有效沟通创造了有利条件。

三是情理交融，耐心细致做好转化工作。任何人都需要感情交流，在思想上沟通、感情上亲近、生活上关心，唯有用真情打动人心、凝聚人心、赢得人心，战士才会乐于接受你的帮教。此时再采取灵活的方式方法进行疏通引导，把大道理同小道理融为一体，讲得实实在在、入情入理，使其真正认识到错误，下决心改正错误。

同时，这个案例也启示我们：

（1）做思想工作必须根据对象的个性和心理特点，选择正确的工作方法，动之以情，晓之以理，才能达到教育的目的。如果不分对象，只用一种模式、一种方法，往往会操之过急，欲速则不达。

（2）只有尽不到的情，没有焐不热的心。爱兵，就应像父母爱自己的子女一样，是一种发自内心的真挚感情，要始终把战士的安危冷暖、喜怒哀乐放在心上，才能达到"精诚所至，金石为开"的境界。

【编者短评】　"性格孤僻、暴躁，谁批评他，就跟谁记仇"，这显然是偏执型人格特征的表现形式。小张是有心理问题的，也存在着社会行为的适应不良。令人欣慰的是，因势利导的思想工作成功地促成了他的转变。不过，仅从案例的字面材料来看，像小张这样性格的人"冰冻三尺，非一日之寒"，帮助他克服性格上的缺点也不可能毕其功于一役，一般要拿出点"咬定青山不放松"的劲头。

二、思想工作视角下的心理咨询案例分析

以下是基层连队干部骨干开展心理疏导活动的成功案例，从案例的内容、过程和方法来看，虽然称之为"心理疏导"，其实并非专业的心理咨询，从实际做法上看，仍然是基层思想工作的一部分。只是由于工作的目的是完善或克服某种已经确知的心理问题，所以称之为心理疏导，实际上的工作手段仍然属于思想工作。这也说明了在一定范围内，思想工作确有心理疏导和咨询的功能。

案例 15：如何帮助官兵克服抑郁心理？

一个星期天的上午，某连四班的战士在营房里听歌的听歌、看书的看书，唯独新战士黄勇呆呆地望着窗外，耳旁飘来熟悉的歌声："你快乐吗，也该歇歇了……"

快乐对黄勇来说，就像挂在树顶的苹果，可望而不可即。当兵走的前一夜，黄勇一想到理想中军营的样子，梦里都在呵呵地笑。到了新兵连，三个月紧张而艰苦的训练，让他感到现实中的军营与理想中的大不一样，黄勇心里多少有些失望。下连队后，自己各方面素质一般，与战友之间又没什么话说，使他更加失落。满腔的喜悦化作了泡影，整天啥也不想干，上课盼着下课，训练盼着休息，好不容易熬到了星期天，他街不愿上、球不愿打、书不愿看，只想蒙着头睡大觉，哪有什么快乐可言。

看到黄勇整天无精打采的样子，一天晚饭后，指导员叫黄勇陪他散步，与他拉起了家常。指导员关切地问："小黄，最近你的精神状态不太好，是身体不舒服还是家里有难事？"黄勇说都不是。

指导员又问他："你到部队将近 5 个月了，能谈谈你的感受吗？"

黄勇迟疑了一会儿，终于坦露心声："当兵前，我对军营想得很美好，可入伍后，现实却不是想的那样。我觉得自己仿佛掉进了一张巨大的网，无力摆脱，只能被动地接受，感到特别不快乐。""你能告诉我为什么会有这种感觉吗？"指导员想继续走进他的内心世界。黄勇略作思考，回答："部队艰苦、紧张，工作得不到承认，毫无成就感。"指导员听到这儿，感到快要摸到黄勇精神压抑的症

结了，便鼓励他进一步敞开心扉，问道："你觉得部队艰苦、紧张的生活对你没有任何意义吗？""意义还是有的。"黄勇思索了一会儿，接着说："起码学到了许多做人的道理，锻炼了吃苦精神，让我变得比过去成熟了。"指导员听了心想，看来黄勇倒不是害怕部队紧张艰苦的生活，高兴不起来的主要原因是自身素质弱，连队干部对他表扬少。于是，指导员准备激他一下，便问："小黄，你想过没有，怎样才能取得大家的认可呢？"

黄勇痛快地说："很简单，要想被人看得起，个人素质、专业技术就得是一把'刷子'呗！"

"这就对了。要让自己快乐起来，不妨给自己在部队的生活定个目标。有了目标并朝之努力，你就会从中找到乐趣。这样吧，下周我和你一起制订一个提高个人素质的计划，大家来帮你。你现在最需要的是培养乐观向上的心态，平时多和战友们一起打球、娱乐，让自己快乐起来。"

从林荫道回到排宿舍，黄勇真想痛痛快快地吼几声，把心里的积郁全都吐出来。半年后，在指导员和战友们的帮助下，黄勇各方面素质提高很快，连队"每周一星"的光荣榜上经常挂着他的名字。此时的黄勇，不仅人变得快乐了，干工作也总有使不完的劲。

[案例启示]　在实现既定目标的过程中增强自信

抑郁是一种自我否定的心理现象，其常见的特征是闷、忧、虑、呆、变、懒。一个人的内心积郁得不到排泄，久而久之，容易产生沮丧、孤僻、自卑等病态心理，不但影响人的身心健康，而且会造成自杀、报复等过激行为，给部队带来严重后果。对有抑郁心理症状的官兵，要格外关注、主动接近，与其架设沟通的桥梁，以便了解他们的真实思想及形成原因，有针对性地做好工作。同时，要教会他们宣泄的方法，如找一个僻静的地方，痛痛快快地或喊或哭，把积累起来的不良情绪发泄出去。当然，最根本的办法，是要培养他们健康的心理，正确对待挫折和失败。

在本案例中，指导员通过深入交谈，弄清了新战士黄勇在军营生活中由于角色适应不良导致心理抑郁的心结，从认知上帮助他调整和疏导，给小黄在部队的生活设立目标，让小黄在努力实现既定目标的过程中增强自信、获得快乐，最后使小黄逐步走出精神抑郁的困境，这个做法应该是很成功的。

当前，很多战士由于工作、生活压力大，自身经受挫折少，心理承受力弱，再加上思想工作不及时、疏导不够，很容易产生一些心理问题。针对这种情况，原第二炮兵工程技术总队在基层心理教育的实践中，探索出一套易学易懂易操作的基本方法，被基层官兵形象地概括为"三四五六七"，很值得我们借鉴：

"三"，即开展心理教育前要做好"三项"准备工作：普及心理学基本知识，培训心理教育骨干，编写适合本单位特点的心理教育教案。

"四"，即实施"四个"基本方式：搞好多元教育，解决官兵多元心理问题；进行全面疏导，防止官兵心理错位；注重环境塑造，保证官兵心理健康；进行心理医疗，弥补部分官兵心理缺陷。

"五"，即把握"五个"关节点：新兵入伍，老兵退伍，成长进步关键时机（入党、考学、提干、选任士官、立功受奖等），执行急难险重任务，国家和军队重大改革政策出台。

"六"，即注意"六种"时机：婚恋受挫，进步受阻，当众受辱，父母离异，身患重病，单独居处（包括小远散单位战士、单独外出官兵、直属单位的分散的兵）。

"七"，即实现心理素质培养的"七个"基础目标：平常心态，健康心魄，良好心境，向上心志，友爱心田，宽广心胸，爱国心愿。

案例16：官兵有了自闭心理怎么办？

某仓库勤务队新战士小李性格内向，从早到晚难得与战友讲几句话，而且说话时声音特别小，训练中一个简单的动作，重复多次还不得要领。指导员通过找小李谈心，得知小李7岁那年父母离异，心灵上受到了极大伤害，从此他害怕与人交谈，一说话就紧张、结巴，喜欢一个人躲在房间里看书、记日记、写诗歌，有一首诗还曾被一家报社发表。入伍后，小李不习惯紧张的军营生活，特别是在训练场上，班长越批评，他越紧张，动作越做不到位。交谈后，指导员找来小李的班长专门交代，对小李的教育管理一定要循循善诱，多鼓励、多表扬、多让他参加集体活动，不能急于求成。

一次，仓库组织演讲比赛，指导员知道小李有一定的写作基础，为了帮助小李克服胆怯心理，决定让小李参加演讲比赛。对此，大家都感到不可思议，小李也找到指导员说："做梦也想不到会派我去参加演讲比赛！我不行，会给队里丢脸的。"指导员鼓励小李说："你有这个能力，关键在于你有没有勇气接受这个挑战。"见推辞不掉，小李只得认真准备演讲稿。

比赛的前几天，指导员让小李自己单独讲，然后在班里讲，最后在队里讲，从一个手势、一个眼神到吐字、声调，大家帮助小李认真地抠、反复地练。最后，小李在正式演讲比赛中获得了第一名。比赛一结束，小李就兴奋地跑过来，抱住指导员说："指导员，这次比赛对我来说太重要了，我现在才明白，做人首先要自信，有了自信和勇气，就能改变自己、创造奇迹！"指导员点点头，鼓励他今后要多写稿、多投稿，遇到困难要多与战友交流沟通。从此，小李像换了个人一样，班务会上他积极发言，训练场上他生龙活虎，还多次在报刊上发表文章。

［案例启示］ 有了自信和勇气，就能改变自己

性格孤僻是自卑感太强或信任感不足等因素造成的心灵封闭，心理学称之为"闭锁型心理"。这类人的突出表现是"不合群"，沉默寡言，常常生活在忧愁和自我折磨之中。有些人由于陷入极度苦闷的境地，走不出内心困惑的圈子，甚至会萌发轻生的念头。

具有闭锁心理的官兵，常常使基层干部和思想工作骨干在工作中无从下手，成为基层思想政治工作的"铁疙瘩""铁锁头"。从案例来看，做好闭锁型心理官兵的思想工作（从案例作者的角度来看，这个"心理疏导"就是"思想工作"的一部分。当然事实也是如此——编者注），应注意以下几点：

一是教育他们辩证地认识孤僻心理。孤僻是有害的，但是适度的独处也可以坏事变好事，关键是要提高自我心理的认识和调控能力，从而为抵御不良心理筑起一道坚固的"防火墙"。对待具有闭锁型心理的官兵，要鼓励他们在孤独中学会自己和自己的心灵对话，多写日记，记录自己的欢悦、苦闷、成功、受挫、奋起、进步，以及其他心理活动，也可鼓励他们潜心钻研一门知识或某项技能，从而重建和强化自信。

二是主动与他们交朋友、送温暖。性格孤僻者大多情感体验非常深刻，内心深处十分渴求别人的友谊和尊重。他们之所以不愿意向别人敞开心扉，或是因为内心有难言的苦衷，或是因为与别人有某些隔阂。正如一位心理学家所言：对于性格孤僻的人，要想敲开他的心灵之窗，就必须使他相信，你是他忠实的朋友。作为思想政治工作者，要给予他们更多的理解、尊重和关爱，在感情上真正贴近他们，多与他们进行心灵深处的沟通，体察其内心的烦恼和困惑，用"情"消融他们内心的冰霜；多为他们做些实实在在的事，使之真切地感受到组织的关心和集体的温暖。

三是鼓励他们多参与文体活动。多与大伙一块打篮球、踢足球、参加文娱活动等，可以把孤独苦闷的情绪释放出来。安排他们参加一些社会活动，从中学会关心别人，增强集体生活的"参与感"。

四是对他们的批评教育要讲究方法。尤其是对他们的某些错误言行，要把握分寸，力求良药不苦口、忠言不逆耳，好心才能结好果。

案例 17：如何帮助官兵克服偏执心理？

某部士官小黄，入伍前是个大学生，到部队转成士官后，觉得自己是个"官"，而且文化水平又高，干什么事总认为自己是对的，有时甚至觉得领导都不如自己。小黄对自己要求很高，任何事情都想干得完美。但事与愿违，一段时间因为工作上出了小差错受到排长批评，小黄没有认真查找自身的原因，反而觉得是排长在挑自己的毛病，产生了抵触情绪。排长发现小黄的问题后，便主动找小黄谈心，但小黄认为排长找他谈心是怀疑自己的工作能力，对自己有偏见，谈话不欢而散。此后几天，小黄变得心事重重，觉得自己怀才不遇，没有碰到好领导，干得再好也没用。到后来，小黄甚至觉得自己身体也不如以前好了，不是这里有病就是那里不舒服，经常请病假（已经有疑病症的苗头）。为此，小黄自己也很苦闷，一天他拨通了某医院心理科张医生的电话。下面是小黄与张医生的一段对话：

小黄："不是吹，我干得相当出色。可不知怎么搞的，单位里的人就是嫉妒我的才能。我知道，他们巴不得我出点差错好整我。"

张医生："你根据什么认为别人嫉妒你，并想整你？"

小黄："他们从不主动亲近我，并总是用一种异样的目光看我。对我的工作总是鸡蛋里挑骨头，这说明什么呢？还不是嫉妒我的才能，怕我比他们好。"

张医生："对同志的批评，应该首先分析是否正确，不能采取一概排斥的态度。"

小黄："我在别人眼中属于人见人恨的那种，不过我才不管他们对我怎么样，说话办事一向我行我素。我觉得单位里的人，他们的能力都不如我，我只是怀才不遇罢了。"（小黄是比较典型的"绝对化""过分概括化"和"糟糕致极"的认知方式——编者注）

……

小黄近来的这些变化，指导员都看在眼里，但没有急着找小黄谈心，强扭他的思想弯子。平时一有空，指导员就带小黄和其他战友去球场打球，释放他郁闷的心情。加强与张医生的联系，一道做好小黄的思想工作，教他如何克服猜疑心理，与战友宽容相处。小黄工作上有了进步，连队干部及时给予肯定和表扬。小黄有文化、字写得好，连队就让他给战士们补习文化，还负责出连队的黑板报。渐渐地，小黄改变了对连队干部的偏见，同时在工作中、在与战友们的交往和生活中，逐步认识到了自己的不足。如今，小黄不仅当上了班长，还被评为"优秀士官"。

[案例启示]　**要树立积极的人生态度**

在基层，我们时常会遇到这样一类青年官兵：他们或者孤傲离群，待人处事全凭自己的意愿和情绪，不顾及他人感受；或者心胸狭窄，往往误解他人无意的甚至是善意的行为，毫无根据地怀疑自己被人利用、伤害；或者不能宽容待人，对逆耳之言难以容忍，寻机报复和反击；或者自命不凡，对自己有过高的自我评价、良好的自我感觉，遇事易认死理、"钻牛角尖"。

产生偏执心理有多方面的原因，有的是由于家庭优越、父母溺爱，养成了唯我独尊的个性；有的是因为遭受挫折失败，被群体孤立疏远，从而对周围环境产生敌对心理；有的是受社会不良风气影响，思想偏激等。案例中的指导员没有急于求成，而是采取与小黄一同娱乐、多方疏导、及时表扬等办法，逐步消除小黄的戒备心和猜疑心，从而帮助他树立积极的人生态度。其做法值得学习借鉴。

对具有偏执心理的官兵，应着重帮助他们矫治敏感多疑、偏激固执、不安全感和自我中心等人格缺陷。

一是要提高自我认知能力。具有偏执心理的官兵大多对别人不信任，不愿接受别人的忠告。做这类官兵的思想工作，首先要与他们建立信任关系，在相互信任的基础上交流情感，向他们全面介绍个体人格障碍的危害性，使之对自己有一个正确、客观的认识，并自觉产生要求改变自身人格缺陷的愿望。这是对其进行心理矫治的前提条件。

二是要培养豁达开朗的心胸。组织他们多读一些陶冶情操的书籍，多与为人随和的战友交往，从中懂得尊重别人，通过自我心理调节变"偏执"为"执着"。尤其要帮助他们克服自以为是、自我中心的个性习惯，学会辩证地看待问题，勇于放弃自己错误的看法。

三是要鼓励积极交友。在交友中学会信任别人，在交友中寻求友谊和帮助，建立和谐的人际关系，消除他们内心的不安全感。

【编者短评】以上三点做法集中体现了合理情绪疗法所倡导的改变认知方式的策略，即要换个角度看问题，换个方式看待他人和自己。

案例 18：一个战士的康复历程

2004 年 12 月，小孙实现了童年的梦想，光荣参军。入伍前曾患过青春期精神分裂症的小孙，入伍后表现一直很好。给人的印象是，平时言语不多，老实肯干，各项工作积极主动，在官兵中反映很好。2005 年初，机务大队准备调小孙当文书。就在这时，小孙的言行出现了反常，前后相比，判若两人，时而烦躁不安，时而与人争吵，还顶撞分队长，甚至在与老乡发生口角时，竟动起刀来……

"这是为什么？"中队领导必须尽快从小孙的一系列反常表现中，切实查明原因，弄个水落石出，以便"对症下药"。

很显然，顶撞领导，与老乡动刀，涉及违纪问题，应当教育批评和依法处理。但中队领导头脑很冷静，没有轻易地采取简单的处理方法，而是通过和小孙谈心，在列举他近期一系列表现时，深挖这种种表现背后最深层的原因。刚开始，小孙什么都不愿说，谈急了，有时还大声喊叫："我心烦哪，是他们跟我过不去，我心里难受，你们都不用理我。"中队领导很快意识到小孙精神上有问题，只能在多亲近他的过程中，让他敞开心扉说出心里话。经过耐心细致地劝导，终于水到渠成，小孙哇的一声哭了！原来他精神不好。他说："念初二时，由于学习压力大，出现了失眠、多梦、健忘、头晕等症状，经过医生诊断，说是患了轻微青春期精神分裂症。"小孙的这一说法，后来在他母亲来队时得到证实。

在了解中得知，小孙这次旧病复发，源于小孙的亲戚"一伤一病"，想请假回去看望未被批准。原来，在小孙发病前，收到家中两封来信。一封信说他老姨被车撞成重伤，另一封信则说他爷爷病重。小孙的爷爷对他非常疼爱，他又与老姨感情至深。为此，他很想请假回去看望两位亲人，但由于训练任务重，组织上没有批准。思亲之情与请假未准的不满交织在一起，充斥脑海，郁抑心头，结果旧病复发。

中队领导掌握了小孙的情况后，从关心爱护小孙的立足点出发，并根据他的要求，陪他到医院检查身体。医生建议小孙最好去精神病专科医院治疗，利用药物治疗恢复快。小孙听说后，思想压力沉重，非常不满，一蹦三丈高地说："我不去，一去我的前程就毁了。如果你们逼我去，我就去炸飞机，跳楼自杀。"中队领导一方面采取了防范措施，把他由外场调到中队当值日员，并与指导员信在一个房间，另一方面就是深入细致地做小孙的思想工作。在去与不去医院的问题上，小孙思想斗争很激烈，主要是怕带上"精神病"的帽子。因此，小孙每天精神恍惚，两眼发呆，干脆就直愣愣地站在指导员的床头，弄得指导员一时也很紧张。具有高度责任感的指导员，关心爱护他的初衷不改，试探地运用多种方法，不厌其烦地开导他，希望打开他的心灵之锁。指导员拉着小孙的手说："作为领导不是坑你，是让你好，趁你年轻、病轻，如果治疗及时，就能彻底根除，将来什么都不受影响。不然，病重了，也不好治，那不就毁了你的一生吗？你想想，是不是这个理？"经过中队领导反复做工作，小孙终于想通了，并去了医院。

到医院后，小孙主动配合医生进行药物治疗，病情恢复得很快。小孙在给指导员的信中说："指导员，这里的条件虽然很好，但我有我的事业，有自己的追求，时间对我来说很宝贵！""男儿当自强，我现在是一名军人，部队就是我的家，我要在部队闯出一片属于自己的天地。"收到小孙的来信，指导员高兴不已，全体同志也露出了笑容。

为了帮助小孙恢复健康，中队对小孙出院后的生活、工作环境进行了精心布置：一是中队统一了思想，根据患过精神病的人容易多疑的特点，事前召开军人大会，要求全体同志多接近他，多关心、体贴他，不能歧视、嘲笑他，要创造一个愉快温暖的生活氛围。二是在工作安排上体现出对他的重视。除了继续安排小孙担任中队值日员外，逐步加重小孙的工作担子，利用其特长，交给他出宣传墙报、写黑板报以及日常文书报表的抄写工作。三是根据他爱好学习、喜欢看名著的特点，给他借阅一些思想性强的书籍，并定期与他交谈，探讨书中人物的命运和人生态度，以便开阔他的胸怀和眼界。从出院到复员两年多时间，小孙的病康复得比较快，情绪比较稳定，而且工作表现也比较好。于 2008 年 12 月，小孙愉快平安地退伍返乡。

[案例启示]　　关爱是最好的精神抚慰剂

这是一个正确处理患精神疾病战士的成功案例。做患有精神疾病战士的思想工作时，一定要讲究科学，心理治疗和关心体贴相结合，切不可简单、粗暴，要有"春风化雨"般的以柔克刚之功才行，这样才能取得良好效果。同时，措施得力是预防事故发生的关键。指导员因势利导，运用体贴疏导之法，耐心细致地做思想工作，是小孙能够接受治疗、健康得以恢复的前提条件。试问，如果指导员一推了之，简单、粗暴地做工作，结果又会怎样？一分耕耘，一分收获，指导员过细的思想工作，挽救了一名战士的生命。一名战友病了，全体战友都来关心、帮助、爱护，为他创造出充满关爱的恢复环境。

从这位战士的康复历程中，可总结出以下经验：

（1）做思想工作要讲究科学性。在原因不明的情况下，忌草率做出处理决定。领导干部要头脑冷静，果断采用正确的工作方法，通过各种途径深挖问题的根本原因。指导员必须将心比心、以诚相待，打开战士那把心灵之锁，做出妥善处理，达到正确解决问题的目的。精神问题和思想问题是有本质区别的，做精神病患者的工作，除耐心说服教育和关心体贴外，还要及时发现并送诊，实施及时的心理疗法和药物治疗，这样才能早治早愈。

（2）做思想工作要讲究细致性。准确掌握官兵的基本情况是做好思想工作的前提。遇到问题先思考一下为什么，这是基层带兵干部应具备的思维方法。中队领导对小孙的反常举止，敏感地认识到其行为并非是单纯的违纪问题。不是采取简单的行政处罚手段，而是透过现象综合分析，从而了解到小孙的反常表现是在非正常心理支配下的结果，采取了有效的防范措施，确定了合理的帮抚策略。

（3）做思想工作要讲究扎实性。患过精神疾病的人，心理误区比较多，病情容易出现反复。中队党支部不仅采取发挥其特长爱好的方法调动其积极性，还坚持"心病还须心药医"的原则，开展了深入细致的疏导工作。

案例 19：小邱夜晚站岗不害怕了

战士小邱性格内向，入伍后，很少参加集体活动，也很少与战友交谈，喜欢独处。新兵训练结束后，小邱被分配到某连，不久随部队外出驻训，而驻训地处在一个大山沟，人稀林密。连队安排小邱夜间站岗，稍有风吹草动，他就觉得阴森恐怖；每当夜间电闪雷鸣或鸟飞兽叫时，他就异常紧张，抱着枪，缩作一团。

该连胡指导员知道这个情况后，一边思考如何开展工作，一边就此事向心理学专业毕业的部队政治处方干事请教。在方干事的帮助下，胡指导员认识到：战士小邱对夜岗的畏惧，是恐惧心理的一种表现。这是缺乏处理可怕情景的能力而产生的一种企图摆脱危险的逃避情绪。遇到不良天候或突发事件，出现畏惧情绪是人的一种正常的心理现象，每个人都会不同程度地表现出惊恐不安。出现畏惧情绪，通常是对对象的情况不明而心中无数、缺少相应的心理训练且信心不足、环境急剧变化而一时又找不到应对的办法引起的。小邱从小性格内向、过分胆小、羞怯退缩、回避社交，在其成长过程中，又得不到应有的学习锻炼和教育引导，入伍后该问题短时间内仍没有得到彻底的解决。因此，遇到夜间电闪雷鸣或鸟飞兽叫的情景，小邱整个中枢神经系统都变得极为紧张，表现为惊慌、惧怕，出现"抱着枪，缩作一团"的惊惧情形就不足为怪了。

随后，胡指导员有针对性地对小邱开展了一系列的思想教育和心理疏导工作。先是鼓励小邱积极参加连队的各项集体活动，让小邱逐渐开启封闭的内心；让他多与战友交流，在集体中感受大家庭的温暖，感受集体的力量，在集体中增加自信心；指导员平时与小邱多聊天，进行有意识地心理疏导；遇上小邱站岗，开始有意安排其他老兵陪小邱一起站岗，边站岗边让小邱熟悉周围的环境，在站岗执勤中锻炼小邱处置特殊情况的能力，使他增加自信心；之后，又逐渐让小邱在夜晚独立执行一些先易后难的任务，以锻炼他的胆量。就这样，小邱逐渐克服了"夜岗畏惧"，很好地完成了各项勤务。年底，小邱还因为工作成绩突出而受到了连队的嘉奖。

[案例启示] **正确教育疏导　克服"夜岗畏惧"**

战士站岗时出现这样的畏惧情绪，会直接影响执勤任务的完成；处理不当，还可能会导致事故或案件的发生，影响整个单位的安全稳定。减少和消除战士站夜岗时的畏惧情绪，主要在是进行以下工作：

（1）要进行认知教育，形成稳定的心理定势。年轻战士认识世界的能力比较有限，而错误的认知和非理性信念是产生恐惧心理的内在因素。因此，要适当地对他们进行马克思主义哲学的"物质第一性，意识第二性"教育，使官兵树立正确的世界观，懂得世界是物质的，意识只不过是物质的外在表现。世上根本就没有妖魔鬼怪，过去错误的认识不过是认知上的偏差罢了。

（2）进行心理疏导，纠正心理偏差。年轻战士出现恐惧心理，本属正常，并不可怕，最重要的是要使这种心理及时得到调节、疏导和纠正。因此，在工作生活中除了帮助官兵提高认识能力外，还要对他们进行精神上的调节、肉体上的放松和环境的改造，如静躺、散步、按摩、洗热水澡等，缓解训练、工作、生活给他带来的压力。

（3）进行适应性训练，强化稳定性心理。稳定的心理素质来自于严格的教育训练。因此，要根据单位实际，有意识地增加训练内容，加大训练难度，利用摄像、录音等手段，经常组织模拟黑夜里的环境、声响条件下的训练，并反复练习，使他们熟练掌握应对复杂、突发事件的方法，不断提高官兵适应环境的能力，做到心中有数，保持情绪稳定。

【编者短评】在该案例中，指导员"逐渐让小邱执行一些先易后难的任务"，这与行为主义的系统脱敏疗法有异曲同工之效。不过，"案例启示"中所建议的"增加训练内容，加大训练难度"是一种加大实战化训练力度的思维方式和训练方法，体现了行为主义的满灌疗法的作用机理，但要根据具体情况灵活应用。如果对小邱这样做，可能会适得其反。

案例 20：两句话引出的"祸患"

2012 年，某旅新兵小王下连队以后，不适应连队生活，以至出现用头撞墙、用烟头烫伤自己和用刀片割腕等严重自伤、自残行为。发生这一系列问题后，从班长、排长、指导员、教导员一直到旅政治部主任和政委，都找他谈过心，做过思想工作，劝他正确认识部队生活，安心服役。在领导的办公室，小王每次都是答应得好好的，但是一回到连队就故态复发。如此反复，持续了两个月的时间，情况愈发危险。为了防止出现更严重的后果，所在单位准备把他送到精神病院进行看护、诊断和治疗。旅政委转念一想，虽然小王的行为非常严重和危险，但是并不能就此认定他患有精神病，如果就这样急急忙忙地送到精神病院，可能会害了他。于是政委指示，把小王送到旅卫生队，先让心理医生看一看，然后视情况再作安排。结果，心理医生（兼职心理咨询师）与小王进行了两次"话疗（聊）"以后，他的自伤行为停止了，心态恢复正常了，安心地工作生活到服役期满。

此事成为该旅的一段佳话。思想工作反反复复解决不了的问题，心理咨询的一两次"话聊"就药到病除，简直"神了"！当然，心理咨询并不神秘，从该案例的咨询过程和效果来看，所谓"神秘"的背后其实是心理咨询方法的科学性和有效性。我们已经知道，针对小王的问题，咨询师安排了两次谈话。第一次是建立咨询关系，收集资料。咨询师对资料进行综合评估、问题诊断并据此确定咨询方案，然后在第二次咨询时给予实施并取得了成效。在第一次咨询过程中，咨询师充分运用"倾听""同理心""共情"等技术，对小王给予了充分的尊重和积极关注，使他的情绪得到了宣泄，建立了良好的咨询关系，促使他说出了入伍以来一直淤积在心里的"两句话"，从而找到了问题的症结所在。

原来，小王带着青春梦想、一腔热血和理想追求应征入伍，准备好好当兵、考取军校，要在部队干上一番事业，但是却在入伍后的两个关键"适应期"节点上，受到了"两句话"突然的打击，产生了严重的挫败感。先是在入伍到达部队驻地下车后待命集结时，听到接站的一位老兵班长在旁边嘲笑地说："又一帮新兵被'骗'到部队来了！"闻听此言，小王惊讶困惑，一脸茫然。好在随之而来的紧张、严格的新训生活，让小王暂时忘却了烦恼，但是当新训结束下到连队以后，迎接他的又是当头一棒！在一次排长晚点名讲话时，可能当天有人得罪了他，或者当时他心情不好，这个排长突然来了一句："不就当个兵吗？不要认为自己有多牛，给我老老实实干两年就滚蛋！"如雷贯耳、如针扎心，小王顿感绝望崩溃，一腔热情被前后两句冷言冷语彻底击垮。理想破灭了，追求没有了，道路崩塌了，脚下没根了，心理上出现了巨大的落差。于是他通过自残自虐身体来缓解内心的苦恼，并对自己"投错了庙门"的愚蠢行为进行自我惩罚。咨询师掌握了这些"烦恼"以后，确定他的问题是理想受挫所致，于是在第二次会谈时，运用了"自我重构"策略。咨询师运用"面质"技术，将小王原有的不切实际的目标追求给予"摧毁"，然后"指导"他"重构"切合实际的理想目标，从而稳定了情绪、改善了行为。

【编者短评】　从这个案例来看，似乎心理咨询比思想工作更有效，甚至有时思想工作的效果适得其反。但是深入探究这个案例，我们会发现，不是"思想工作错了"，而是"做思想工作的人错了"。首先，案例中的那位班长和排长在工作中没有发挥好示范作用，没有对士兵进行正面引导，没有提供正能量，反而信口开河、乱说一气，对新兵造成了严重的负面影响，这是严重违背思想工作的有关要求和制度的。其次，在一连串的相关人员给小王做思想工作时，没有做到有的放矢、对症下药，而是一再重复"要端正态度，别怕吃苦，新兵就得多吃点苦"等老生常谈，还习惯上用"好好干会怎样""不好好干又会怎样"去诱惑和吓唬新兵。这些说辞也确实说到了小王的"心坎上"，小王也是想"好好干"的，但是班长和排长已经告诉他干了也没用，早晚也得"滚蛋"。因此越是告诉他要好好干，告诉他干好了以后会怎么样，越是加重了他的失落感，所以他的自伤行为愈发严重，迁延而不止。实际上，从思想工作的要求来讲，应全面了解士兵情况，掌握士兵的思想动态，对于像小王这样处于心理失衡和心理危机当中的士兵，只有给予充分的关心和温暖的安慰，让他感觉被理解、被尊重，他才会说出心里话。也就是说，按思想工作的正确方法，也是一样可以发现小王的心结所在从而解决他的心理和行为问题。最后，就本案例的心理咨询过程来讲，应该说已经解决了最迫切需要解决的心理失衡和行为失当问题，实现了近期目标。如果继续深入开展咨询工作，那么就可以考虑长远目标，帮助他更为准确地自我定位，并从自伤事件上汲取教训，获得人格上的成长，增强心理抗挫折能力，从而更加坚强、更加自信。从思想工作的角度讲，我们也应该提示小王"不经历风雨怎么能见彩虹"，"把坏事变好事"，更为全面准确地认识部队环境和部队战友，多看积极面，不要只盯着消极面，从而重新鼓起小王实现理想的勇气。如果小王有相应的学习基础，还可以鼓励他重新确立报考军校的目标。这将是心理咨询和思想工作"助人自助"更大的成功。

案例 21：正确对待心理异常的战士

2007 年春，某部机务四中队分来一名新兵，中队长和指导员去迎接。当中队长问他是哪里人时，这名新战士说："我是老公公穿了儿媳妇裤子那地方的人，请你猜一猜?"弄得中队长和指导员莫名其妙。两人回到中队部,把档案打开一看:新兵王某,贵州省务川县人,苗族,原姓刘,父母离婚后,随母改嫁后姓王,年龄22周岁。中队长、指导员通过一个月的观察发现:这个战士说话不多,干体力活很卖力,房间的地别人拖一遍后,他还要再拖一遍。说话和行为有点奇怪。又经过一段时间的观察,发现他越来越怪,先是分队长发现别人的喝水杯都放在桌子上,而他的喝水杯用完后总是锁在抽屉里,每次吃完饭都不厌其烦地用开水把碗烫一遍。从他的老乡处了解到,说他觉得现在有人要害他,他得小心点。后来,指导员又发现,只要中队开会,他就千方百计地偷听,而且晚上睡觉时蒙住头,当有人上厕所时,他立刻惊起,直到上厕所的人回来躺下后,他才躺下。

一次,他检查飞机过后,无线电主任不放心,又去检查一遍,发现他给飞机设了个无线电故障,无线电主任问他为什么人为地设一个故障,他说:"等一会儿报告,能立个三等功。"

针对小王的这种情况,中队召开了支委会,认真分析思想形势,一致认为这个战士精神上有问题,所发生的种种迹象表明,他的思维已发生紊乱,突出表现为"关联妄想",就是他把一些不相干的事情联在一起,并且相信一切都对自己不利,别人开会、上厕所、吃饭、喝水都可能危害自己。对这样的战士决不能掉以轻心,马上把他列为中队的重点人,处在有效的控制之下,并采取了以下三项措施:一是调离机务维护岗位,安排不危及飞行安全的工作。二是下决心为他治疗。三是千方百计地防止他的病情加重。

为了有效地对小王进行监控,中队采取了如下措施:

(1)布置骨干掌握他的动向。年底评功评奖,骨干们发现小王看到自己没有被推荐时,神色马上剧变。中队长知道这个情况后,马上要求两名骨干一刻也不要离开他。后来,他说要出去买烟,两名骨干说我俩也想买点东西,就一起去了。到了军人服务社,小王要了两口杯白酒,一口气喝下,谁劝也不行。还有一次到卫生队看病,他要的那种药没有,就很不高兴。回到宿舍后,他躺在床上半天,突然莫名其妙地去商店买了些小食品和一把玩具手枪,然后把小食品给卫生队药房的司药送去,说:"看看,小侄女,叔叔给你买的好吃的。"扔下东西后,他转身就走。回到中队后,他手里拿着玩具手枪自言自语地说:"如果卫生队再开不出药来,我就用枪崩了她。"这些情况都及时地被掌握,并采取了相应的措施,避免发生大问题。

(2)生活上关心和爱护。大家认为小王这个重点人具有特殊性,他不是品质问题,也不是思想作风问题,而是一种精神上的问题。有一段时间,他总怀疑自己有病,中队干部就陪他四处寻医,当地几家医院看完后基本确定没病,但他还是说自己有病。这时中队又和卫生队协商,决定带他到锦州会诊,会诊后说他没病，他很是高兴。从这以后，小王很长一段时间精神状态保持正常，工作积极肯干。后来，他的精神又出现了不正常。他把部队发的冬天急需用的军装往家里寄，指导员发现后说他，他也不听。他想考军校，不找中队干部说，而是去找副团长说，并且一个劲地往家里打电话要钱，认为只要家里多给寄些钱来，自己就能上军校。有一段时间还突然讲究起吃来，他认为请别人吃了饭，别人才会瞧得起自己。这时，中队就安排一些他信任的人和他拉家常，让他想一想他母亲的生活是多么不易，引导他认识到考军校并不是靠钱，而是靠成绩，劝他放弃考军校的想法。

经过多方面的工作，他的精神状态又趋于正常。为了防止他的病情出现反复，中队干部就根据他的爱好，安排几个人业余时间陪他下棋，并且叮嘱和他下棋的人多输少赢，保证让他高兴些。为了使他的爱好更广泛一些，中队又安排一些人陪着他打台球、乒乓球、篮球，更多地分散他的注意力，使他渐渐地减少猜疑心，增加了对同志的信任感。

经过半年的工作，小王的"病情"不但没有发展，而且趋于正常。但中队党支部认为，部队工作紧张、纪律严格、条件艰苦，这些特点决定了不能把这样的人继续留在部队。而且，为了保证小王不出问题，中队领导付出了很多精力，长期这样做，势必影响中队的全面建设。中队建议，安排小王做病退复员，团里批准了中队的建议。

［案例启示］　心病可治也需防

作为基层政治干部，加强对心理学的学习、研究和应用，是新形势下解决部队官兵出现的新情况新问题的客观要求。只要掌握了一定的心理学知识，并结合工作实际，做到爱兵、知兵、教兵、管兵，官兵发生的心理疾病是可以得到有效治疗的。

"望""闻""问""切"是中医诊断的基本方法。作为思想工作者，也要学会"诊断"，摸准战士的思想脉搏。发现疑点后，就要留心观察微小的变化，还要多渠道了解情况，然后进行综合分析、科学判断，果断采取有效的解决办法。每个干部都应该做部属的知心人，思想工作的有心人。

对精神异常的战士，要重点做好疏导工作。及时发现，专人看护，最大限度地减少对他们的精神刺激和压力。该中队没有把这样的战士当包袱，而是教育干部战士不歧视、不戏弄他，并动员大家都去关心、爱护他，使小王在充满关爱的环境中生活。小王减少了疑心，增加了对同志的信任感，心理疾病得到了有效的治疗。

这是一个及时发现、正确处理战士心理异常问题的成功案例，以下经验可供借鉴。

（1）中队干部观察了解战士，能够从深层次把握，即从心理的层次上去观察和了解，区分哪些是正常心理，哪些是变态心理。小王的行为表现独特怪异，不合群，适应生活困难，心理成熟程度较同龄人低，完全可以视为变态心理。对于心理变态的人，在部队服役是不合适的，中队干部的这一指导思想是正确的，也是负责任的。

（2）在没有对小王按有关规定进行处理前，中队本着"心药治心病"的原则，采取了心理疏泄，让患者自己领悟，培养兴趣爱好等手段，改变了小王的精神状况，收效明显。甚至在他故意给飞机设无线电故障这样的严重问题上，中队都没有简单地对他进行行政处罚，而是最大限度地减小对他的精神刺激和心理压力，从客观上避免了因进一步受刺激而加重他的病情，为他平静地离开部队奠定了基础。

（3）对待患心理疾病的人，工作一定要认真细致。中队干部在处理小王的问题时，工作非常细致，并注意采用多种手段保证不让他的病情发展，避免了可能出现的自杀、行凶杀人等心理疾病患者的过激反应行为。连队发现有异常行为的战士，在工作中要重点把关，加强检查和监督，采取切实有效的安全措施，这是防止发生问题的关键。该中队党支部没有草率处理战士发生的问题，而是支委们坐下来认真分析战士的性格特点和思想动态，把大家在平时观察到的点滴变化进行综合分析，真正摸清思想脉搏，弄清症结，对症下药。

【编者短评】　思想工作虽然不能彻底治疗精神疾患，但是能够及时发现所属人员精神疾患的苗头，做到早预防、早治疗、早处置。在本案例中，由于中队开展了及时有效的思想工作，保证了小王的病情没有造成严重后果，还使他体会到了部队大家庭的温暖和人文关怀，得以平安病退复员。这对他个人和部队来讲，都是最好的结果。当前，部队实战化训练愈加深入，正在集中心思谋打仗、练打仗。像小王这样从一开始就可以被判定为有精神疾患的士兵，应按照有关规定送诊或病退，不宜继续留在连队。

案例 22：一个士兵咨询师的心理疏导手记

以下 4 个案例是一位心理学专业毕业的女大学生士兵（考取了心理咨询师证书）的连队生活经历。该士兵对案例的描述，体现了一定的心理学专业的工作思路，运用了"精神分析"的"宣泄"和"倾诉"等方法，不过，这种工作效果并非只有专业人员才能为之。考察那些态度积极、经验丰富的基层干部骨干的思想工作实践，我们可以看到很多与"士兵咨询师"的做法相类似的工作做法。这就是说，只要用心、用情、用脑，生活在"问题士兵"身边的干部骨干都有责任、有可能通过思想工作中的谈心的方法去安慰、鼓励、关心、帮助身边有一定思想和心理困难的战士。总之，从该"士兵咨询师"的疏导手记来看，把心理疏导的方法结合到谈心活动当中，确实能够增强思想工作的效果。

×月×日：自卑的战友开朗了

［问题表现］ 夏某某，女，1989 年 12 月出生，中士军衔，性格内敛，自卑心理较重，义务兵改选士官时险些没有留下，家庭条件较差，因此在生活中特别节省，除了预留自己每月开销，其余工资全部寄给父母，但是班里的战友总是说她小气，这给敏感的她带来许多困扰。因为自卑和胆小，她总是不敢尝试去做一些事情，害怕别人的眼光以及私下的"指指点点"，工作上没什么进展，情绪不佳，进一步又影响了工作和生活。

［问题分析］

（1）不够自信，缺乏对自身的正确认识。

（2）情绪一直处于低迷状态，工作干劲不足。

（3）太在意旁人的眼光，人际关系紧张，导致身心痛苦。

［问题解决］

（1）帮助其肯定自身优点（孝顺、懂事、工作踏实等），重塑信心。

（2）认真倾听她的烦恼，让负面情绪得以宣泄。

（3）向班里的其他战友介绍她家里的情况，希望大家理解她，同时告诉她不要太有思想负担，积极与大家沟通交流；告诉她人际关系问题往往都产生于缺乏沟通。

（4）告诉她连队指导员其实对她的工作能力很肯定，有效增强了她的工作积极性。（本人一直认为指导员不关注她，心里有点怕指导员。）

后来她担任了班里的副班长，并且是火工品专业的指挥长，虽然现在工作很忙，但她都能应付，工作越来越有劲，人也变得开朗了许多。

×月×日：从抑郁轻生到阳光自信

［问题表现］ 小张，1994 年出生，2013 年 9 月入伍，新兵×连战士，我的新兵连战友。在新兵连期间，因为身高的优势，训练、学习、生活中的表现令班长很满意，迅速成了连队的"小名人"，在新兵连表现较好。下连后，面对新的环境，产生了各种不适应。班上的一个上等兵对她很"严厉"，伴有各种辱骂。她感到自尊严重受伤，心理积郁很久，有一次差点从四楼跳下，幸好班长及时发现，才避免了悲剧的发生。

［问题分析］ 与其交谈得知：下连后对新环境的不适应，产生了极大的落差，想念新兵连时候的生活，自我感觉身边的人都对她不好，尤其恨透了那个上等兵，与班上两个同年兵也有摩擦，感觉身边所有人都不理解她，做什么都是错，还到处被人刁难，心情极度压抑，以至于产生了轻生的念头。

［问题解决］ 几次交谈后，针对她的情况，给予了一些建议：首先绝对不

能有轻生的念头，生命是自己的，也是父母给的，只有自己过得好才对得起家人；以前在新兵连能够表现优异，证明你是个好战士，无论环境怎么变，都要调整而且也能够调整自己以更快适应环境；真诚地去为别人付出，要相信"真诚一定可以赢得真诚"，改善人际关系，积极投身工作岗位，做回原先那个自信阳光的自己。

【编者短评】 当然，我们也不能完全忽视环境作为外因的作用，因为这是辩证唯物主义方法论的要求。同时，从行为主义心理学的理论来看，人既不是完全受环境控制的被动反应者，也不是可以为所欲为的完全自由的实体，人与环境是交互决定、互相影响的。所以，我们既不能夸大环境的决定作用，也不能轻视环境的影响作用。一方面，我们提倡改变自己的主观认识和态度来适应环境，来取得人与社会的和谐相处；另一方面，我们也要积极改造环境，对于环境中所存在的不正之风要敢于斗争，对错误的言行要勇于纠正，为官兵提供一个风清气正的工作和生活环境，从而对官兵的思想进步和心理健康产生积极的促进作用。

×月×日：给战友一个支撑的肩膀

[问题表现] 师某某，1994 年出生，列兵。下连一段时间以来，精神状态一直不好，整个人没精打采，别人跟她搭话爱理不理，上专业课总是走神，心不在焉。

[问题分析] 她的班长看到她的状况后，主动找她聊天，慢慢地了解到：在新兵连时，班长对她们特别严厉，自己总是受罚，父亲 60 大寿也没能打电话回家。妈妈是精神病患者，需要爸爸照顾，家里条件非常不好，从小就自卑，担心别人瞧不起她，也从不相信任何人，觉得别人都是不可靠的。

[问题解决] 当她把这压在心里的一切告诉我的时候，我紧紧地抱着她，她靠在我的肩膀上哭了好久，长久压在心里的故事终于说出来了，顿时轻松了许多。她开始信任我，把我当朋友，也听我这个班长的话。她画画特别好，于是我向连队推荐她为板报组成员，她也很乐意参加，不久就成了板报组的核心骨干。她学习能力很强，脑子转得也快，于是在专业考试中脱颖而出，教导员、连长都表扬了她，鼓励大家向她学习，充分发挥自己的特长。在春节里，让她跟家里视频聊天，报告了在部队的良好表现，看着爸爸满意地微笑，她自己也很开心，并保证会更加努力，做一名出色的军人。

×月×日：努力找到"存在感"

[问题表现] 武某某，1992 年出生，列兵，下连后与班长关系紧张，近期精神颓废，工作也没有积极性，总是出错。因为在库房操作失误被班长骂，心情郁闷。

晚上 23：30，我加班学习回来，看到她不在房间，迅速出来找她，从三楼找到五楼，最后在五楼的阳台找到了她。只见她泪流满面地站在窗台，我轻声叫了她一声，并拉她坐下，抱着她直到她心情平复。她把与班长之间发生的种种不愉快全部告诉了我。听完她的讲述，我知道了她最近一直被批评，常常被负面情绪包围。针对这个情况，首先我告诉她要正确看待班长的批评教育，确实做错了被"骂"应该接受，然后吸取经验教训，争取下次不再犯同样的错误。还跟她说，另外我也会找班长好好沟通，缓解你们之间的隔阂，最后你自己也要与班长心平气和地坐下来好好聊一聊。我相信通过这样努力之后，你们之间的关系肯定会得到有效解决。你是大学生，而且在学校学的是声乐，你可以充分发挥这方面的特长，教大家识谱、唱歌，这样不仅会得到上面的表扬，而且还会找到自身的"存在感"。当自己变得重要了，你就会觉得生活很有意思。

如今的她，已成为连队的小小音乐老师，并且专业基础扎实，工作表现出色，课余时间还练起了毛笔字，时常将自己的所思所想以稿件的形式投到基地政工网，以后还要投向《火箭兵报》。

三、将心理咨询融入思想工作的案例探究

案例 23：大哭大闹的新兵

某部四营一连新兵小曾入伍以来，工作积极认真，体能方面上肢力量比较好，下肢力量处于中等水平，但是他的脾气比较固执，对于别人对他的帮助教育在思想上老转不过弯，总认为是别人跟他过不去，产生抵触情绪，而且平时跟别人的交流也不多。指导员赵某早就发现了小曾不善言辞、思想上压力比较大的问题，而且小曾还是发射专业的核心涉密人员，因此在开连务会的时候多次强调要注意做好新兵的工作。

又到了全旅年终考核的时候，各种考核任务都比较繁重，武装五公里也是必考项目之一，各单位都在加班加点大抓训练。某个周日下午，两点起床之后，营里安排前两节搭帐篷训练，只留下几个新兵打扫卫生，小曾也是其中之一。小曾的副班长，上等兵小郭身高较高，体能各方面都比较好，干工作也比较踏实，但有时易冲动。当天下午，小郭搭完帐篷走之前给小曾交代了任务，回来以后在检查中发现小曾有一处地方没打扫干净，就批评了小曾几句。小曾解释说任务太多没来得及打扫，这样小郭又批评了小曾，说他找理由，毛病多，小曾就没再说话。

后两节安排体能训练的内容是武装五公里。连长做手术休假，由指导员组织

训练。跑步过程中，小曾一直跑得很慢，小郭看了着急，就上前推着小曾跑，小曾不干，说我自己能跑谁要你推，管那么多事干啥。小郭又骂小曾毛病多，于是两人起了争执，甚至动起手了，是小郭先动手，小曾个头比较矮，基本没占到什么便宜，被小郭摁住打了一顿。在旁边监督训练的指导员赵某看见之后马上跑了过来，和几个班长拉开了两人，而后小曾说什么都不跑了，哭了起来，又哭又骂，说小郭欺负人，要和小郭拼命。指导员见状就让值班班长雷某带着训练，他带着小曾回到了连里，开始给小曾做思想工作，从下午一直到晚上小曾一直在大喊大叫，终于被教导员唐某发现了。于是教导员把当事人分别叫到办公室了解情况，最后营里在了解情况之后把这件事交给连里来处理。

一时间，大家议论纷纷，有人认为新兵就该管教，也有人认为殴打新兵违反纪律应该处理。

[问题分析]

（1）小郭作为副班长没有做好新兵的思想工作，管理方式单一，简单粗暴，殴打新兵，违反纪律，性质恶劣，造成很坏的影响。

（2）小曾有"过分概括化"思维方式。他有可能在过去受到过来自周围环境的歧视、欺负或者伤害，所以习惯化地"总认为别人跟他过不去，产生抵触情绪"。由于他认为别人都对他不友好，于是他把自己封闭进一个壳子里，即形成了"固执"的性格，只相信自己，不信任别人，也不愿意和别人交流。但是他那貌似坚硬的壳子里却是一颗受伤的心，又不曾勇敢地向"欺负"他的外部环境抗争过，积累了委屈幽怨，于是借挨打挨骂、自己有理的机会，从下午一直到晚上一直大喊大叫，以释放心理压力和苦恼。

[处理方法]

（1）分别谈心疏导，使二人认识到各自在事件上应该承担的责任，承认自己的过失。依据条令条例有关规定，分别给小郭警告处分，给小曾大会点名批评。在全连做一次关于尊干爱兵以及军人服从意识的教育，学习并执行条令条例相关规定。

（2）继续关注小曾，了解他的成长经历和家庭背景，对于他的经历给予理解和同情，但是要明确告诉他，那些都是过去的事，并不能代表当前连队所有人员对他的态度，而且"一个巴掌拍不响"，他的行为客观上的确也有差错，也不能完全怪小郭就是要欺负他。同时，对于小曾的困难，尽量帮助解决，使他体会到集体的温暖，让他感觉到并非大家都跟他过不去。

（3）指示该排开展必要的活动，如在班务会上就此事件进行讨论，或者开展相应的训练或文化活动，让小曾和小郭分在一组，给他们提供交流沟通的机会。

案例 24：多疑敏感怎么办？

战士小陈从小就心理异常敏感。来到连队后，他总感到身边的战友虽多，却找不到一个能谈得来的，心里非常烦恼。看到战友对自己笑，就感觉是嘲笑；战友们说悄悄话，就认为是在说自己的"坏话"；连队干部表扬其他战友时，他就不开心，觉得自己做得比别人好，为什么干部却看不见？

[问题分析]

小陈的表现是典型的内应性多疑症。有多疑心理的人往往带着固有的成见，消极心理暗示强烈，通过"想象"把生活中发生的无关事件拼凑在一起，或者无中生有地制造出某些事件来证实自己的成见。于是，把别人的无意之举，误解为对自己怀有敌意，没有足够根据就怀疑别人对自己进行欺骗、伤害、暗算；甚至把别人的善意曲解为恶意，以致与人产生隔阂，在人际交往中自筑鸿沟，经常感到孤独、寂寞、心慌、焦虑。多疑心态一旦形成，就比较顽固。它是导致偏执型人格障碍的温床，需要警惕。

心理长期多疑、敏感，必将损害正常的人际关系，影响个人的身心健康。对这类官兵要进行及时的心理诊疗教育，尽快去"疑"脱"敏"。

[处理方法]

（1）要帮助小陈认清多疑的危害，教育他认识到无端猜疑的危害及不良后果。多疑混淆是非，危害人际关系，迷乱心智健康，影响正常的生活和工作。要果断克服多疑，用高度理智、宽阔胸怀、平和心态、积极态度对待他人，不为小事而斤斤计较、无端猜疑。

（2）要帮助小陈学会自我暗示，厌恶猜疑。猜疑别人看不起自己、在背后说自己坏话的时候，心里要反复默念"我和他本无矛盾""他不会看不起我，不会说我坏话""我不该猜疑人是有害的""我讨厌猜疑"等等。这样反复多次地默念，能有效克服多疑的毛病。心理学家实验证明，从心理上厌恶它，在观念和行动上就能随着心理的变化而放弃它。

（3）要帮助小陈树立自信，理智对待评价。每个人都有自己的长处，要相信自己确有过人之处，只是展现时机未到。在单位里，任何人的行为都会被人评判。只要自己工作敬业、心正行端，就不必太在意评价结果。

（4）要及时与小陈沟通，解除疑惑。要教育他认识到"心态决定生活"，建立乐观积极的人生态度，坦诚对待别人，接纳别人也必被人信任接纳；遇到疑虑，主动与人交心沟通，消除疑惑和误解，很快就能融入集体之中。

（5）小陈似乎有"被害妄想"的可能。要深入观察了解，掌握全面情况，必要时建议到医院就诊。

案例 25："神神叨叨"需关注

某连新排长赵某，刚毕业分配到部队不久，连队首先安排其当兵锻炼。平时工作认真负责，待人也很融洽，得到战士和其他人的认可，自己也很满意，充满信心和激情。随后连队安排新排长轮流值班，赵某由于在校学习属于非指挥专业，自己担心能力不足就最后值班。在其值班期间由于过度紧张，一次半夜两点钟奔出宿舍吹哨叫全连起床，连队官兵很不高兴。之后在组织出操和训练时也多次出现类似的"笑话"，赵某变得很失落，认为自己在连队官兵中的威信变低，开始整天"神神叨叨"的，工作也心不在焉。

[问题分析]

（1）这是毕业新排长很容易出现的问题，自身能力不足，心理素质不过硬。

（2）出现这种情况后，连队领导没有及时对其进行心理疏导和正确引导，导致其出现自暴自弃的兆头。

（3）缺乏和基层战士的交流沟通，使其在开展工作时过度紧张，过分在乎和猜疑战士的看法。

（4）从开始工作时充满激情和自信到随后的情绪低落和颓废，可以看出其心理承受能力较差，不能正视自己在工作中出现的失误。

[处理方法]

（1）连队干部找他谈心，帮助其分析发生问题的原因及解决办法，帮助其建立自信心。

（2）连队应组织新排长任职交流和连队干部帮带，及时传授和交流工作方法。

（3）安排其擅长的方面，如专业授课，帮助其重新树立威信。

（4）多和战士交流，了解战士对他的看法和态度，克服工作时的紧张心理。

（5）"神神叨叨"的状态应引起高度关注。一是他可能在用这种特殊、另类的状态来掩护自己，这是某种心理防御机制的表现。二是工作接连不顺，过度的自卑、自责和压抑，可能使他的神经或精神已经有点不正常了。如果他的状态较之以前，变化很显明，那就需要送医院就诊。

案例 26：消极懈怠闹情绪

某连上等兵平时表现较好，连里计划让他入党，并且准备留队转士官，但该同志由于违规使用手机，被做警告处分处理，并将原入党计划推迟三个月。之后该同志感觉受到极大打击，工作训练消极懈怠，而且强烈要求年底退伍。

[问题分析]

这个战士的情况是关于因违规使用手机而受到处分后推迟入党的问题，主要涉及如何正确看待自己的错误和给予的处分，如何让该同志正确看待这个处分，也就是如何看待挫折，正确接受处理决定，尽快恢复正常状态。配合工作是解决问题的关键。

[处理方法]

（1）让他能够认识到自己的行为违反了法规制度，以后不要犯类似的错误。

（2）他是一个优秀的士兵，不然也不会让他入党，要找出他的优点，给他树立信心。这次的处分是他军旅生涯的一个挫折，要正确看待。谁一生中不会遇到挫折，只有正确看待挫折，战胜挫折，才会取得成功。给他讲几个因战胜挫折而取得成功的例子，可以是部队的也可以是社会上的。

（3）给他提供机会和平台，帮助他发挥特长，并给予及时的肯定和表扬，让他树立信心。

案例 27：热情消退为哪般？

某连二排二期士官吴班长，当兵六年，为人踏实，对工作认真负责，当兵第三年就成了专业组长，连续三年被评为专业尖子。今年过年回家休假归队后，明显感觉到吴班长的工作热情没有以前高了，抓班里战士的专业学习也没有以前认真了。后来，在与吴班长聊天时才了解到：在家休假时，吴班长和老同学一起吃饭，发现以前的同学都在地方找到了工作，有的是厨师，有的是工厂技工，等等。老同学问他，在部队里学到啥技术了？退伍回家后准备干什么？吴班长一时不知道该怎么回答。休假归队后，吴班长觉得自己明年准备退伍了，但是到现在也没有在部队学到一些可以在地方用到的一技之长，整天接触的都是用不上的导弹专业，因此，他的工作热情消退了许多。

[问题分析]

随着经济转型的深入推进，"大众创新、万众创业"的局面正在形成，社会对人才的素质要求也不断提高。对此，一些青年官兵考虑复转安置的问题不断增多，总想着学一些与地方联系紧密的技术，等回到地方的时候能有一技之长，把成才目光投向了社会。

[处理方法]

（1）加强成才观教育指导。采取邀请优秀复转军人、军营成才先进典型作报告等形式，教育官兵认识到爱军精武是军人的本职，作为一名军人，首先要掌握手中武器，练就过硬本领，成为能打胜仗的人才。引导大家看到，在军营练就的过硬本领正是再次择业时的优势所在。

（2）积极拓宽成才渠道，要结合官兵个人素质和成才愿望，帮助大家搞好成才设计。鼓励通过函授、自考等形式，学习法律、市场营销、计算机等应用知识，做好军地人才对接工作，满足官兵学习、成才需求。

（3）引导即将退伍人员更为全面地分析问题。既要看到专门技术在就业时的重要性，也要看到管理能力也是一种技术，或者说是更为重要的能力，而且，也要相信，导弹技术都能学好，那么只要认真学习，其他实用技术照样也可以学好。

案例28：讲"义气"的"刺头兵"

战士小赵是一名普装司机，还是一名典型的"关系兵"和"刺头兵"。患有先天性强直性脊柱炎，准备年底退伍。其父亲病重，脾气较大。不过，小赵也是一名很讲"义气"的战士，对待战友非常好，人缘也不错。但是，对待干部却有极度的逆反心理，不服从管理，对待工作抱有无所谓的态度，很多干部对其都避而远之。

部队去执行任务，连队仅剩下10人，由副教导员负责。一天晚上熄灯后，副教导员检查就寝秩序，发现小赵在违规使用手机，直接将手机没收。小赵见状，对副教导员说："能把手机让我再用一下吗？我给家里发条信息。"副教导员将手机还给小赵，小赵随手将手机压在身下，没有再次归还的打算。副教导员几次向小赵索要手机未能成功，双方就此发生了口头争执，将一段时间以来两个人之间发生的不愉快全部"算了总账"。副教导员没有办法，用电话向正在执行任务的营长和教导员汇报了这一情况，营长和教导员分别对小赵进行了批评教育，但小赵态度依然非常强硬，问题一直没有得到切实解决。几天后，教导员通知小赵跟随大部队执行任务，被小赵拒绝。

[问题分析]

（1）患有先天性强直性脊柱炎，对自己信心不足，存在自暴自弃的倾向。

（2）认为自己无论怎样努力也仅仅是一个兵，与干部的身份不能相比，心理存在一定的不平衡感，对干部的"逆反"心理较为严重，对干部不够尊重，不服从管理。

（3）小赵认为自己是"关系兵"，有人为自己撑腰，违反了纪律也不会得到过重的处罚。

（4）小赵决定年底退伍，对成败得失抱着无所谓的态度。

（5）小赵和副教导员之间原来就有冲突，双方矛盾积累到了一定程度，加之双方都不注意说话态度，因此这件事作为一个导火索，导致冲突爆发。

（6）平时对小赵的批评教育力度不够，干部对其避而远之，使小赵养成了不服从管理、以自我为中心的毛病，关键时刻很难控制。

[处理方法]

（1）小赵是一个"讲义气"的兵，对战友很好，说明小赵的本性并不坏，吃软不吃硬，不能采取副教导员那样较为强硬的解决办法，应先与其进行个别谈心教育。

（2）小赵与其他战士的关系比较好，可动员他身边的战友对其进行帮带和说服教育。

（3）无论小赵有多硬的关系，都要按规章制度办事，顶撞干部就应该受到相应的纪律处分，并在全营军人大会做深刻检查，维护单位制度的权威性。

（4）生活中应多关心小赵和他父亲的病情，让其感受到组织的温暖。

（5）深入了解他的经历和家庭情况，把清他"仇视"干部的具体原因，然后有针对性地进行引导教育。这里可能涉及"过分概括化"和"绝对化思维"的理念问题。另外一种可能是该战士受到网上一些攻击诋毁党和政府形象的言论的影响，对于党员干部有盲目的排斥心理。这些问题需要在普遍教育的基础上，进行个别教育引导，真正从思想认识上进行"拨乱反正"。

案例 29：自伤逃训有隐情

此事发生在某新兵连战友身上，他家境好，又是家中独子，从小没吃过苦。来到新训营后，面对严格的训练，他吃不消了。内务内务不行，队列队列不行，面对班长严厉的批评，他再也受不住了，就开始想方设法逃避训练。他想到只要生病受伤就可以不用训练，就用了常人难以想象的方法——自残。他故意崴脚，通过挂病号，逃避训练。第一次他尝到了甜头，休息了十多天。此后，他一发不可收拾，他害怕训练，害怕跟不上班里的训练进度，他再次对自己下狠手，把还没有好的脚再次弄伤，使病情加重。整个新兵连他前后把脚崴伤了三次，整个新兵连他以挂病号的方式度过。

［问题分析］

（1）该士兵在成长过程中，家庭对他关怀备至甚至于溺爱，为他打理好了一切生活所需，使他"从小没吃过苦"。于是他很少遇到困难，也很少自己面对困难，更没有独立面对过真实的充满各种挑战的生活。没有做过就不知道自己能不能做，缺乏独立面对的信心，于是他选择了以自伤的方式逃避。

（2）在他的早期成长经历中，可能身体受过伤并得到了无微不至的关怀照顾，于是他不自觉地还用这种方式在新环境中得到关心和帮助，甚至他过去经常用这种方式得到特殊照顾。

（3）孔子说过，"身体发肤，受之父母。不敢毁伤，孝之始也"，所以爱惜身体也是感恩父母的表现，但是他却自伤身体。家庭对他的溺爱，让他觉得一切都得来容易，不知其中的辛劳，缺乏感恩的心，缺乏爱与被爱的意识，于是他也不爱惜自己的身体。

［处理方法］

（1）全面接触，深入了解，发现他的优点和特长，安排他参加相应的活动，或创造相应的机会，让他表现特长、展示才华，从而帮助他树立信心。

（2）多关心帮助他，跟他聊聊生活的苦辣酸甜，说说父母养儿育女的不易和艰辛，让他知道人要懂得感恩，既要爱自己，也要爱别人。

（3）深入交谈，如果发现他的确有过受伤后得到照顾的经历，就启发他认识到这是一种习惯性的思维，是潜意识的作用，是用过去的方式、孩子的心理处理现在的问题。是脱离现实的，而他现在已经成人，是军人了，就应该用现在的方式解决现在面临的问题，只要迈开脚步，就能走出一条新的道路。

案例30：顶撞之后又后悔

某部上等兵战友小李，在工作中大部分时候可以遵守规定，能够和战友打成一片，但是有些时候，特别不是集体活动、需要个别人出公差或单独工作时，他便不服从管理，不想干、不愿意干的态度非常明显，存在顶撞排长、连长的现象；对于班长的管理很不配合，甚至出现与班长、副班长动手现象，态度非常恶劣。但是事后他对自己当时的冲动也很后悔，认为很不应该。

［问题分析］

该战士可能出身于弱势群体家庭，也许是留守儿童，可能在早期经历中受到过歧视，或者感觉到自己受到了歧视，性格上有些自卑，于是让他单独出公差时或受到"管理"时，就"概括化地"以为是在"欺负"他，所以不想干或顶撞领导骨干，但是事实并非如此，所以他事后又"对自己当时的冲动也很后悔，认为很不应该"。

［处理方法］

（1）制定各项工作制度，公平地安排出公差的计划，尽量使各项工作规范化，使所属人员也包括小李感到自己出公差不是随机指派，是大家轮流在做。当然，连队工作千头万绪，不可能事事都有计划，随机性工作经常会遇到，随机安排时也要服从命令、听指挥，不过干部骨干心里要有数，随机指派也要有个次序，尽量做到公平。

（2）如果小李确实是留守儿童，要注意对他多关心、多帮助、多鼓励、多表扬，而对于他的缺点，尽量个别批评教育。通过安排活动让他展示特点，让他找到价值存在感，树立信心，放开自己，融入集体。

（3）深入谈心，帮助他分析自己认识问题的方式方法存在的偏差，发现自己性格上的弱点，能够正确地看待自己和他人。

附录 心理教育和思想教育的关系^①

我们历来重视思想政治教育，但心理教育长期以来被忽视。正确认识和把握思想政治教育与心理教育的关系，实现心理教育与思想政治教育的有机结合，是当代素质教育的客观要求，是提高思想政治教育科学性、有效性的重要途径。

一、心理教育与思想政治教育是并行不悖的两种教育

思想政治教育是旨在使受教育者形成一定的思想政治观念即政治观点、信念、世界观和道德观的社会活动。思想观念是人对于事物的本质、全体及其内部联系的认识，是人脑通过概念、判断、推理等思维形式对感性材料进行加工后而形成的理性认识成果。正如马克思所说："观念的东西不外是移入人的头脑并在人的头脑中改造过的物质的东西而已。"

心理教育旨在培养和提高教育对象的心理素质。人的心理是客观外界在人脑中的主观映像，是感觉、知觉、注意、记忆、思维、情感、意志、性格、动机、潜意识等一切心理活动的总称。

可见，思想观念与心理之间的关系是很密切的。首先，相对于物质，它们都是第二性的东西，在本质上是一致的：

（1）思想观念与心理产生的源泉都是客观外界；

（2）思想观念与心理的产生都离不开人脑这一器官，都是人脑机能活动的产物；

（3）思想观念和心理都属于个体精神范畴，思想观念是社会思想规范、政治观念、道德规范在个体身上的体现，心理是个人诸种心理品质的总和；

（4）思想观念和心理都是在实践活动的基础上对客观外界的能动的反映。

其次，心理包含着思想观念，思想观念属于整个心理的范畴。思想观念的形成和发展服从心理的形成和发展规律。思想观念和心理在发展变化的过程中相互影响、相互制约。思想观念作为高级理念和个性倾向（理想、信念、世界观），其形成的基础是一般的心理素质，已形成的思想观念对心理素质的发展具有导向作用。从心理形式和发展的层次看，思想是心理现象的高层次，政治思想在思想领域里又居于主导的地位。但是，高层次的东西都是从低层次发展而来的。一个人的政治觉悟，是从平时一点一滴的感知、记忆中逐渐积累，由量变到质变，从

---

① 韩向前. 探索心理世界. 北京：解放军出版社，2007：41

感性认识到理性认识发展而来的。而且，政治觉悟的高低也是通过平时大量的情绪、意志、个性等形式表现出来的。同时，高层次的东西对低层次的东西又具有制约作用，政治觉悟一旦形成后，就可以影响乃至改变一个人的气质特点、情绪特点，决定一个人在需要、动机、兴趣等方面的趋向。

心理和思想观念的密切关系说明，心理教育和思想政治教育在教育内容上不是彼此排斥和对立的，而是互相补充、交叉和渗透的。对人们同时进行这两种教育是可行的，而不是互相抵触的。处理得好还能彼此借鉴，相互促进，相得益彰，使两种教育都取得理想效果。地方和军队院校以及部队开展心理教育试点的实践已经证明了这一点。那种把心理教育与思想政治教育对立起来，认为加强心理教育就会削弱思想政治教育的担忧是没有根据的。

二、心理教育与思想政治教育是相对独立、不可替代的两种教育

心理和思想观念的本质联系决定了心理教育和思想政治教育是并行不悖的，而二者的区别以及人的整体素质结构决定了心理教育与思想政治教育又是相对独立、不可替代的。

首先，从心理与思想观念的区别看。一是二者范围不同。思想是在感性认识的基础上通过思维活动而产生的理性认识成果。而心理既包括感性认识过程，又包括理性认识过程，还包括情感、意志过程和个性心理；既包括有意识的心理活动，还包括潜意识的心理活动。二是表现形式不同。思想素质表现为个体的世界观、政治观、价值观、道德观及相应的行为等，心理品质是感知觉、记忆、想象、思维、情感、意志、动机、兴趣、能力、气质、性格等方面的品性或特性。三是发展层次不同。根据心理学、教育学、社会学、医学等许多不同学科领域的大多数学者们所认同的观点，人的整体素质包括生理素质、心理素质和社会文化素质，它是按照"生理—心理—社会"的顺序发展的。从发生学的角度看，在整体素质中最先发展的是先天的遗传的生理素质，它位于素质结构的低层；随后发展的是位于中层的心理素质，它是先天生理素质和后天环境影响的"合金"，是个体与客观外界互相作用的中介；最后发展的是位于高层的包括思想政治观念在内的社会文化素质，它们是后天环境和教育的结果。它标志着人的素质的性质、方向、水平，集中体现了人的本质。

其次，从人的素质结构看。人的素质的发展遵循特定的顺序，较高层次的素质必须以较低层次素质的发展为基础。如同良好的生理素质是心理素质和社会文化素质得以发展的物质基础一样，社会文化素质赖以形成的背景和基础除生理素质外，最直接最重要的就是心理素质。19世纪著名的俄国教育家乌申斯基就曾指出："教育的主要活动是在心理和心理—生理现象的领域内进行的。"社会文化本身作为人类文明的积淀，只有经过内化才能纳入个体的素质结构。内化的重要环节是"理解"和"信奉"。理解，按照美国教育心理学家奥苏伯尔的说法就是进行"有意义学习"而不是"机械学习"。进行有意义学习的主观条件之一是学习者具有进行有意义学习的心向（指学习者愿意对新知识进行理解的心理倾向），之二是学习者认知结构中必须有适当的知识，之三是学习者必须积极主动地使新知识与他认知结构中有关的旧知识发生联系。其中条件二是智力因素，条件一（"愿意去理解"）、三（"积极主动性"）是非智力因素。信奉就是形成信念，信念是"坚信知识规范的正确性并伴有情绪色彩与动力性的观念"。它是在接受理解的基础上，不断获得相应的情感体验进而产生维护和体现知识规范的需要和动机后才能形成。其中"情感体验""需要动机"也是非智力因素。可见，保证内化实现的两个环节都离不开智力因素和非智力因素的共同参与。脱离或缺乏这些心理因素，高层次的思想观念就只能停留在非生命的外在物质形态层面。比如"文革"期间让幼儿园儿童"从小粗知马列，敢于批判孔老二"的主张之所以行不通，其主要原因就是儿童缺乏接受马列主义原理所必需的知识结构、思维能力和情感体验。心理素质是包括思想政治观念在内的社会文化素质形成的不可或缺的心理基础，心理教育应当是独立存在的一种教育，这是素质教育的客观要求。

素质教育实际上就是全面发展"生理—心理—社会"这三类素质的教育。与生理素质相应的是优生优育教育、体育，与心理素质相应的是心理教育，与社会文化素质相应的是智育、思想政治教育（包括德育）。康德说："人唯有依赖教育才能成为人，人完全是教育的产物。"乌申斯基说："一个人之所以作为人的一切，……教育总是首先而且作为一切的基础。"按照人的素质发展的客观要求而全面实施的各类素质教育对于人的健康成长都是必要的，决不可厚此薄彼，更不可偏废。心理教育作为素质教育的组成部分理应在现代教育体系中占有一席之地。心理教育与体育、智育、思想政治教育（包括德育）一样，都是相对独立和不可替代的。

三、当前应大力开展青年军人的心理教育

人的心理是客观现实的反映。在当前改革开放和社会主义市场经济条件下，社会现实发生的一系列新的变化，会直接冲击青年军人的心理世界。由于军人职业的特殊性，如紧张训练、严格管理、持续性的竞赛竞争、随时可能担负的高强度应急任务，以及来自家庭和社会的各种因素、个人的一些实际问题和后顾之忧的困扰等等，使他们受到的心理刺激越来越多，强度越来越大。加之青年军人正处于人的心理成熟度落后于生理成熟度的"问题年龄期"（18～28岁），生活阅历浅，心理承受力弱，产生矛盾困惑不善于或不能及时调适、化解，他们比社会其他行业人员承受着更多的心理压力，容易导致心理障碍。据最近（指作者撰写此文时的时候）对某部100多名青年军人心理健康状况的问卷调查和个案访谈，

近年来青年军人的心理问题在逐年增多。当代青年人既有心理闭锁、心理断乳、寻求独立自主的一面，又有心理依赖的一面。青年军人也不例外，他们强烈渴望得到心理抚慰，以排除心理压力，搬掉心理障碍。提高自身心理素质是青年军人的心灵呼唤。

对青少年的教育实践表明，高层次的科学的思想政治观念通常不是经过短期教育就能确立的，只有在长期的持续教育和实践活动中逐步加以内化。青年人由于阅历浅、不成熟，作为高级理念的人生观、价值观未定型化，对个体行为尚不具有稳定的驱动力量。许多情况下他们出现的各种问题多数不是源于高层次的思想政治观念而是直接由心理因素所引发。比如新兵因心情紧张在投掷手榴弹时失手；在实兵实弹的战斗检验演习中，炮弹一响，就会有人不知所措；有的战士平时训练成绩不错，但在竞赛时由于紧张而成绩不佳；等等。心理作为人的全部精神活动，是无时不在的。思想工作者如果不了解这一点，把他们身上的一切问题统统视为思想政治问题而进行严厉批评甚至训斥，这种做法本身实际上是"非良性刺激"，不但不能解决问题，反而极易导致人际冲突或使对方产生心理异常，甚至酿成事故案件。鉴于此，当前大力开展心理教育是十分必要的。

四、纠正认识偏差，实现心理教育与思想政治教育的有机结合

当前有些同志在对待心理教育与思想政治教育两者的关系上仍存在着某些认识偏差，有必要加以分析和纠正。

一是认为"心理教育与思想政治教育关系不大"。其理由如下：①心理教育的对象是极个别"脑子有毛病"的或"犯神经病的人"，心理教育是医生的事，与思想政治工作无关。②没有运用心理学开展心理教育，思想政治教育照样有效。第一点理由是对心理教育的认识欠全面。从整体上看，心理辅导系统犹如一座金字塔，其最底层是普遍开展的面向全体国民的心理教育，中层是对主动寻求帮助的有轻微心理问题的人进行的心理咨询和辅导，最上层是针对有较严重心理问题（如神经症和精神病）的人的心理治疗。心理咨询和心理治疗是专家和医生的工作，心理教育则是包括思想教育工作者在内的所有教育工作者的职责。教育工作者具有心理教育能力和心理咨询能力是时代的要求，是新时期教育工作者必备的素养。第二点理由，我们只要对具体实例进行深入分析就会发现，实际上部队大量的经常性思想工作主要是解决官兵日常训练、工作、生活中遇到的各种问题，这必然直接切入官兵的心理和行为。许多事实证明，成功的思想工作无不具有心理调适和优化军人心理素质的作用，只不过某些教育者没有自觉意识到而已。如果能摆脱盲目状态自觉运用心理学开展心理教育，思想教育就会避免不必要失误而更有效。而实际教育中存在的思想政治教育"冷场"、教育者硬性灌输、受教育者被动应付、昏昏欲睡，或产生反感乃至对立情绪等现象，其中一个重要原因就是教育工作忽视或违背了人的心理活动规律。结果不但达不到教育目的，反而败坏了思想政治教育的声誉。

二是认为"心理教育十分重要，应当用心理教育取代思想政治教育"。心理教育确有重要意义，它长期受到冷落，当前必须大力加强。但矫枉不可过正。心理教育与思想政治教育是相对独立的两种教育，加强心理教育决不意味着取代思想政治教育的地位。心理与思想政治观念尽管有本质联系，但毕竟在内容、层次等方面有区别。相应地，心理教育与思想政治教育的目的也各有侧重。心理教育要解决的主要是提高心理素质、发挥心理潜能以及维护心理健康的问题，而思想政治教育要解决的重点是思想领域、政治领域和道德生活中的是非善恶，提高人的思想政治觉悟和道德水平问题。一般的心理问题不可提到思想政治高度来对待，思想政治问题也不能归结为一般的心理品质问题。人的整体素质机构的不同层次间的关系，如同列昂节夫所阐明的，"各水平间关系所应服从的共同原则是：现有的高水平总是主导的，但它只有借助于低水平并在这方面依赖它们，才能实现自己的作用"。虽然高层次素质的形成依赖于低层次素质，但高层次的思想政治素质对心理素质具有重要的导向作用。比如作为心理素质的个性倾向性（需要、动机、兴趣、理想信念、世界观）指向何方，个性品质如何扬长避短等等，都要依靠思想品德教育加以引导。所以我们在工作中加强心理教育的同时必须坚持思想政治教育的导向作用，必须始终把青年官兵的人生观、价值观教育放在首位，才能正确把握教育的方向。

总之，当前必须大力开展心理教育，把心理教育作为整体素质教育的基础。同时坚持思想政治教育的方向和宗旨。这就要求思想政治教育工作者树立素质教育的现代教育观念，努力学习和运用心理学基本原理，认真探索思想教育过程中的心理规律，大胆引进心理教育、心理辅导和咨询的原则、方法和技术，在教育目标、模式、运作机制、方式方法等方面改进传统的思想政治教育，实现思想政治教育与心理教育的有机结合。

参 考 文 献

[1]　严由伟．心理咨询与治疗流派体系［M］．北京：人民卫生出版社，2011．

[2]　岳晓东．心理咨询基本功技术［M］．北京：清华大学出版社，2015．

[3]　岳晓东．登天的感觉［M］．合肥：安徽人民出版社，2011．

[4]　韩向前．探索心理世界［M］．北京：解放军出版社，2007．

[5]　郝唯学，李川云．军人心理咨询理论与技术［M］．济南：黄河出版社，2005．

[6]　郝唯学，何军．军队思想政治工作心理学［M］．北京：军事科学出版社，2003．

[7]　中国人民解放军学位委员会办公室．部队政治工作与案例［M］．北京：国防工业出版社，2015．

[8]　中国心理卫生协会．心理咨询师培训教程［M］．北京：民族出版社，2005．

后 记

在基层部队工作期间，由于开展思想工作的需要，我对学习心理学知识产生了兴趣。2003 年，我参加了原第四军医大学的应用心理学培训班，有幸聆听了欧阳仑、王淑兰、苗丹民等教授的课程。此后，还参加了西安阳光心理研究所国家心理咨询师培训班，接受了多位专家的指导，考取了国家心理咨询师二级证书，对心理咨询有了一定的认识。在此，向在心理学方面给予指导的专家教授表示诚挚的感谢。

学习和实践使我对思想工作与心理咨询之间的关系得以形成较为全面和深刻的认识，因此，我一直有个心愿，想把自己的一些体会整理出来，为部队思想工作提供有益的参考。在有幸阅读了福州师范大学严由伟教授的专著《心理咨询与治疗流派体系》之后，发现这是关于心理咨询理论和方法的集中系统的论述，我终于找到实现愿望的理论依托。在这本书的理论框架上，我加入自己对于思想工作的体会和认识，形成了《心理咨询与思想工作比较研究》。在此，向严教授表示由衷的感谢。

我的同事张家喜是原第四军医大学心理学博士，也有部队工作经历，具有扎实的心理咨询理论功底和丰富的实践经验，与我共同完成了本书的撰写。在本书的编写过程中，火箭军工程大学宣传处以及任职培训班学员马国庆、江昊和艾锦给予了热情的帮助。本书出版前夕，我赴火箭军 96713 部队代职锻炼。部队的大力支持和代职经历又给我提供了研究和实践的平台，使得本书更加贴近部队、贴近官兵，更加具有实用性。这里也一并表示感谢。

我将继续研究和实践，努力将自己的思想工作经验和心理咨询知识服务于曾经工作和生活的基层一线，为战友送来和风细雨，让青春的心灵在蔚蓝的天空下感受温暖的阳光。

马桂启

2018 年 10 月于江西上饶

心理咨询多是规范化的谈心
谈心可以产生心理咨询效果